AF640789

Säuglingskrankheiten

Von

Dr. Walter Birk
Professor der Kinderheilkunde
Vorstand der Universitäts-Kinderklinik zu Tübingen

Vierte, verbesserte Auflage

7.–9. Tausend

Mit 25 Abbildungen im Text

Bonn 1920
A. Marcus & E. Webers Verlag
Dr. jur. Albert Ahn

Alle Rechte, besonders das der Übersetzung
in fremde Sprachen, vorbehalten.

Copyright 1920 by A. Marcus & E. Webers Verlag in Bonn.

Druck: Otto Wigand'sche Buchdruckerei G. m. b. H., Leipzig.

Vorwort zur ersten Auflage.

Dieses Buch verfolgt rein praktische Ziele: es soll dem Studenten für das Studium und dem praktischen Arzt für die Behandlung der Säuglingskrankheiten als Leitfaden dienen. Gemäß dieser Bestimmung ist die Symptomatik und die Therapie ausführlich behandelt worden, während auf die Theorie nur soweit eingegangen wurde, als es zum Verständnis gewisser Krankheitsbilder unbedingt notwendig erschien.

Bei der Darstellung des Stoffes habe ich mich von den Anschauungen leiten lassen, die ich einst vor Jahren als Assistent auf Czernys Klinik gewonnen und seitdem auch selbst immer vertreten habe.

Kiel, November 1913.

Birk.

Vorwort zur zweiten Auflage.

Die erste Auflage dieses Buches hatte einen unerwarteten Erfolg, schon ein halbes Jahr nach ihrem Erscheinen machte sich eine neue Auflage nötig. Auch im Auslande fand es Beachtung: im Juli 1914 erschien eine französische Übersetzung, etwas später eine amerikanische, auch eine italienische, eine russische und eine japanische waren im Sommer 1914 in Vorbereitung, ohne daß ich aber erfahren habe, ob sie wirklich erschienen sind.

Aus Anlaß des Krieges war die Herausgabe der zweiten Auflage zunächst bis zum Frieden vertagt worden. Aber je mehr sich der Krieg in die Länge zog, um so größer wurde die Nachfrage, und um so häufiger trat die Verlagsbuchhandlung an mich heran mit der Bitte, die neue Auflage schon jetzt fertigzustellen.

An der in dem Buche zum Ausdruck gebrachten Lehrmeinung habe ich auch in dieser neuen Auflage nichts geändert. Dagegen habe ich alles, was seit der ersten Auflage an neuen und vor allem gesicherten Tatsachen bekannt geworden ist, eingefügt. Auch ein kurzer Abschnitt über Zwillingskinder, über die fötalen Erkrankungen sowie eine Übersicht über die neuzeitige Säuglingsfürsorge — von der der Student auf der Universität kaum etwas hört, während er in der Praxis sich darin betätigen soll — ist hinzugekommen. Überhaupt wird, wer das Buch durchblättert, bemerken, daß fast auf jeder Seite die bessernde Hand des Autors gewaltet hat.

Möge der zweiten Auflage derselbe Erfolg beschieden sein, wie ihn die erste gefunden hat.

Kiel, im Mai 1916.

Birk.

Vorwort zur dritten Auflage.

Die vorliegende dritte Auflage weist keine wesentlichen Änderungen auf.

Ihr Erscheinen fällt mit dem Zeitpunkt zusammen, da das neue Deutschland sich aufzubauen beginnt.

Möge das Buch zu seinem Teile mit dazu beitragen, daß das neue Geschlecht, das nach den unermeßlichen Opfern des 4jährigen Heldenkampfes jetzt geboren wird, auch gesund erhalten werde.

Tübingen, im April 1919.

Birk.

Vorwort zur vierten Auflage.

Obgleich bei der letzten Drucklegung die Auflageziffer erhöht wurde, ist das Buch schon wieder vergriffen. Ich darf das wohl als einen Beweis ansehen, daß es seiner Bestimmung gerecht wird.

Die neue Auflage weist an verschiedenen Stellen Einfügungen und Ergänzungen auf, wofür — um den Umfang des Buches nicht zu vergrößern — an andern Stellen der Text knapper gefaßt wurde. Wenn man manches andere, was in den letzten Jahren veröffentlicht wurde, vermißt, so hat das darin seinen Grund, daß ich mich noch nicht überzeugen konnte, daß diese neuen Ergebnisse nun auch dauernde Errungenschaften sein werden.

Tübingen, Weihnachten 1919.

Birk.

Inhaltsverzeichnis.

I. Abschnitt

II. Abschnitt.

Asphyxie.

I. Abschnitt.

Einleitung.

„Wir bezeichnen ein neugeborenes Kind als gesund, wenn es von gesunden Eltern in mittleren Lebensjahren abstammt, ausgetragen und frei von wesentlichen Mißbildungen zur Welt kommt und imstande ist, unter dem Schutze schlechter Wärmeleiter sich auf der normalen Körpertemperatur zu erhalten.“ (Czerny-Keller.)

Als Zeichen der Reife eines Kindes gelten: Eine Länge von etwa 50 cm, ein Gewicht von rund 3250 g. Die Schädelknochen sind hart und liegen eng aneinander. Das Kopfhaar ist 3—4 cm lang. Das Wollhaar findet sich nur noch an den Schultern. Die Testikel liegen im Hodensack. Die Knorpel der Nase und des Ohrs fühlen sich knorpelartig an. Die Fingernägel sind hornartig und reichen bis zur Kuppe des Fingers.

Das Körpergewicht neugeborener Kinder schwankt innerhalb ziemlich großer Grenzen. Knaben sind im allgemeinen schwerer als Mädchen. Die späteren Kinder einer Mutter wiegen mehr als die Erst- und Zweitgeborenen.

Die Grenzen des Geburtsgewichtes entfernen sich sowohl nach oben wie nach unten hin sehr weit von dem obenerwähnten Durchschnittsgewicht: es gibt Frühgeburten, die trotz eines Gewichtes von weniger als 1000 g lebensfähig sind, und es hat — wenn auch sehr selten — Kinder gegeben, die weit über 6000 g wogen (11500 g Crantz-Lebmacher, 11300 g Ortega). Sie kamen allerdings meist tot oder — infolge der Geburtsschwierigkeiten — sterbend zur Welt. Über 4000 g schwere Kinder pflegt man als „Riesenkinder“ zu bezeichnen.

Ein auffallend geringes Gewicht trifft man nicht selten bei Kindern, bei denen sich später die Erscheinungen der exsudativen Diathese entwickeln.

Die Ernährung eines gesunden Säuglings.

Die normale Ernährung eines Säuglings ist die an der Brust seiner Mutter — natürliche Ernährung.

In nicht seltenen Fällen muß jedoch an die Stelle der Ernährung mit Frauenmilch die mit Kuhmilch (Ziegenmilch) treten, die sogenannte unnatürliche oder künstliche Ernährung.

Wird die natürliche Ernährung nicht ganz, sondern nur teilweise — bei 1 oder 2 oder 3 Mahlzeiten — durch die künstliche ersetzt, so spricht man von Zwiemilchernährung.

Die natürliche Ernährung führt, von seltenen Ausnahmen abgesehen, immer zu einem guten und ungestörten Gedeihen des Kindes.

Auch bei künstlicher Ernährung entwickeln sich viele Kinder vortrefflich. Aber neben Erfolgen gibt es hierbei zahlreiche Mißerfolge. Deshalb muß man als Arzt darauf dringen, daß bei jedem neugeborenen Kinde möglichst die Brusternährung eingeleitet wird, auch da, wo die Mutter voraussichtlich nur kurze Zeit wird stillen können. Die Erfahrung hat gelehrt, daß die spätere künstliche Ernährung in solchen Fällen sich immer viel leichter durchführen läßt, wenn das Kind wenigstens die ersten 2—3 Wochen lang Frauenmilch erhalten hat, als wenn es gleich vom ersten Tage an künstlich ernährt wurde.

Sehr gute Ergebnisse zeitigt meist auch die Zwiemilchernährung. Sie leistet unter bestimmten Verhältnissen sogar mehr als die ausschließliche Brusternährung (siehe S. 147). Sie ist überall da angezeigt, wo die Milchmenge der Mutter nicht ganz ausreichend ist, also bei Hypogalaktie, bei Zwillingskindern, bei einseitiger Brustdrüsenentzündung u. dgl., vor allem auch da, wo die Mutter im Erwerbsleben steht und tagsüber von ihrem Kinde getrennt ist. Im letzteren Falle pflegt die Mutter das Kind morgens und abends an die Brust zu legen, während es zu den übrigen Mahlzeiten die Flasche erhält. Sonst kann man es auch so machen, daß man nach jedem Anlegen noch eine bestimmte Menge einer Kuhmilchmischung hinzugibt. Die einzige Gefahr bei der Zwiemilchernährung ist die, daß die Kinder — sobald sie mit der Flasche Bekanntschaft gemacht haben — sehr trinkfaul an der Brust werden, und daß infolgedessen die Milchabsonderung noch geringer wird, als sie zuvor schon war.

I. Die natürliche Ernährung.

Das neugeborene Kind äußert zunächst noch kein Nahrungsbedürfnis. Wenn es nach der Geburt in sein Bett gelegt wird, verfällt es gewöhnlich in einen stundenlangen Schlaf. Erwacht es einmal, so genügt es, die Windeln zu wechseln, und es schläft wieder weiter. Erst am nächsten Tage pflegt sich das erwachende Hungergefühl mit mehr oder weniger lautem Geschrei anzukündigen. — Dieses in der Mehrzahl der Fälle zu beobachtende Verhalten hat dazu geführt, daß man nach Möglichkeit **bei allen neugeborenen Kindern während der ersten 24 Stunden keine Nahrung zuführt.**

Nur wo es sich um ganz außergewöhnlich unruhige Kinder handelt, gibt man ihnen im Löffel etwas mit einer Saccharintablette gesüßten (Fenchel- oder schwarzen) Tee.

Am 2. Tag wird das Kind der Mutter angelegt. Und zwar geschieht das am besten so, daß die Mutter sich etwas auf die Seite dreht, während das Kind parallel zu ihr gelegt und sein Mund der Brustwarze genähert wird. Viele Kinder fassen sofort die Warze und saugen an, ohne die geringsten Schwierigkeiten zu machen. Bei anderen aber geht es nicht so leicht, sondern sie schreien und toben herum und sind um keinen Preis der Welt zu bewegen, die Warze zu nehmen. In diesen Fällen muß mit zielbewußter Beharrlichkeit der Versuch des Anlegens fortgesetzt und das Kind regelmäßig alle 4 Stunden angelegt werden. In den ersten Tagen sind die Nahrungsmengen noch gering, 5—10—20 g bei einer Mahlzeit, sie steigern sich aber langsam, bis dann am 3. oder 4. Tag die Milch „einschießt“ und den Kindern ausreichende Nahrungsmengen zur Verfügung stehen.

Überläßt man die Kinder sich selbst, so stellen sich die meisten von ihnen so ein, daß sie alle 4 Stunden Nahrung verlangen. Und so vollzieht sich denn in der Folgezeit die Ernährung des gesunden Kindes in der Weise, daß es alle 4 Stunden (morgens 6 Uhr, 10 Uhr, 2 Uhr, 6 Uhr nachmittags und 10 Uhr abends), also 5mal täglich, angelegt wird. In der Nacht erhält es, wenn irgend möglich, keine Nahrung; bis es sich gewöhnt hat, durchzuschlafen, reicht man ihm höchstens im Löffel etwas Tee. Die Größe der einzelnen Mahlzeit bleibt im allgemeinen der Selbstbestimmung des Kindes überlassen. Normale Kinder schlafen, wenn sie satt sind, an der Brust ein. Die Trinkdauer beträgt im Mittel 20 Minuten, sie soll nie über $^1/_2$ Stunde betragen. Die Brust wird abwechselnd gereicht, erst die eine, bei der nächsten Mahlzeit die andere. Bei dieser Ernährung läßt man das Kind, bis es $^1/_2$ Jahr alt geworden ist.

Im 6. Monat beginnt man mit der Zufütterung. Bevor das Kind des Mittags an die Brust gelegt wird, versucht man, ihm etwas Grießsuppe mit dem Löffel beizubringen. Das stößt zunächst nicht selten auf Widerstand, hat bei beharrlichem Vorgehen aber immer Erfolg. Sobald das Kind sich an die Suppe gewöhnt hat, läßt man des Mittags die Brustmahlzeit ganz weg und gibt nur die künstliche Mahlzeit, der man dann gewöhnlich auch bald etwas feines Gemüse — Spinat, Mohrrüben usw. — hinzufügt. Demnach erhält das Kind also vom 6. Monat ab: 4mal Frauenmilch, 1mal Beikost (Suppe und Gemüse, zusammen etwa 200 g).

Es ist Wert darauf zu legen, daß das Kind die Beikost im Löffel und nicht durch die Flasche erhält. Je älter die Kinder werden, desto größer sind die Schwierigkeiten, ihnen das Essen vom Löffel weg beizubringen.

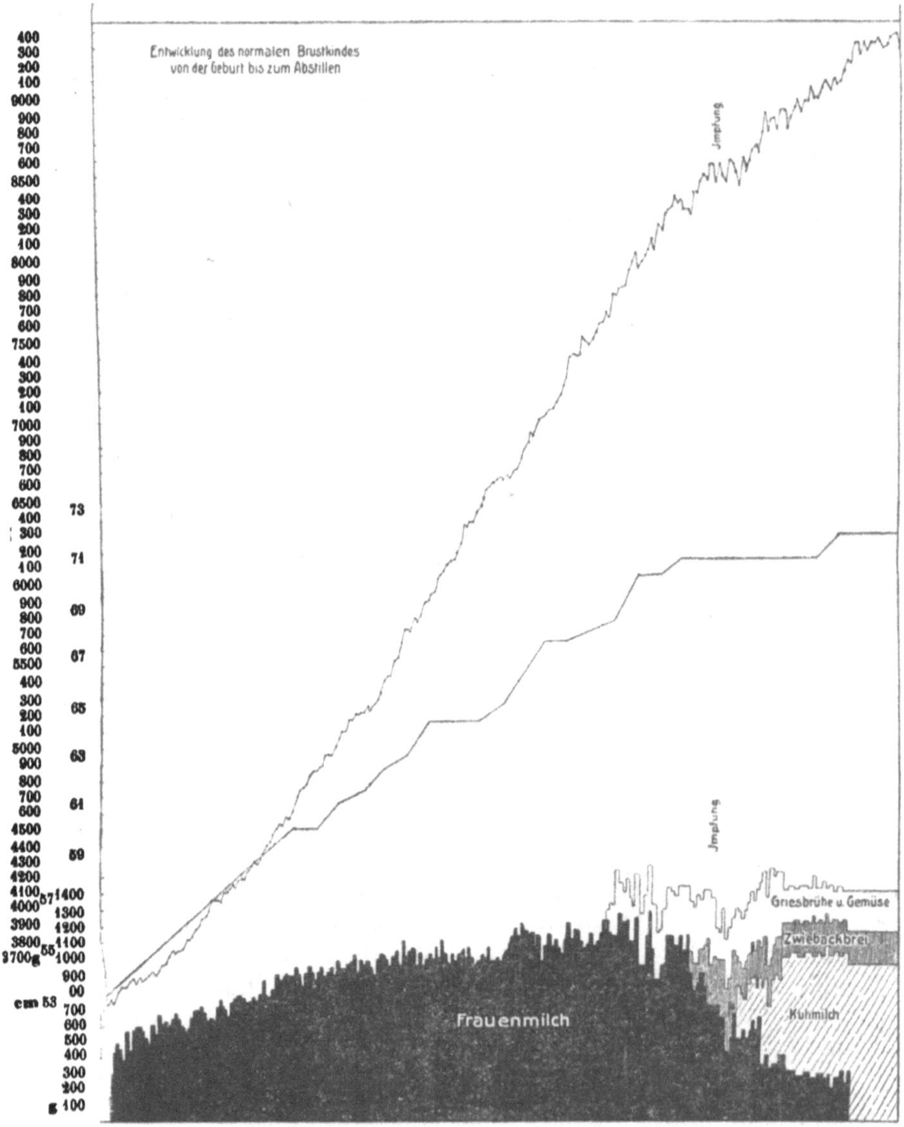

Abbildung 1. Entwicklung des normalen Brustkindes.
Die Nahrungsmengen sind am Fuß der Kurve in Grammen eingezeichnet. Man erkennt die täglichen Schwankungen der Nahrungsaufnahme. Die gestreckte Kurve gibt das Längenwachstum an, die gezackte ist die Gewichtskurve.

Näheres über die Zubereitung der Beikost wie auch über Schwierigkeiten bei ihrer Darreichung siehe S. 22 u. 23.

Im 8. Monat wird das Kind weiter abgesetzt. Entweder vormittags oder nachmittags ersetzt man die Brustmahlzeit durch einen Zwiebackbrei. 2—3 geröstete Zwiebäcke werden mit wenig Wasser aufgebrüht und mit Zusatz von etwas Kuhmilch (etwa 100 g) verfüttert.

Im Laufe des 9. Monats ersetzt man nach und nach die übrigen 3 Brustmahlzeiten durch Kuhmilch. Nur wenn dieser Übergang zur Kuhmilch in die heißen Sommermonate fällt, wartet man ab und gibt solange Frauenmilch, bis die heiße Jahrezeit vorüber ist. Am Ende des 9. Monats erhält das Kind also: 1mal Suppe mit Gemüse, 1mal Zwiebackbrei, 3mal je 200 g unverdünnte, mit gewöhnlichem Zucker gesüßte Kuhmilch aus der Flasche.

Das Feststehende bei dieser Kost ist die Mittags- und die Abendmahlzeit. Das Veränderliche ist die Milch, deren Menge man — je nach Bedarf — herauf- oder herabsetzen kann, z. B. einschränkt und durch Kohlehydrate ersetzt, sobald das Kind verstopft wird.

Jenseits des 1. Lebensjahres — etwa mit $1^1/_4$ bis $1^1/_2$ Jahren — entwöhnt man das Kind von der Flasche und gibt ihm die Milch aus dem Becher, zusammen mit Weißbrot oder Semmel.

II. Die künstliche Ernährung.

Ist man genötigt, das neugeborene Kind mit Kuhmilch aufzuziehen, so beginnt man ähnlich wie beim Brustkind: während der ersten 24 Stunden gibt man gar keine Nahrung, sondern höchstens etwas Tee mit Saccharin.

Am 2. Tag wird dem Kind die Flasche gereicht. Man bietet ihm eine beliebige Menge an: $^1/_3$ Milch, $^2/_3$ abgekochtes Wasser und einen knappen $^1/_2$ Teelöffel Zucker, im ganzen vielleicht 30 g. Hiervon läßt man es trinken, soviel es mag. Die Nahrungsmengen sind — wie beim Brustkind — anfangs sehr klein und betragen in den ersten Tagen vielleicht 10—20 g bei einer Mahlzeit. Sie steigern sich aber stetig, so daß sie am Ende der 2. Woche etwa 80—100—120 g bei einer Mahlzeit betragen. Entsprechend diesem steigenden Nahrungsbedürfnis vergrößert man von Zeit zu Zeit die Menge der dem Kinde angebotenen Nahrung. Die Zahl der Mahlzeiten beträgt wie beim Brustkind: 5. Hinsichtlich der Menge der einzelnen

Mahlzeit richtet man sich am besten nach dem Kind. Es kommt dann schließlich ein Zeitpunkt, wo das Kind sich auf eine bestimmte Menge einstellt, etwa 120 oder 150 g. Gewöhnlich tritt dies am Ende des 1. Monats ein, und nun steigert man zunächst nicht mehr die Gesamtmenge der Nahrung, sondern erhöht den Anteil der Milch in ihr, so daß das Kind also im 2. Monat: 5mal $^1/_2$ Milch, $^1/_2$ Wasser und einen (gestrichenen) Teelöffel Zucker erhält. Hierbei läßt man zunächst die Kinder. Man tut gut, nur dann eine Änderung vorzunehmen, wenn bestimmte ärztliche Gründe vorliegen. Vielfach ist es üblich, wenn die Kinder $^1/_4$ Jahr alt geworden sind, ihnen die Milch statt mit Wasser mit Haferschleim zu verdünnen (S. 21).

Im 6. Monat ersetzt man auch beim künstlich genährten Säugling die eine Kuhmilchmahlzeit durch eine des Mittags verabreichte Suppe mit Gemüse. Da das Weglassen der einen Flasche aber einer Herabsetzung der Milchmenge gleichkäme, die nicht beabsichtigt ist, so erhöht man dafür wieder in den verbleibenden Flaschen den Anteil der Milch. Das Kind erhält also vom 6. Monat ab: 1mal Suppe mit Gemüse und 4mal $^2/_3$ Milch und $^1/_3$ Wasser (bzw. Haferschleim) und einen Teelöffel Zucker.

Im 8. Monat erfolgt die Zufütterung von Zwiebackbrei, im 9. Monat der Übergang zu unverdünnter Kuhmilch, so daß die Ernährung des künstlich ernährten Kindes nunmehr vollkommen der früher beim Brustkind erwähnten gleicht: 1mal Suppe mit Gemüse, 1mal Zwiebackbrei, 3mal 200 g Vollmilch.

Man kann also die Ernährung des Säuglings im 1. Lebensjahr in folgendes Schema bringen, wobei jedoch bemerkt sein mag, daß dieses Schema — wie jedes — nicht schematisch angewendet werden darf, sondern nach ärztlichem Ermessen von Fall zu Fall zu ändern ist:

Schema zur Ernährung des Säuglings.

Bei Frauenmilch		Bei Kuhmilch
	1. Tag: keine Nahrung (ausnahmsweise Tee mit Sacch.).	
	vom 2. Tag ab:	
5mal Frauenmilch		5mal $^1/_3$ Milch, $^2/_3$ Wasser und $^1/_2$ Teelöffel Zucker

Bei Frauenmilch	Bei Kuhmilch
vom 2. Monat ab:	
	5mal $^1/_2$ Milch, $^1/_2$ Wasser und 1 gestr. Teelöffel Zucker
vom 6. Monat ab:	
1mal Grießsuppe und Gemüse	1mal Grießsuppe und Gemüse
4mal Frauenmilch	4mal $^2/_3$ Milch, $^1/_3$ Haferschleim und 1 Teelöffel Zucker
vom 8. Monat ab:	
1mal Grieß und Gemüse	1mal Grieß und Gemüse
1mal Zwiebackbrei	1mal Zwiebackbrei
3mal Frauenmilch	3mal $^2/_3$ Milch, $^1/_3$ Haferschleim und Zucker

vom 9. Monat ab:

1mal Grieß und Gemüse
1mal Zwiebackbrei
3mal Vollmilch

vom 15. Monat ab:

1mal Mittagessen
1mal Abendessen
3mal einen Becher Milch mit Gebäck.

Hinsichtlich der Menge der dem Kinde zu verabfolgenden Nahrung ergeben sich nicht selten Meinungsverschiedenheiten zwischen Arzt und Eltern, in dem Sinne, daß den letzteren eine Nahrung, die nach ärztlicher Erfahrung wie auch den Gewichtszunahmen des Kindes nach als ausreichend zu betrachten ist, nicht als genügend erscheint.

Diese Meinung rührt daher, daß die meisten mit der Flasche ernährten Kinder zu schreien anfangen, wenn die Flasche leer ist. Die Eltern ziehen natürlich daraus den Schluß, daß das Kind noch nicht satt ist.

Brustkinder sind zwar auch manchmal unruhig nach dem Trinken, aber doch nur ausnahmsweise; die Regel ist, daß sie an der Brust am Ende der Mahlzeit einschlafen. Sie leisten eben mit dem Saugen eine gewisse Arbeit, die sie ermüdet. Das Trinken des künstlich genährten Säuglings aus der Flasche hingegen ist ein ziemlich müheloser Genuß, der nur den Wunsch nach Mehr entstehen läßt — einen Wunsch, dem man als Arzt aber nicht ad libitum willfahren darf.

Im allgemeinen kann man sich zwar auch bei künstlicher Ernährung nach dem Kinde richten, aber man tut gut, die Erfahrungstatsache nicht aus dem Auge zu lassen, daß eine knappe Ernährung immer besser ist als eine übermäßige. Die Gesamtmenge der Flüssigkeit sollte im 1. Lebensjahr die von 1 Liter tunlichst nicht überschreiten.

Will man berechnen, wieviel ein Kind an Nahrung erhalten muß, so kann man entweder die erforderlichen Kalorien bestimmen und danach die Nahrungsmengen berechnen, oder aber man kann sich nach gewissen aus der klinischen Erfahrung heraus gewonnenen Anhaltspunkten richten:

1. Bezüglich des normalen Brustkindes wissen wir, daß es im Durchschnitt innerhalb 24 Stunden etwa $^1/_6$ seines Körpergewichtes an Frauenmilch trinkt (Budinsche Zahl).

2. Beim künstlich genährten Kind beträgt die Menge der Milch = $^1/_{10}$, die der Gesamtnahrung = $^1/_6$ des Körpergewichtes.

Demnach würde also z. B. ein künstlich genährtes Kind von 3600 g Gewicht erhalten: 360 g [1]) (= $^1/_{10}$) Milch, aufgefüllt mit Wasser oder Haferschleim nebst Zuckerzusatz auf 600 g (= $^1/_6$) und dieses verteilt auf 5 Mahlzeiten.

Ganz besondere Schwierigkeiten macht die künstliche Ernährung bei schwachen Kindern (mit einem Gewicht von weniger als 3000 gr.). Ihre Sterblichkeit, die in der Statistik gewöhnlich unter der Diagnose „Lebensschwäche" erscheint, ist fast ebenso groß wie die an akuten Ernährungsstörungen.

Für diese Kinder ist vor kurzem von Czerny und Kleinschmidt eine besondere Kost, die sog. Buttermehlnahrung angegeben worden. Man verdünnt zu ihrer Herstellung die Milch nicht mit Wasser oder Schleim, sondern mit einer Lösung von 7 % Butter + 7 % Weizenmehl + 5 % Kochzucker. Dieses Verhältnis muß immer gewahrt bleiben. Die Herstellung ist folgende: Man bringt die entsprechende Menge Butter in einen Kochtopf und erhitzt sie unter ständigem Umrühren mit einem Holzlöffel, bis sie schäumt und bis der Geruch nach Fettsäuren völlig verschwunden ist. Dann fügt man die gleiche Menge Weizenmehl hinzu und kocht das Ganze weiter, bis die Masse dünnflüssig und braun wird (4—5 Min.). Nun fügt man die entsprechende Menge Wasser und Zucker hinzu, kocht nochmals auf, schüttet die Mischung durch ein Haarsieb und setzt sie zu der (abgekochten) Milch hinzu.

Bei Kindern unter 3000 gr. Gewicht soll man $^1/_3$ Milch + $^2/_3$ Buttermehlabkochung, bei solchen über 3000 gr. Gewicht $^2/_5$ Milch + $^3/_5$ Buttermehlabkochung nehmen.

Die Physiologie und Pathologie des Stillens.

Das Saugen an der Brust der Mutter ist eine Fähigkeit, die das Kind mit auf die Welt bringt. Sie wird von einem doppelseitigen nervösen Zentrum aus geleitet, das die Kerne des Fazialis, Hypoglossus und des motorischen Trigeminusastes umfaßt. Es liegt — benachbart dem Atemzentrum — im verlängerten Mark. Sein tiefer Sitz erklärt, weshalb Kinder mit fehlendem Großhirn

[1]) Anmerkung: Hierzu sei bemerkt, daß das Volk im allgemeinen nicht nach Grammen rechnet, sondern nach „Strichen": 1 Strich der gebräuchlichen Trinkflasche ist gleich 18—20 g.

— Acephali — gewöhnlich ganz gut saugen können. Das Saugen des Kindes besteht darin, daß durch Abwärtsbewegen des Unterkiefers ein luftverdünnter Raum in der Mundhöhle hergestellt, und dadurch Warze und Warzenhof angesaugt wird, daß dann weiter durch das Wiederzusammenführen der Kiefer der im Warzenhof liegende Schließmuskel der Brustdrüse geöffnet wird, so daß die Milch hervortreten kann.

Die Zunge wirkt beim Saugen sehr wenig mit. Ein zu kurzes Zungenbändchen stellt deshalb niemals ein Saughindernis dar.

Bei manchen Frauen wirkt das Saugen des Kindes an der einen Brust reflektorisch auf die andere, so daß von selbst Milch von letzterer abtropft.

Die Auslösung der Milchabsonderung geschieht durch gewisse Reizkörper (Hormone), die der inneren Sekretion der Plazenta entstammen, ins Blut geraten und von hier aus spezifisch auf die Milchdrüse wirken. Eine ebensogroße Rolle wie diese innersekretorische spielt aber auch die reflektorische Anregung der Drüse durch den Saugakt des Kindes oder durch die regelmäßige künstliche Entleerung derselben.

Gelangt während der Geburt eine größere Menge der genannten Hormone auch in die Blutbahn des Kindes, so wirken sie hier gleichfalls spezifisch auf die Milchdrüse und veranlassen die sog. Hexenmilchsekretion — bei Knaben sowohl wie bei Mädchen.

Schon ehe das Kind geboren ist, treten oft an den Arzt die Fragen heran: ob die Mutter ihr Kind stillen darf, und ob sie es stillen kann.

Hinsichtlich der ersten Frage ist man früher viel nachsichtiger gewesen als heutzutage. Ein

Stillverbot

kennen wir nur bei Lungen- und Kehlkopftuberkulose der Mutter, ferner bei schweren, erschöpfenden, septischen Erkrankungen, bei Psychosen im Wochenbett und bei Epilepsie, sofern die letztere mit häufigen Krampfanfällen verläuft.

Blutungen im Wochenbett geben im allgemeinen keinen Anlaß zum Absetzen des Kindes. Man stellt sich im Gegenteil vor, daß das Saugen an der Brust kontraktionsanregend auf die Uterusmuskulatur und daher günstig auf den Verlauf der Blutungen wirkt.

Auch bei Lues hereditaria läßt man das Kind der Mutter anlegen. Hat doch die Wassermannsche Reaktion dargelegt, daß die Mütter luetischer Kinder auch selber immer luetisch sind. Dagegen darf nie ein luetisches Kind einer anderen Frau, z. B. einer Amme, angelegt werden.

Von den im weiteren Verlauf des Stillens sich gelegentlich einstellenden Ereignissen bilden Beschwerden der Mütter wie Seitenstechen, Ziehen in den Brüsten, Rückenschmerzen ohne weiteren Befund keinen Anlaß zum Abstillen. Dasselbe gilt vom Wiederbeginn der Menstruation. — Erhebt sich dagegen begründeter Verdacht auf eine sich ausbreitende Tuberkulose der Mutter oder tritt eine neue Schwangerschaft ein, so ist das Kind abzusetzen, aber nicht von heute auf morgen, sondern langsam innerhalb von 2—3 Wochen. Man ersetzt nach und nach eine Frauenmilchmahlzeit nach der anderen durch eine Flasche künstlicher Nahrung gemäß der früher gegebenen Vorschrift (S. 7).

Die zweite Frage, ob die Mutter stillen kann, ist allgemein dahin zu beantworten, daß es eine völlige

Stillunfähigkeit

(Agalaktie) nicht gibt. Jede Mutter gibt Milch. Aber viele Frauen können ihre Kinder nicht ausreichend stillen (Hypogalaktie), sei es, daß die vorhandene Milchmenge nicht hinreicht, dem Nahrungsbedarf des Kindes Genüge zu leisten, oder daß die Absonderung der Milch schon nach 2 oder 3 Monaten ein vorzeitiges Ende findet. Diese „stillschwachen" Frauen sind von den „stillkräftigen" von vornherein nicht zu unterscheiden.

Eine Beeinflussung der Ergiebigkeit der Brustdrüse durch irgendwelche Mittel gibt es nicht. Alle sogenannten „Laktagoga" haben keine andere als nur suggestive Wirkung.

Wirkliche

Stillhindernisse

werden durch tiefe Hohlwarzen bei der Mutter, durch Hasenscharten und Wolfsrachen beim Kinde gebildet. Doch mache man bei Hohlwarzen in jedem Fall einen Versuch, das Kind anzulegen. Man ist überrascht, in wie vielen Fällen man doch Erfolg hat. Die Kinder trinken nämlich nicht eigentlich an der Warze, sondern am Warzenhof, sie saugen ähnlich wie an einem Schwamm.

Während wirkliche Stillhindernisse eine große Seltenheit bilden, kommen

Stillschwierigkeiten

außerordentlich häufig vor. Ihre Kenntnis ist von großer praktischer Bedeutung, weil sie für den Laien oft den Anlaß geben, ganz ungerechtfertigerweise mit der Brusternährung aufzuhören und zur künstlichen Nahrung überzugehen, und weil sie sich bei sachgemäßer ärztlicher Behandlung oft sehr leicht beheben lassen.

Wenn **Säuglinge** Schwierigkeiten beim Trinken machen, oder die Brust gar verweigern, so untersuche man vor allem Mundhöhle und Nase.

Anomalien der Zunge (Makroglossie bei Mongolismus oder angeborenem Myxödem), Geschwülste des Mundbodens (Ranula), Verletzungen der Mundschleimhaut, schmerzhafte Geschwüre nach Art der Bednarschen Aphthen können die Ursache der Nahrungsverweigerung sein. Starker Soorbelag kann die Erregbarkeit der in der Schleimhaut liegenden nervösen Endapparate herabsetzen und dadurch das Saugen beeinträchtigen. Die Nasenatmung kann durch Schnupfen, durch diphtherische Beläge, durch katarrhalische Schwellungszustände im Nasenrachenraum verlegt sein — alles Schwierigkeiten, die durch geeignete Behandlung oft leicht beseitigt werden können.

Als Teilerscheinung allgemeiner nervöser Unterempfindlichkeit treten Stillschwierigkeiten auf bei frühgeborenen Kindern, bei schwerkranken benommenen Säuglingen im Verlauf fieberhafter, infektiöser Erkrankungen oder alimentärer Intoxikationen. Auch hier führt die Behandlung des Grundübels zur Besserung der Nahrungsaufnahme.

Von seiten der Mutter können sich Stillschwierigkeiten ergeben durch Absonderheiten der Form der Brustwarze, z. B. durch geringe Grade von Hohlwarzen oder durch sogenannte „flache“ Warzen, die sich nur wenig über den Warzenhof erheben. Ein abnorm fester Verschluß des Schließmuskels der Drüse schafft eine „schwergehende Brust“, im Gegensatz zur „leichtgehenden“, bei der schon ein geringer Kieferdruck des Kindes hinreichend ist, den Widerstand des Schließmuskels zu überwinden — nicht selten genügt der Innendruck des in der Milchdrüse sich ansammelnden Sekrets, um den Sphinkterverschluß zu lösen und ständig Milch in größerer Menge heraussickern zu lassen (Galaktorrhöe).

„Schwergehende“ Warzen können bei Frauen mit großen Brüsten und anfänglich reicher Milchbildung zu erheblichen Schwierigkeiten führen. Die Brüste werden nicht leergetrunken, namentlich wenn es sich gleichzeitig um schwache, kleine Kinder handelt. Infolgedessen staut sich die Milch und geht schnell zurück, oder es kommt — begünstigt durch die Stauung — zur Brustdrüsenentzündung. So ist man denn gerade bei diesen zum Stillgeschäft scheinbar vortrefflich veranlagten Frauen oftmals gezwungen, zur Zwiemilchernährung oder gar zur ausschließlichen Kuhmilchernährung überzugehen.

Das späte Einschießen der Milch im Beginn der Laktation und schließlich auch der wirkliche Milchmangel, die Hypogalaktie, sind hier gleichfalls zu nennen. Über die Behandlung aller dieser Zustände vergleiche S. 84.

Bei nervösen Frauen beobachtet man gelegentlich in der ersten Zeit des Stillens eine starke **Überempfindlichkeit der Brustwarze**. Man schränkt in solchen Fällen die Trinkzeit des Kindes nach Möglichkeit ein (auf 10 oder 15 Minuten), bepinselt nach jedem Anlegen die Warze mit

1proz. Höllensteinlösung, wodurch am besten eine Abstumpfung des Schmerzgefühls erreicht wird, oder man legt Läppchen mit 5proz. Anästhesinsalbe auf oder läßt das Kind vermittelst eines Saughütchens trinken.

W u n d s e i n u n d S c h r u n d e n d e r W a r z e werden veranlaßt durch allzulanges Saugen des Kindes oder durch eine besondere Neigung der mütterlichen Haut zum Sprödewerden. Vielen Frauen bereiten solche Schrunden außerordentliche Schmerzen, andere werden selbst durch tiefe Einrisse nicht wesentlich belästigt. In jedem Fall aber ist eine sachgemäße Behandlung am Platze (wegen der Gefahr der Brustdrüsenentzündung).

Beim Saugen des Kindes bluten die Schrunden zuweilen so stark, daß der Stuhlgang davon schwarz gefärbt erscheint (Melaena spuria).

Behandlung: Einschränken der Trinkdauer auf 20 Minuten. Betupfen der Schrunden mit 1proz. Höllensteinlösung nach jedem Trinken und Bestreichen mit Glyzerin. Entlasten der Brustdrüse durch ein Suspensorium mammae.

Brustdrüsenentzündung der stillenden Frau tritt oft schon in der ersten Woche nach der Entbindung auf: unter Fieber und Kopfweh stellen sich Schmerzen an umschriebener Stelle in der Brustdrüse ein, meist in einem der beiden unteren Viertel. Druckschmerzhaftigkeit, Rötung der äußeren Haut und Knotenbildung gesellen sich hinzu. Der Verlauf dieser — meist p a r e n c h y m a t ö s e n — Mastitiden ist günstig. Das Kind wird, sofern die Schmerzempfindlichkeit der Mutter es nicht verbietet, regelmäßig weiter angelegt. Morgens, mittags und abends wird die Brust mit der Bierschen Saugglocke (nach dem Anlegen) gestaut, je 3mal 5 Minuten lang mit ebenso langen Zwischenpausen. Hinterher wird sie straff hochgebunden. Nach Besserung der Schmerzen wird das Stauen noch mehrere Tage lang fortgesetzt. Mangels einer Saugglocke muß man sich mit dem Auflegen einer Eisblase begnügen. Gefährlicher sind die Mastitiden, die später, etwa von der 3. Woche nach der Entbindung an auftreten. Sie beginnen viel stürmischer: Mit hohem Fieber, Schüttelfrost, Kopfschmerzen, Erbrechen, mit Rötung der Haut, Geschwulstbildung, Schmerzhaftigkeit an der befallenen Stelle und in der Achselhöhle. Bei wenig sachgemäßer Behandlung kommt es schnell zum Vereitern und hinterher öfters zu ein- oder

mehrmaligen Rückfällen. Hier handelt es sich gewöhnlich um interstitielle Mastitiden.

Ihre Behandlung ist genau so wie bei den erst erwähnten Formen: sofern die Schmerzhaftigkeit nicht zu groß ist, wird das Kind weiter angelegt, andernfalls erhält es nur die gesunde Brust und im übrigen die Flasche (gemäß den Vorschriften auf S. 7). Die kranke Brust wird, wie oben angegeben, gestaut und hinterher durch einen feuchten, kunstgerechten Verband (mit Borwasser, nicht mit essigsaurer Tonerde, da dann oft die Kinder nicht gut trinken) möglichst hochgebunden. Kommt es trotzdem zur Abszeßbildung, so ist durch einen radiären Schnitt der Eiter zu entleeren, die Wunde zu drainieren und nach chirugischen Gundsätzen weiter zu behandeln. Im Eiter findet sich als Erreger der Mastitis meistens der Staphylococcus pyogenes aureus.

Keine Form der Mastitis braucht ein Absetzen des Kindes notwendig zu machen, auch nicht die abszedierende. Es muß im Gegenteil betont werden, daß das Absaugen der Milch und die Entspannung der Brustdrüse stets den günstigsten Einfluß ausübt. Die Ergiebigkeit der befallenen Brust läßt während der Erkrankung stets nach, stellt sich aber späterhin ganz oder doch teilweise wieder ein. Im letzten Falle kommt es gelegentlich zu einer entsprechenden Steigerung der Absonderung der anderen Brustdrüse.

Nach alledem gestaltet sich die

Technik des Stillens

folgendermaßen:

In den ersten Tagen nach der Entbindung geschieht das Anlegen des Kindes so, daß die Mutter sich auf die Seite dreht; vom 3. Tage an setzt sie sich im Bette auf. Man kann das unbesorgt tun lassen, — gibt es doch viele Geburtshelfer, die ihre Patientinnen nach 3 Tagen nicht bloß aufsitzen, sondern sogar aufstehen lassen. Wenn die Mutter das Bett verlassen hat, stillt sie das Kind im Sitzen, ein Fuß stützt sich dabei auf eine Fußbank, der Kopf des Kindes ruht auf dem Unterarm, die andere Hand reicht dem Kind die Brust, und zwar so, daß der Zeigefinger den Zutritt der Luft zur Nase des Kindes freihält.

Zweckmäßig wird bei jeder Mahlzeit immer nur eine Brust gereicht. Auf diese Weise erreicht man, daß die Brust ganz entleert wird. Bleibt Restmilch darin, so kann es zur Kolostralbildung und zum Rückgang der Absonderung überhaupt kommen. Die Trinkdauer soll 20 Minuten möglichst nicht überschreiten. Die Hauptmenge seiner Nahrung, mindestens $^2/_3$ derselben, nimmt das Kind innerhalb der ersten 5 Minuten auf, der Rest entfällt auf die übrige Zeit.

Ist die Absonderung der Milch so überreich, daß das Kind die Brust nicht leer trinkt, oder handelt es sich um ein schwächliches Kind mit geringer Saugkraft, oder um eine Frühgeburt mit geringem Nahrungsbedürfnis, so ist es nötig, nach jeder Mahlzeit die Brust künstlich zu entleeren.

Das geschieht am besten so, daß die Mutter die Drüse in die Hand nimmt und vom Rand derselben nach der Warze zu hinuntergleitend durch gleichmäßigen Druck die Milch herausdrückt — oder auch so, daß sie nur die Gegend des Schließmuskels, also etwa den Ansatz der Warze am Warzenhof zwischen Daumen und Zeigefinger nimmt und durch rhythmischen Druck die Milch abspritzt. Wird die Milch von einer zweiten Person entleert, so setzt sich diese vor die Mutter, nimmt die Brust so in die Hand, daß der Daumen unter der Warze, die übrigen Finger oberhalb derselben liegen und entleert durch einen Druck, der vom kleinen Finger begonnen und von den andern weitergegeben wird, die Brust, bis nichts mehr drinnen ist.

Demselben Zweck dienen die Milchpumpen. Die einfachste und billigste Form derselben besteht aus einem Glasstück, dessen eines Ende trichterförmig erweitert ist und der Warze aufgesetzt wird, während das andere Ende einen Gummiball trägt, mit dem durch Zusammendrücken und Wiederloslassen die Saugbewegungen des Kindes nachgeahmt werden. Die herausgesaugte Milch sammelt sich in einem, am Mittelstück der Pumpe angebrachten kugelförmigen Behälter. Ein anderes, sehr brauchbares, aber teureres Modell ist die Ibrahimsche Milchpumpe. (C. Desaga, Heidelberg, Hauptstr.)

Allen Milchpumpen haftet der Nachteil an, daß sie sich schwer reinigen lassen. Sie werden mit heißem Sodawasser ausgespült und trocken aufbewahrt.

Eine besondere Pflege der Brüste vor der Entbindung zur Erzielung einer genügenden Milchsekretion ist eigentlich überflüssig. Waschen mit Alkohol, Franzbranntwein und dergleichen macht die Haut oft nur spröde, empfindlich und schmerzhaft. Es genügt, die Brüste täglich mit Wasser und Seife zu waschen. Diese Art der Pflege ist auch für die Zeit nach der Entbindung ausreichend.

Ehe das Kind angelegt wird, ist die Warze mit einem Läppchen und abgekochtem Wasser abzuwischen (im Volke besteht die Unsitte, die Warze vor dem Anlegen einzuspeicheln). Nach dem Anlegen wird sie auf dieselbe Weise gesäubert, sorgfältig abgetrocknet, bei Neigung zum Wundwerden mit Glyzerin betupft und mit einem mehrfach zusammengelegten Leintuch bedeckt, um die etwa von allein absickernde Milch aufzufangen.

Die Kost der stillenden Frau ist ausreichend und abwechselungsreich zu gestalten. Jede einseitige Bevorzugung bestimmter Nahrungsmittel, namentlich von Mehl- und Milchsuppen (wie sie früher vielfach geübt wurde), ist gefährlich, weil sie zum Appetitsverlust führen kann. Erlaubt sind alle Speisen, die die Mutter sonst verträgt, auch saure. Eine Beeinflussung der Milch durch die Art der Nahrung kommt praktisch nicht in Frage. Das stärkere Flüssigkeitsbedürfnis der Wöchnerin wird durch Milch (1 Liter täglich) oder durch die üblichen kohlehydratreichen, alkoholfreien „Ammenbiere" gestillt. Bei mageren Frauen, bei denen die Befürchtung auftaucht, daß sie unter dem Stillen noch mehr abmagern könnten, läßt sich der Kaloriengehalt der Nahrung dadurch erhöhen, daß man statt Kaffee Milch genießen läßt und diese durch Zusatz von Sahne, Kakao, Zucker, Malzextrakt, Eiern und dergleichen anreichert. Im allgemeinen zeigt sich bei stillenden Frauen jedoch unter dem Einfluß der durch das fünfmalige Anlegen des Kindes geregelten, ruhigen Lebensweise mehr eine Neigung zum Fettansatz als zum Abmagern.

Ebensowenig wie durch Substanzen aus der Nahrung wird das Sekret der Brustdrüse durch Medikamente, die die Mutter gebraucht, beeinflußt. Nur Jod, Brom, Salizylsäure und Arsen (Salvarsan) werden wahrscheinlich mit der Milch ausgeschieden. Chloroform- und Äthernarkosen, Morphium und Belladonna sind für das Kind bedeutungslos.

Das Abstillen des Kindes

führt, wenn es langsam und in der früher erwähnten Weise (S. 3) vorgenommen wird, nie zu Beschwerden der Mutter. Wohl aber können solche eintreten, wenn plötzlich — z. B. beim Tod des Kindes — das Stillen beendet werden muß. In solchen Fällen ist die Flüssigkeitszufuhr auf ein Mindestmaß einzuschränken und die Brust durch einen festen Verband hoch zu binden. Die Spannung der Haut wird durch Einreiben mit Öl gelindert. Durch Karlsbader Salz oder Sennatee in größeren Mengen wird zugleich dünner, öfterer Stuhlgang erzeugt und dadurch dem Körper reichlich Wasser entzogen, so daß die Absonderung der Brustdrüse möglichst zurückgeht.

Ammenhaltung.

Die Ernährung des Säuglings durch eine Amme ist — soweit rein körperliche Momente in Frage kommen — der Ernährung durch die Mutter als gleichwertig zu erachten.

Jede Amme ist einer eingehenden Untersuchung zu unterziehen, wobei auf ihre erbliche Belastung, auf Tuberkulose, auf Syphilis (Wassermannsche Reaktion), Tripper, Krätze, Kopf- und Filzläuse besonders zu achten ist.

Die Untersuchung des Ammenkindes auf körperliches Gedeihen wie auf Erscheinungen hereditärer Lues ist gleichfalls vorzunehmen.

Die Leistungsfähigkeit einer Amme ist nicht leicht zu beurteilen: weiche, sich warm anfühlende Brustdrüsen mit gutem, tastbarem Drüsengewebe, mit ausgesprochenen Venenzeichnungen in der Haut, mit gut faßbarer Warze, aus der sich durch geringen Fingerdruck die Milch im Strahl entleeren läßt — gelten als milchreiche Brüste. Die jeweilige Füllung der Brust ist wenig maßgebend, da sie durch (nicht selten absichtlich herbeigeführte) Stauung der Milch bewirkt sein kann. Einen gewissen Hinweis auf die Leistungsfähigkeit der Brust gibt das Gedeihen des Ammenkindes ab. Will man jedoch einen sicheren Anhalt über die Größe der voraussichtlichen Milchmenge gewinnen, so ist es nötig, durch Abdrücken mit der Hand oder Absaugen mit einer Milchpumpe oder durch Anlegen eines Kindes die Brust gänzlich zu entleeren, dann nach 4 Stunden die Amme wieder zu sich zu bestellen und die Menge der nunmehr vorhandenen Milch wieder durch Abziehen zu bestimmen. Die chemische Untersuchung der Ammenmilch ist unnütz, die mikroskopische kann höchstens die Anwesenheit oder das Fehlen von Kolostrumkörperchen ergeben.

Hat man die Wahl, so nehme man die Amme nicht von einer Vermieterin, sondern aus einer Frauenklinik, weil man von hier aus leicht Angaben über den körperlichen Zustand, über den Ausfall der Wassermannschen Reaktion und über die Größe der Milchabsonderung erhalten kann. Das Lebensalter ist gleichgültig, auch die seit der Entbindung verflossene Zeit ist ziemlich nebensächlich. Man bevorzugt jedoch solche, die im zweiten Monat nach der Entbindung stehen, weil bei ihnen die Milchabsonderung meist gut im Gange ist, und weil ferner um diese Zeit herum etwaige Zeichen einer Lues hereditaria beim Ammenkind feststellbar geworden sind.

In allen Fällen, namentlich aber da, wo eine Amme ein neugeborenes oder ein frühgeborenes Kind stillt, ist darauf zu dringen, daß sie sich nach jedem Anlegen des Kindes die noch in der Brust befindliche Milch abspritzt, denn gerade milchreiche Ammen verlieren sehr häufig die Milch, wenn ihre Brüste ungenügend entleert werden. Nach zwei bis drei Wochen hat sich die Absonderung meist dem Nahrungsbedürfnis des Kindes angepaßt. Näheres über die Technik der Ammenernährung bei frühgeborenen und kranken Kindern siehe S. 74 u. 134.

Gedeiht ein Kind bei einer Amme trotz ausreichender Milchmenge nicht, so trägt gewöhnlich nicht die Amme, sondern das Kind die Schuld daran. Ein Ammenwechsel ist meist unnötig. Näheres siehe S. 88 u. 90.

Die Ernährung der Amme ist dieselbe, wie die des Dienstpersonals, vermehrt um 1 Liter Flüssigkeit (Milch). Jede Überernährung ist zu vermeiden.

Als Ersatz für Ammen dienen sogenannte Stillfrauen, d. h. Frauen, die ihr eigenes Kind stillen, nebenbei aber noch um Geld ein- bis zwei- bis dreimal täglich ein fremdes Kind anlegen, meist in Krankheitsfällen und für kürzere Zeit. Derartige Stillfrauen stiften oft sehr Gutes, indem sie gefährdete junge Kinder über die schlimmste Zeit hinwegbringen. Sie eignen sich für alle die Fälle, in denen aus pekuniären Gründen die Haltung einer Amme unmöglich ist. Auf eine genaue Untersuchung — namentlich auf die Anstellung der Wassermannschen Reaktion — muß man allerdings meist verzichten.

Die Nahrung des Säuglings.

Die charakteristischen Bestandteile der Milch: das Kasein, der Milchzucker und das Milchfett kommen nirgendwo im Körper vorgebildet vor, sondern sind das spezifische Erzeugnis der Milchdrüsenzellen.

Die von der Brustdrüse vor und kurz nach der Geburt des Kindes abgesonderte Milch führt den Namen Erstmilch oder Kolostrum.

I. Das Kolostrum.

Von der eigentlichen Frauenmilch unterscheidet sich das Kolostrum

1. Makroskopisch: durch seine eigenartige, zitronengelbe Färbung.

2. Mikroskopisch: durch seinen Gehalt an Kolostrumkörperchen. Während die fertige Frauenmilch, unterm Mikroskop betrachtet, ein ziemlich gleichförmiges Bild von kleinen Fetttröpfchen darbietet, finden sich beim Kolostrum

— neben den Fetttropfen — große, unregelmäßig gestaltete Zellen, die nach den Untersuchungen Czernys Leukozyten sind, und deren Aufgabe darin besteht, das Fett aus dem sich stauenden Brustdrüsensekret abzutransportieren.

3. Chemisch: Kolostrum gerinnt beim Kochen infolge Anwesenheit von Globulin, dessen Koagulationstemperatur bei 72° C liegt. Es enthält viel mehr Stickstoff und Fett, aber weniger Milchzucker als die fertige Milch. Hinsichtlich des Salzgehaltes ist es reicher an Asche, Phosphorsäure und Natrium als die Frauenmilch.

Die Bedeutung des Kolostrums liegt darin, daß es dem Kinde — dem anfangs geringen Nahrungsbedürfnis desselben entsprechend — in beschränkter Menge einen verhältnismäßig hohen Gehalt an Eiweiß, Fett und Salzen darbietet.

Seine eigentümliche Zusammensetzung rührt daher, daß in der ersten Zeit des Funktionierens der Brustdrüse neben der Produktion des Sekrets auch ständig eine Rückresorption desselben statt hat. Deshalb wandern die Leukozyten ein, um das Fett abzutransportieren. Alle Stauungszustände in der Brustdrüse, z. B. auch das Abstillen, führen daher zur Kolostralbildung.

Etwa vom dritten Tage an nach der Geburt des Kindes geht die Milch ihres kolostralen Charakters langsam verlustig und nimmt die Beschaffenheit der fertigen Frauenmilch an.

II. Die Frauenmilch.

Die Frauenmilch ist eine dünne, bläulich schimmernde Flüssigkeit.

Mikroskopisch stellt sie eine gleichförmige Aufschwemmung kleinerer und größerer Fetttröpfchen dar.

Bakteriologisch ist sie eine im wesentlichen keimfreie Nahrung.

In ihrer chemischen Zusammensetzung schwankt sie physiologischerweise innerhalb weiter Grenzen. Die Zahlen der folgenden Tabelle sind daher nicht als feststehende Werte aufzufassen, sondern geben nur einen ungefähren Anhalt.

	Eiweiß	Fett	Zucker	Salze
Frauenmilch . .	1,0	4,0	7,0	0,2
Kuhmilch . . .	3,0	3,5	4,0	0,7
Ziegenmilch . .	4,5	4,0	4,0	0,8

Der Wassergehalt beträgt 86,4%.
Die Trockensubstanz 13%.
Der Kaloriengehalt rund 700 Kalorien im Liter.
Die Reaktion gegen Lakmus ist alkalisch.
Der Gesamtstickstoff beträgt 0,15—0,25.

Die Hauptmenge des Eiweißes wird vom Kasein (dem „ungelösten" Eiweiß), nächstdem vom Laktalbumin, Laktoglobulin usw. („gelösten" Eiweiß) gebildet. Das Kasein ist als der eigentliche Repräsentant des Milcheiweißes anzusehen.

Es entsteht in der Brustdrüse wahrscheinlich dadurch, daß die bei der Tätigkeit der Drüsenzelle freiwerdende Nukleinsäure sich innerhalb des Alveolus mit dem transsudierten Serum zu einem Nukleoalbumin — eben dem Kasein — verbindet. (Basch.)

Der Zucker der Milch ist Milchzucker, ein Disaccharid (Glukose + Galaktose).

Näheres über seine Entstehung ist nicht bekannt.

Das Fett der Frauenmilch ist etwas verschieden von dem der Kuhmilch. Es zeigt eine gewisse Abhängigkeit vom Nahrungsfett. Praktisch von Bedeutung ist das Schwanken des Fettgehaltes der Milch bei der einzelnen Mahlzeit: die ersten Nahrungsportionen, die das Kind trinkt, sind fettarm (etwa 1%). Mit der Dauer des Trinkens steigt der Fettgehalt und beträgt am Ende der Mahlzeit etwa 6—7%.

Die Mineralzusammensetzung der Frauenmilch unterscheidet sich von der der Kuhmilch: der Aschegehalt beträgt bei ersterer 0,2, bei letzterer 0,7 g in 100 g Milch. Über die Beteiligung der einzelnen Salze gibt die folgende Tabelle Aufschluß:

Auf 100 g Asche kommen

in der:	K_2O	Na_2O	CaO	MgO	F_2O_3	P_2O_5	Cl	nach:
Frauenmilch .	30,1	13,7	13,5	1,7	0,17	12,7	21,8	Söldner,
Kuhmilch . .	22,14	15,9	20,05	2,63	0,04	24,7	21,27	Bunge.

Die Frauenmilch enthält ferner noch biologisch wichtige Substanzen, wie Fermente, Alexine, Agglutinine usw.

III. Die Kuhmilch.

Von den Tiermilchen kommt eigentlich in unseren Gegenden nur die Kuhmilch (ausnahmsweise noch die Ziegenmilch) in Betracht.

Die Kuhmilch zeigt nicht die feine Emulsion der Fettkügelchen wie die Frauenmilch, sondern sie neigt zum Aufrahmen, d. h. zum Zusammenfließen des Fettes und zu einer mit bloßem Auge erkennbaren Schichtung in Sahne und darunterstehender Magermilch.

Bakteriologisch ist sie streng genommen immer als verunreinigt zu betrachten. Beim Melken, Durchseihen, Umfüllen, beim Versand und Verkauf gelangen Milchschmutz und Bakterien — meist Saprophyten, gelegentlich aber auch pathogene Mikroorganismen: Typhus-, Tuberkelbazillen — hinein. Besonders hoch steigt die Zahl der Keime im Hochsommer an; auch im Frühjahr, wenn beim Beginn des Weidegangs die Tiere an Ernährungsstörungen erkranken, kann sie sehr hoch sein. Vielfach wird deshalb eine ausschließliche „Trockenfütterung" der Kühe verlangt. Viel wichtiger aber als diese ist die möglichst saubere Gewinnung der Milch. Die Zahl der Bakterien in der teuersten, unter aseptischen Kautelen gemolkenen Milch beträgt etwa 100 Keime im Kubikzentimeter, in guter Kindermilch 2000—4000, in der Milch des Straßenhandels 10 000—100 000 und darüber.

Hinsichtlich ihrer chemischen Zusammensetzung zeigt sie ähnliche Schwankungen wie die Frauenmilch. Praktisch fallen diese jedoch weniger ins Gewicht, weil die käufliche Kuhmilch mehr oder weniger eine Mischmilch ist, bei der sich die Unterschiede ausgleichen.

Der Wassergehalt der Kuhmilch ist 88%.
Die Trockensubstanz 12%.
Der Kaloriengehalt = rund 680 im Liter.
Die Reaktion gegen Lakmus ist amphoter.
Der Gesamtstickstoff ist = 0,55.

Die Unterschiede der Kuhmilch gegenüber der Frauenmilch hinsichtlich ihrer Zusammensetzung betreffen hauptsächlich das Eiweiß. Das Kind bekommt im Kuhmilcheiweiß „artfremdes". Auch sonst zeigt das Eiweiß ein gewisses unterschiedliches Verhalten, worauf früher ein sehr großer Wert gelegt wurde: Die Kuhmilch enthält mehr Kasein als die Frauenmilch. Dasselbe fällt außerdem bei der Labfällung in gröberen, festeren Flocken aus. Aus diesem Verhalten hat man früher den Schluß einer Schwerverdaulichkeit des Kuhmilchkaseins gezogen. Heute denkt man anders darüber.

Das Verdünnen der Kuhmilch schafft weitere Unterschiede: der Zusatz von Wasser erniedrigt das Säurebindungsvermögen und verlangsamt die Labgerinnung.

Erhitzen führt zum Sinken der Azidität, zum Ausfallen von Phosphaten der alkalischen Erden, von Trikalziumphosphat und damit zur Verzögerung der Labgerinnung. Bei 50° C erfolgt — infolge Dissoziation des Käsestoffes in Kasein und seine Base — die Hautbildung. Bei 60° beginnt die Zerstörung der Fermente und Immunkörper. Bei Überhitzung brennt die Milch an, bräunt sich und schmeckt nach karamelisiertem Milchzucker.

IV. **Milch-Zusätze.**

Von jeher ist es üblich gewesen, die Kuhmilch zu verdünnen und mit Zucker u. a. zu versetzen. Lange Zeit gingen die Bemühungen dahin, diese Zusätze so zu gestalten, daß die Zusammensetzung der künstlichen Nahrung grobchemisch derjenigen der Frauenmilch glich. Diese Bestrebungen haben aber bisher keinen großen Erfolg gehabt.

Die Verdünnung der Milch wird hauptsächlich durch abgekochtes Wasser oder durch Kohlehydratabkochungen bewirkt. Namentlich der Haferschleim ist vielfach in Gebrauch, seine Herstellung ist folgende:

30 g (1 gehäufter Eßlöffel) Hafergrütze werden mit heißem Wasser abgewaschen, dann mit $^1/_2$ l kalten Wassers aufgesetzt und $^3/_4$ Stunde lang auf kleinem Feuer gekocht. Sodann wird das Ganze durch ein feines Sieb geschickt, mit etwas Salz versetzt und wieder mit abgekochtem Wasser auf $^1/_2$ l aufgefüllt. Wird der Haferschleim aus Haferflocken bereitet, so genügt es, ihn 20 Minuten zu kochen.

Bei Kindern jenseits des ersten Lebenshalbjahres wird statt Haferschleim auch Hafermehlsuppe gebraucht:

10 g Mehl (1 gestrichener Eßlöffel) werden mit $^1/_4$ l Wasser kalt angerührt, ein anderes $^1/_4$ l Wasser wird mit etwas Salz zum Kochen aufgesetzt und sobald es kocht, wird die erste Hälfte dazu gegossen. Beides wird 2 Minuten weiter gekocht, dann durch ein Sieb gegossen.

Statt Hafergrütze wird auch Graupe, Reis usw. benutzt, statt Hafermehl kann natürlich auch Weizenmehl, Reismehl, Mondamin verwendet werden.

Der Gebrauch von sogenannten „Kindermehlen“, die fabrikmäßig hergestellt und mit großer Reklame angepriesen werden, ist außerordentlich verbreitet, aber nicht zu empfehlen. Die Kindermehle sind teuer, ihre Erfolge oft irreführend. Sie leisten nicht mehr als die gewöhnlichen Mehle. Wer ein Kind nicht mit Hafermehl und Haferschleim (und

Milch) ernähren kann, bringt es auch mit einem Kindermehl nicht fertig. Ihre Hauptgefahr liegt darin, daß die Mütter sie oft nicht als Zusatz zur Milch, sondern an Stelle derselben verwenden und damit eine der schwersten Schädigungen des Kindes schaffen (vergl. S. 95).

Unter den Zuckern wird am häufigsten der Rübenzucker (Rohrzucker) verwendet, weil er der billigste ist. Er darf nicht allzu freigebig verabreicht werden, da er leicht abführend wirkt.

Viel gebraucht ist auch der Milchzucker, der teurer ist, weniger süßt als der Rohrzucker, von gesunden Kindern aber in größeren Mengen vertragen wird. Bei kranken Kindern vermeidet man tunlichst den Milchzucker.

Ausgezeichnete Dienste leisten die Malzzuckerpräparate. Reine Maltose ist für den Gebrauch in der Säuglingsernährung jedoch zu teuer. Man verwendet deshalb an ihrer Stelle den Malzsuppenextrakt oder den sogenannten Nährzucker (Soxhlet) oder die Nährmaltose (Loeflund).

Mit der Verabreichung von Gebäck wird zweckmäßig nicht vor dem zweiten Lebenshalbjahr begonnen. In Frage kommen eigentlich nur Zwiebäcke (oder Keks). In ihnen ist die Stärke durch den Röstprozeß zum Teil dextrinisiert. Sie sind ein außerordentlich nutzbringendes Nahrungsmittel für Säuglinge in dem genannten Alter. Man gebraucht die gewöhnlichen gerösteten Milchzwiebäcke. Die sogenannten Nährzwiebäcke, die allerhand unkontrollierbare Zusätze führen, sind nicht besser als die erstgenannten.

Die Bereitung der Grießsuppe, die man den Säuglingen vom 6. Monat ab gibt, geschieht nach folgender Vorschrift:

20 g feiner Grieß werden mit $^1/_4$ l schwacher Brühe (aus Fleisch oder Knochen) unter Umrühren eine halbe Stunde lang gekocht. Statt der Brühe kann man auch Wasser nehmen, fügt dann aber etwas Salz hinzu und verrührt ein kleines Stückchen Butter in dem Brei.

Sehr fette Brühe läßt man erst erkalten und schöpft sie ab.

Zur Herstellung von Gemüse werden Spinat oder Mohrrüben, auch Kartoffelbrei, Schwarzwurzeln, Blumenkohl (im Winter Apfelmus, Rosenkohl, Grünkohl, Teltower Rübchen, Steckrüben, Bananen) genommen. Es ist fein verteilt in Breiform, nötigenfalls mit der Grießsuppe zusammengerührt, zu verabfolgen. Der Stuhl nimmt nach Gemüsefütterung die Farbe des Gemüses an, bei Spinat wird er grün, bei Mohrrüben rot usw.

Herstellung: $^{1}/_{2}$ Pfund Spinat wird mit kaltem Wasser gewaschen, dann mit $^{1}/_{2}$ l Wasser kalt angesetzt und mit etwas Salz 20—30 Minuten gekocht. Dann wird er gewiegt, das Kochwasser möglichst eingeengt, beides wieder vereinigt und mit etwas Butter versetzt. — Mohrrüben werden ähnlich bereitet, aber durch ein Haarsieb gestrichen und außer mit Butter noch mit ein wenig Zucker versetzt.

Wenn die Kinder auf die ersten Gemüsemahlzeiten mit beschleunigtem Stuhlgang antworten, so macht man mit Vorteil von den „Gemüsepulvern" (der Milchwerke Töpfer-Rötha i. S.) Gebrauch.

Es kommt auch vor, daß zeitweise einmal ein starker Widerwille gegen Gemüse oder Suppen sich einstellt. Dann muß man für 2—3 Wochen ganz damit aufhören und an ihrer Stelle Zwiebäcke oder Grießbrei (mit Milch) od. dgl. jedenfalls etwas, was ganz anders schmeckt, geben. Späterhin pflegt die alte Kost meist anstandslos wieder genommen zu werden.

Die Zubereitung der Nahrung für das künstlich genährte Kind wird folgendermaßen gestaltet:

Gute frische Kindermilch aus einwandfreier Quelle wird in einem Blechtopf, der ausschließlich diesem einen Zwecke dient, gekocht, aber nur so, daß sie ein- oder zweimal aufwallt. Dann wird sie vom Feuer weggezogen und unter ständigem Rühren (um die Hautbildung zu vermeiden) etwas abgekühlt. Gleichzeitig wird die Verdünnungsflüssigkeit (Zuckerlösung, Haferschleim, Mehlsuppe) bereitet. Beides wird in dem gewünschten Verhältnis gemischt, auf 5 Flaschen mit Patentverschluß verteilt und im Eisschrank, oder in einer Kühlkiste, oder in einem mit kaltem Leitungswasser (das im Sommer häufig erneuert werden muß) gefüllten Eimer aufbewahrt.

Zur Stunde der Mahlzeit setzt man den Sauger auf die Flasche und stellt sie in warmes Wasser. Die trinkfertige Milch soll etwa Körpertemperatur besitzen. Ob sie warm genug ist, prüft man, indem man durch das Loch des Saugers einige Tropfen auf den Handrücken spritzt und kostet, wobei man auch auf den Geschmack zu achten hat. Vielfach ist es üblich, die erwärmte Flasche gegen das Augenlid zu halten. Wird die Wärme ertragen, so ist die Temperatur recht. Beim Trinken liegt das Kind im Bett. Die Flasche wird ihm gehalten und darf nicht aus der Hand gegeben werden.

In wohlhabenden Familien ist vielfach die nach Soxhlet benannte Methode der Milchbereitung im Gebrauch.

Hierbei wird die gesamte 24stündige Nahrungsmenge des Kindes, wie oben geschildert, auf einmal fertig gemacht, die 5 Flaschen mit je einem Gummiplättchen bedeckt und in einem Wasserbad, dem eigentlichen Soxhletapparat, 10 Minuten lang sterilisiert, dann abgekühlt und kalt aufbewahrt. Beim Erkalten wird die Gummiplatte, die die Flasche bedeckt, angesaugt und bildet so einen außerordentlich zuverlässigen Verschluß. Der Gebrauch des Soxhletapparats ist sehr bequem, aber zu teuer für arme Leute.

Als Trinkflaschen für Säuglinge eignen sich alle Formen, die eine glatte Innenfläche haben und gut zu reinigen sind. Man wählt besser solche mit Grammeinteilung als mit „Strichen“. Das Säubern der Flaschen geschieht durch Ausspülen mit heißem Sodawasser unter Benutzung einer Flaschenbürste und Nachspülen mit abgekochtem Wasser. Angetrocknete Milchreste werden entfernt, indem man die Flasche mit ausgekochtem Sand oder rohen Kartoffelstückchen und Wasser ausschüttelt.

Als Sauger dienen die einfachen Gummisauger, die an der Spitze mit einer heißen Stopfnadel durchbohrt werden. Solche mit langem Schlauch oder mit Glasrohr sind zu verwerfen, da sie sich nicht ordentlich reinigen lassen. Der Sauger wird nach dem Gebrauch ausgekocht oder mit Salz abgerieben (auch umgestülpt und an der Innenseite gesäubert), dann trocken aufbewahrt.

Worauf bei der Zubereitung der Nahrung des künstlich genährten Säuglings vor allem Wert zu legen ist, ist Gebrauch einer möglichst einwandfreien Rohmilch, kurzdauernde Erhitzung, schnelle Tiefkühlung und ständige Kühlhaltung derselben.

Das Erhitzen hat den Zweck, die in jeder Kuhmilch enthaltenen Keime abzutöten, die Tiefkühlung soll den Sporen, die durch die Hitze nicht angegriffen werden, die Möglichkeit nehmen, auszukeimen. Die Forderung eines möglichst einwandfreien Ausgangsmaterials gründet sich darauf, daß etwaige, durch die Einwirkung der Bakterien bereits gesetzte Veränderungen der Milch auch durch alles Kochen und Kalthalten nicht wieder getilgt werden.

Die Erfahrung hat gelehrt, daß das kurze, 1—2 Minuten dauernde Sterilisieren bei 100° C vorteilhafter ist als das lange (30—90 Minuten dauernde) Erhitzen bei Temperaturen von 55—75° C — das sogenannte Pasteurisieren.

Stoffwechsel und Verdauung.

Die Nahrung hat beim Kind einmal die laufenden Ausgaben des Stoffwechsels zu decken, sodann aber auch — zum Unterschied vom Erwachsenen — den Ansprüchen des Wachstums Genüge zu leisten.

Von den Ausgaben des Körpers interessieren beim Kind vor allem diejenigen, die zwecks Aufrechterhaltung der normalen Körperwärme notwendig sind. Die Wärmebildung richtet sich nach der Wärmeabgabe, und diese ist wieder abhängig von der Körperoberfläche. Der Säugling besitzt im Vergleich zum Erwachsenen eine zu große Oberfläche, sie ist im Verhältnis 2—3mal so groß als die des Erwachsenen; deshalb ist seine Wärmeabgabe eine verhältnismäßig größere und weiterhin sein Energiebedarf ein erheblich höherer.

Für praktische Zwecke ist die Berechnung des Energiebedarfs nach der Körperoberfläche jedoch nicht üblich, da sie zu umständlich ist. Vielmehr benutzt man dazu nach dem Vorgang Heubners das Gewicht des Kindes und gebraucht als feststehendes Maß den sogenannten Energiequotienten. Dieser gibt an, wie hoch der Bedarf an Kalorien für 1 kg Körpergewicht ist.

Der Energiequotient beträgt:

Im	ersten Lebensvierteljahr	etwa	100	Kalorien
„	zweiten „	„	90	„
„	dritten „	„	80	„
„	vierten „	„	70	„

Um den Kaloriengehalt der Nahrung zu berechnen, wird die Verbrennungswärme von:

1 g Eiweiß	= 4,1	Kalorien
1 g Fett	= 9,3	„
1 g Zucker	= 4,1	„

gesetzt.

Hiernach berechnet sich der Kaloriengehalt der hauptsächlichsten Nahrungsgemische für Säuglinge auf je 100 g:

bei	Frauenmilch	70	Kalorien
„	Kuhmilch	68	„
„	$^1/_3$ Milch und Wasser und 5% Milchzucker . .	42	„
„	$^1/_2$ Milch und Wasser und 5% Milchzucker . .	54	„
„	$^2/_3$ Milch und Wasser und 5% Milchzucker . .	65	„
„	$^1/_3$ Milch und Schleim und Milchzucker . . .	50	„
„	$^1/_2$ Milch und Schleim und Milchzucker . . .	62	„
„	$^2/_3$ Milch und Schleim und Milchzucker . . .	73	„
„	abgerahmter Frauenmilch	38	„
„	abgerahmter Kuhmilch	41	„
„	Molke	23	„
„	Buttermilch, kohlehydratreich	72	„
„	Buttermilch, kohlehydratarm	61	„
„	Eiweißmilch	40	„
„	Malzsuppe	80	„

Was die Verdauung der Nahrung anbetrifft, so muß vorausgeschickt werden, daß eine anatomische oder funktionelle Rückständigkeit des Magen-Darmkanals beim Säugling nicht besteht. — Die Verdauung vollzieht sich, allgemein betrachtet, so, daß

das Eiweiß unter dem Einfluß der entsprechenden Fermente nach und nach bis zu den Aminosäuren und Komplexen derselben (Peptiden) abgebaut wird. Dabei macht es keinen Unterschied, ob der Säugling mit arteigenem (Frauenmilch-) oder artfremdem (Kuhmilch-) Eiweiß gefüttert wird. In beiden Fällen kommt es erst zu einer weitgehenden Spaltung des Eiweißmoleküls, ehe die Umprägung zu Organeiweiß vor sich geht. — Die Endprodukte des Eiweißstoffwechsels finden sich im Harn hauptsächlich (zu etwa 70%) als Harnstoff, ferner als Ammoniak, Harnsäure, Kreatinin usw. wieder. Der im Kot enthaltene Stickstoff entstammt den Darmsekreten und den Bakterien, weniger der Nahrung.

Von den Kohlehydraten kommen in der Nahrung des Säuglings vor:

a) Die Monosaccharide: Traubenzucker und Fruchtzucker, beide jedoch selten (im Obst, Honig, also nur bei älteren Säuglingen).

b) Die Disaccharide: Milchzucker, Rohrzucker und Malzzucker.

c) Die Polysaccharide: Mehle, Dextrine, Zellulose (in den Mehlsuppen, Zwiebäcken, Gemüsen).

Sie werden zu einem Teil durch die entsprechenden Fermente (Ptyalin, Laktase, Maltase, Invertin) gespalten, als Monosaccharide resorbiert, und jenseits der Darmwand entweder verbrannt oder (nach Umwandlung in Glykogen) aufgespeichert. — Zum anderen Teil fallen sie den Darmbakterien zum Opfer, werden vergoren und spielen als Gärungsfettsäuren eine bedeutsame Rolle bei der Aufrechterhaltung der normalen (und noch mehr der pathologischen) Darmperistaltik.

Von praktischem Wert ist es, zu wissen, daß die bei Fütterung kohlehydratreicher Nahrungsgemische erzielten, oft starken Gewichtszunahmen nicht ohne weiteres als solider Körperzuwachs zu deuten sind, sondern zu einem großen Teile Wasseransatz sind.

Die Fettverdauung geht so vor sich, daß das Nahrungsfett nach vorausgegangener Emulgierung gespalten wird, daß aus den entstehenden Fettsäuren durch das Alkali der Darmsekrete Seifen werden, die größtenteils resorbiert werden, in der Darmwand ihr Alkali wieder abgeben und danach eine neue Synthese zu Fett eingehen. Ein kleiner Teil des Fettes findet sich im Stuhl wieder, entweder als Neutralfett, das der Verwertung entgangen ist, oder als freie Fettsäuren oder als Seifen (Kalium-, Natrium-, Kalk- und Magnesiaseifen).

Für die Salze bildet der Verdauungstraktus nicht nur den Ort der Resorption, sondern teilweise auch den der Wiederausscheidung. So werden z. B. Kalk, Magnesia und Eisen zum größten Teil wieder im Kot ausgeschieden.

Im besonderen verläuft die Verdauung folgendermaßen:

1. Im Mund findet eine nennenswerte Beeinflussung der Nahrung nicht statt. Der Aufenthalt hier ist viel zu kurz. Nur bei älteren Säuglingen, die mit fester Nahrung (Zwiebackbrei und dergleichen) genährt werden, kann das Ptyalin des Mundspeichels wirken.

2. Im Magen wird die Milch sofort gelabt, d. h. es erfolgt die Bildung des Kaseingerinnsels und dessen Trennung von der Molke. Die letztere (mit ihr ein kleiner Teil des Eiweißes, das Albumin, die größere Menge der Salze und der Zucker) geht schnell durch den Magenpförtner. Das übrige unterliegt der Einwirkung des Magensaftes. Das Kaseingerinnsel wird überall am Rande angedaut. Seichte Kontraktionen der Magenwand befördern das verflüssigte Material zum Pylorus. Dieser öffnet sich von Zeit zu Zeit und läßt den Speisebrei durchtreten. Solange das Duodenum gefüllt ist, bleibt der Pylorus — reflektorisch — geschlossen. Erst wenn der Chymus weiter gerückt ist, öffnet sich der Sphinkter und neues Material tritt vom Magen aus über. Nach einer gewissen Zeit — $1^1/_2$—2 Stunden beim Brustkind, 3 Stunden beim künstlich genährten Kind — ist der Magen leer.

Während der Zeit der Magenverdauung unterliegt das Eiweiß der Einwirkung der Salzsäure und des Pepsins, so daß es in der Form von Albumosen und Peptonen den Magen verläßt. Im Pförtnerteil des Magens wirkt als weiteres eiweißspaltendes Ferment das Erepsin. Auf das Fett wirkt die Magenlipase spaltend ein. Der Zucker verläßt größtenteils mit der Molke schon bald den Magen.

3. Im Dünndarm nimmt der Speisebrei ein gelbliches Aussehen an. Er unterliegt dem Einfluß der aus der Darmwand, dem Pankreas und der Leber stammenden Drüsensekrete. Die Eiweißkörper werden durch das Trypsin der Bauchspeicheldrüse bis zu den Aminosäuren gespalten, während zugleich das Erepsin der Dünndarmschleimhaut die Peptone weiter abbaut. Auf die Kohlehydrate wirken (abgesehen von den Bakterien) eine ganze Reihe spezifischer Fermente ein: die Diastase verwandelt die Stärke in Maltose um, die Maltase spaltet wieder die Maltose, die Laktase den Milchzucker, das Invertin den Rohrzucker. Das Fett wird vom Steapsin in Glyzerin und Fettsäuren gespalten, die letzteren verseift. All die genannten Endprodukte der Verdauung der organischen Nahrungskomponenten werden resorbiert. Dasselbe ist der Fall beim Wasser und den Salzen.

4. Im Dickdarm geht die Resorption des Wassers weiter. Was nunmehr noch den Inhalt des Darmes ausmacht, sind die geringen Mengen der der Aufsaugung entgangenen Nahrung, ferner große Mengen Bakterien, Darmsekrete, Darmepithelien, die abgeschilfert sind, und Salze, die vom Körper wieder abgegeben werden. Und dies Ganze wird in mehr oder weniger regelmäßigen Zwischenräumen als Stuhlgang des Kindes aus dem Darmrohr ausgestoßen. Die Stuhlentleerung erfolgt 1—2—3mal am Tage. Von der Art des Stuhles hat man sich bei jeder Untersuchung durch Augenschein zu überzeugen.

Die Beschaffenheit des Stuhles ist wechselnd: im allgemeinen ist er beim Brustkind von eigelber Färbung, breiig, von saurer Reaktion, von leicht säuerlichem, nicht unangenehmem Geruch. Öfters enthält er kleine, weißliche Stückchen — Fettseifenflöckchen —, nicht selten ist er so damit durchmengt, daß er wie „gehackt" aussieht. Die gelbe Farbe schlägt oft, wenn der Stuhl einige Zeit in der Windel gelegen hat, in grün um, oder aber der Stuhl wird gleich grün entleert. Zuweilen sind die Stühle von Brustkindern ausgesprochen mißfarben, grün, zerfahren, durchsetzt mit einer Menge zähen Darmschleimes. An diesen „schlechten" Stühlen ist zum Teil die Frauenmilch mit ihrem bald höheren, bald niederen Fettgehalt schuld, zum Teil aber liegt die Schuld auch an den Kindern, die zu solchen schlechten Stuhlentleerungen neigen. Jedenfalls ist es nicht nötig, derartige Stühle als pathologisch anzusehen.

Die Grünfärbung wird dadurch veranlaßt, daß in dem — den Stühlen beigemischten — Darmschleim sich zahlreiche Leukozyten finden, die ein Ferment enthalten, das Bilirubin zu Biliverdin oxydiert. (Wernstedt.)

Überhaupt darf auf die Stuhluntersuchung bei Brustkindern nicht allzuviel Wert gelegt werden. Wenn ein Kind nichts anderes als nur Frauenmilch bekommt und dabei zunimmt, ist die Zahl wie die Beschaffenheit seiner Stühle ziemlich gleichgültig.

Anders dagegen beim künstlich genährten Kind:

Eine Vermehrung der Stuhlentleerungen über die Zahl von 4 in 24 Stunden dürfte wohl immer als pathologisch anzusehen sein. Die Beschaffenheit des Stuhlganges ist ähnlich wie beim Brustmilchstuhl: von gelber Farbe, bald sauer, bald alkalisch reagierend, sowohl von der Art der Nahrung wie auch vom Zustand des Magen-Darmkanals des Kindes abhängig, bei fettarmer Nahrung (Magermilch, Molke) grünlich, zerfahren, bei fettreicher Kost (Sahnemischungen) breiig, hellgelb, fettglänzend, bei Malzsuppe dunkelbraun usw. Ein ganz charakteristisches Aussehen trägt der sogenannte „Seifenstuhl“; er ist geformt, trocken, wasserarm, hellgrau, fast kalkfarben.

Ein Flüssigwerden des Stuhles deutet auf pathologische Verhältnisse hin.

Verstopfung tritt ein, wenn Kinder an Milchnährschaden, Hirschsprungscher Krankheit und dergleichen erkranken, oder wenn die Nahrungsaufnahme so gering ist, daß kein Material zur Stuhlbildung übrig bleibt (Pseudoobstipation bei Pylorusstenose, Unterernährung an der Brust).

Die Harnentleerung erfolgt beim Säugling unverhältnismäßig häufiger als beim Erwachsenen, etwa 20—25mal innerhalb 24 Stunden. Der Harn ist nahezu farblos, sein spezifisches Gewicht niedrig, er ist unter normalen Verhältnissen frei von Eiweiß und Zucker.

Die Entwicklung des Kindes im ersten Lebensjahr.

Wenn das Gedeihen des Säuglings durch keinerlei Ernährungsstörungen oder Infektionen beeinträchtigt wird, ist ein wesentlicher Unterschied hinsichtlich der körperlichen und geistigen Entwicklung am Ende des ersten Lebensjahres zwischen Brustkindern und künstlich genährten Säuglingen nicht zu beobachten.

Während der ersten Lebenstage trägt das Kind noch die Zeichen seines intrauterinen Zusammenhanges mit der Mutter; man bezeichnet es solange als „Neugeborenes". Wenn dann die Nabelwunde geheilt ist, das Mekonium ausgestoßen, die physiologische Abnahme ausgeglichen, die Nahrungsmengen so groß geworden sind, daß Gewichtszunahmen erfolgen können, — ist das Neugeborene ein Säugling wie jeder andere.

Als Maßstab der Entwicklung eines Kindes wird gewöhnlich das Körpergewicht benutzt. Doch reicht diese Feststellung nicht hin, um den Zustand eines Kindes genügend zu beurteilen, sondern dazu gehört immer noch die Berücksichtigung anderer Momente. Einen besseren Maßstab geben ab:

1. Die Hautfarbe: Sie ist beim Neugeborenen dank der reichlichen Blutversorgung der Haut, zum Teil auch infolge des Überreichtums an roten Blutkörperchen, eine intensiv rote. Nach und nach blaßt die Haut ab, behält aber immer ein frisches, rosiges Aussehen. Nur wenn Brustkinder krank werden, oder wenn sie unnatürlich lange, ein Jahr und darüber, ausschließlich mit Frauenmilch ernährt werden, werden sie blaß. Besonders die Ohren erscheinen dann blutleer, blaßgelb und durchsichtig.

2. Die Schleimhäute der Mundhöhle sind blaßrosa und feucht. Beim kranken Kind röten sie sich, zuerst an der Zungenspitze, werden klebrig, trocken und bedecken sich mit Soor.

3. Die Durchfeuchtung der Haut, der Turgor, ist beim gesunden Kind stets eine vorzügliche. Sobald das Kind krank wird, sinkt sofort der Turgor und das „Fleisch wird weich".

4. Die Immunität der Haut bildet einen sicheren Schutz vor Wundwerden, auch dann, wenn auf die Hautpflege wenig Sorgfalt verwendet wird. Wenn sich bei Brustkindern eine Neigung zum Wundsein, zu Ausschlägen, Intertrigo, Milchschorf, Hauttalgablagerungen auf dem Schädel zeigt, so handelt es sich immer um solche mit exsudativer Diathese.

5. Der Tonus der Muskulatur wird am besten durch Betasten der Bauchmuskulatur geprüft. Normalerweise hat ein Kind straffe, in Höhe des Brustkorbes liegende Bauchdecken, bei Erkrankungen, namentlich bei Ernährungsstörungen, läßt der Tonus nach, die Bauchdecken fallen ein oder werden durch Gase aufgetrieben.

6. Zum Begriff des normal entwickelten Kindes gehört immer ein tiefer, ruhiger Schlaf. Die Schlafhaltung des Kindes ist so, daß es die im Ellenbogen gebeugten Arme nach oben schlägt, so daß die Fäuste neben den Ohren liegen.

7. Das subjektive Befinden des gesunden Kindes ist stets zufrieden, heiter und ruhig. Es ist eine glückliche Mischung von Phlegma und Agilität. Es nimmt mit Aufmerksamkeit Anteil an dem, was um es herum passiert, regt tatenlustig Arme und Beine, ohne dabei in die Unruhe kranker oder das Gezappel nervöser Säuglinge zu verfallen.

8. Ein besonderes Ereignis im Verlauf der Entwicklung stellt die Zahnung dar. Nach Ansicht der Laien ist sie die Ursache zahlreicher Leiden. Diese Meinung rührt daher, daß nicht selten im Verlauf einer fieberhaften Erkrankung die — dicht vor dem Durchbruch stehenden — Zähne durchbrechen. Die Laien deuten dann diesen Vorgang umgekehrt: den Zahndurchbruch halten sie für die Ursache und das Fieber usw. für die Folgeerscheinung. Das Vorkommen einer „Dentitio difficilis“ wird mit Recht bei Kindern angezweifelt.

Der Beginn der Zahnung ist verschieden: In seltenen Fällen werden Kinder schon mit Zähnen geboren (Dentitio praecox), meist erfolgt der Durchbruch der 8 Schneidezähne zwischen dem 7. und 12. Monat. Manchmal haben aber auch Kinder im 10. Monat noch keinen Zahn, obgleich sie gesund sind. Die Zähne brechen immer symmetrisch durch.

Merkformel für die approximative Zahl der Zähne = z eines m = Monate alten Kindes: $z = m - 6$ (v. Pfaundler).

Eine Verzögerung der Zahnentwicklung (Dentitio tarda) mit ungleichmäßigem Durchbruch findet sich bei Rachitis; Zahnanomalien werden bei exsudativer Diathese, bei Lues, Spasmophilie, Idiotie, Myxödem und Mongolismus beobachtet.

9. Einen guten Anhalt für die fortschreitende Entwicklung bzw. Verknöcherung des Skelettsystems gibt das Verhalten der Fontanelle ab. Sie verkleinert sich stetig und schließt sich spätestens im 16. Monat, am Ende des ersten Lebensjahres ist sie etwa fingerkuppengroß.

10. Die statischen Funktionen, das Stehen und Gehen, beginnen sich Ende des 2. Monats, wo das Kind — auf dem Bauche liegend — zuerst den Kopf von der Unterlage hebt, zu entwickeln. Mit 3 Monaten sitzt es auf dem Arm der Mutter und hält von allein den Kopf. Mit 6 Monaten stellt es die Beine auf. Mit $^3/_4$ Jahren fängt es an, im Bett zu sitzen und mit 10—11 Monaten beginnt es, sich am Bettgitter aufzustellen. Bald nach dem ersten Jahr läuft es, allein oder mit Unterstützung.

11. Die geistige Entwicklung ist teils von der Anlage, teils von der Erziehung, d. h. Beschäftigung mit dem Kind, teils auch vom körperlichen Befinden abhängig. Die Beobachtung der Entwicklung der geistigen Funktionen ist namentlich da von Wert, wo ein Verdacht auf Idiotie besteht. Die erste, kontrollierbare, geistige Betätigung des Kindes ist das Fixieren, d. h. das Verfolgen eines vorgehaltenen Gegenstandes, z. B. einer Uhr, einer Kinderklapper, eines brennenden Streichholzes, mit dem Auge. Das Fixieren, das für das Vorhandensein der Sehkraft und der Aufmerksamkeit beweisend ist, tritt mit etwa $^1/_4$ Jahr auf. Hieran schließt sich das Greifen nach dem betreffenden Gegenstand, also die Umsetzung der Beobachtung in eine bewußte Handlung. Einen weiteren Fortschritt stellt das Wiedererkennen früher beobachteter Gegenstände, z. B. der Trinkflasche, dar.

12. Die Entwicklung des Längenwachstums hat praktisch wenig Wert. Nur wo es sich um Entwicklungsstörungen handelt, die erfahrungsgemäß mit einem Zurückbleiben des Längenwachstums einhergehen (Myxödem, Mikromelie, Infantilismus), ist die Bestimmung der Körperlänge — schon zur Kontrolle des Erfolges der Behandlung — zu empfehlen. Durch Ernährungsstörungen und damit

einhergehende Abmagerung wird die Längenkurve im allgemeinen nicht sehr beeinflußt. Nur bei längerdauernden Gewichtsstillständen sieht man — je jünger die Kinder sind, um so deutlicher — auch ein Stehenbleiben des Längenwachstums.

13. Die Gewichtskurve des Kindes zeigt — sobald die physiologische Abnahme ausgeglichen ist — ein gleichmäßiges Ansteigen, das bei normalen Kindern nur selten durch einen 1tägigen Stillstand oder eine Abnahme des Gewichts unterbrochen ist. Sprunghafte Zunahmen, abwechselnd mit tagelangem Stillstand oder größeren Abnahmen sind meist Kennzeichen einer etwas abnormen Veranlagung des Kindes. Erst im 2. Lebenshalbjahr wird die Gewichtskurve des Säuglings unruhiger.

Ein tägliches Wiegen des Kindes ist nicht zu empfehlen. Bei Kindern, die sich sichtlich entwickeln, namentlich bei Ernährung an der Brust, ist ein Wiegen geradezu überflüssig. Bei künstlich genährten Kindern genügt ein allwöchentliches Feststellen des Gewichts. Ergibt der Durchschnitt eine Zunahme von etwa 15 g für den Tag, so genügt das vollkommen. Nehmen die Kinder weniger zu, so ist ein Grund zur Nahrungsänderung oder — bei Brustkindern — zur Beifütterung damit noch nicht immer gegeben. Man muß in vielen Fällen froh sein, daß die Kinder überhaupt zunehmen. Bei Brustkindern, deren Gewicht lange Zeit stillsteht, ist stets in Erwägung zu ziehen, ob nicht etwa die Ursache des mangelnden Gedeihens im Kinde selbst gelegen ist.

Nach Finkelstein ist die Körpergewichtsentwicklung so, daß nach $^1/_2$ Jahr das Gewicht verdoppelt und am Ende des Jahres verdreifacht ist. Annähernd richtige Zahlen soll man gewinnen, wenn man den Lebensmonat, in dem das Kind steht, im ersten Halbjahr mit 600, später mit 500 multipliziert und die Summe dem Geburtsgewicht hinzufügt.

II. Abschnitt.

Die Besonderheiten des neugeborenen Kindes.

1. Physiologische Eigentümlichkeiten.

Die physiologische Gewichtsabnahme.

Sie ist keine Eigentümlichkeit des neugeborenen Menschen, sondern findet sich auch bei Tieren als ein offenbar gesetzmäßiges Vorkommnis, das mit Recht als „physiologisch" bezeichnet wird.

Ihre Ursache liegt darin, daß infolge der anfangs geringen Nahrungsaufnahme die Ausgaben des Körpers die Einnahmen bei weitem überschreiten. In der Hauptsache ist die physiologische Abnahme ein Verlust an Wasser, das von der Haut und den Lungen abgegeben wird, zum kleineren Teil sind Mekonium, Nabelschnurrest und eingeschmolzene Körpersubstanz (Eiweiß und Fett) daran beteiligt.

Die Größe der Abnahme richtet sich nach dem Gewicht des Kindes. Je höher das Geburtsgewicht, desto größer der Gewichtsverlust. Sie beträgt (nach Pies) bei erstgeborenen Kindern rund 300 g (= etwa 9% des Körpergewichtes), bei Kindern mehrgebärender Mütter rund 250 g (7—8%).

Die Dauer der Abnahme währt 2—5 Tage. Dann macht die Gewichtskurve halt und biegt in mehr oder weniger steilem Verlauf nach oben um. Die ersten Gewichtszunahmen können bei kalorisch sehr geringen Nahrungsmengen vor sich gehen. Sie sind hauptsächlich Wasseransatz bzw. Ersatz des in den vorhergehenden Tagen verloren gegangenen Wassers.

Sind die Nahrungsmengen gänzlich ungenügend, oder erkrankt das Kind an einer Infektion oder einer Ernährungsstörung, so bleibt die Gewichtszunahme aus, und nach kurzem Hin- und Herschwanken des Gewichts kommt es zu einer zweiten Gewichtsabnahme, die nun nicht mehr als physiologisch aufzufassen ist, auch keine bloße Wasserabgabe mehr ist, sondern eine Einschmelzung von Körpergewebe darstellt, deshalb gewöhnlich auch viel schwerer auszugleichen ist.

Die Zeit, innerhalb der das Geburtsgewicht wieder erreicht wird, ist verschieden Der Verlust kann bis zum 10. Tage wieder ersetzt sein. In der Mehrzahl der Fälle trifft das aber nicht zu. Namentlich bei den erstgeborenen Kindern junger, den unteren Volksschichten angehörender Mütter wird das Anfangsgewicht erst in der Zeit vom 10. bis

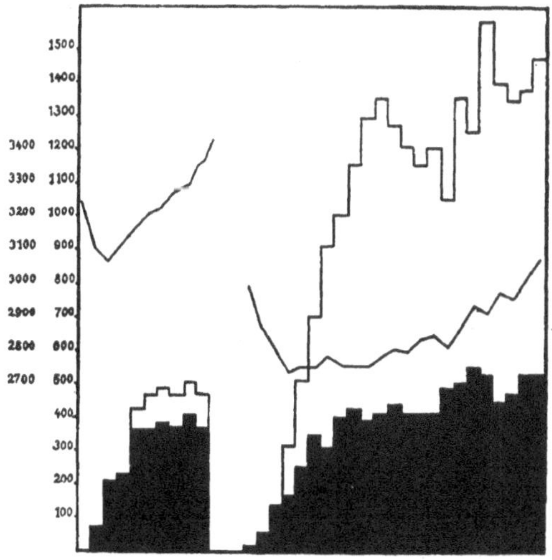

Abbildung 2.
Der Ausgleich der physiologischen Abnahme des Neugeborenen.

Die schwarzen Felder entsprechen den Trinkmengen der Kinder, während die umrandeten weißen die Milchmengen angeben, die von den Müttern außerdem noch abgegeben wurden.
Bei dem ersten Kind ist die physiologische Abnahme am 8. Tage wieder ausgeglichen. Es wurde am 2. Tage nach der Geburt zum ersten Male angelegt, die Milchmengen der Mutter waren nicht sehr groß, die berechnete Kalorienzufuhr betrug zwischen 80 und 90 auf 1 kg Körpergewicht des Kindes.
Das zweite Kind war kleiner, es wurde schon am ersten Tag angelegt, die Milchmengen der Mutter waren überreich, bereits am 6. Tag wurde die Menge von 100 Kal. überschritten. Trotzdem wurde das Geburtsgewicht erst am 22. Tage wieder erreicht.

30. Lebenstage des Kindes wieder erreicht. Was für Ursachen bei diesem wechselnden Verhalten mitspielen, ist noch unklar. Jedenfalls weisen aber die Fälle, in denen trotz überreicher Milchabsonderung der Mutter die Kinder nur sehr langsam zunehmen, darauf hin, daß die Schuld wahrscheinlich vielfach an den Kindern liegt (Abbildung 2).

Stuhl und Harn beim Neugeborenen.

Der Stuhl des Neugeborenen wird in den ersten Tagen vom Mekonium gebildet: einer schwarzen, zähen Masse, die sich aus abgeschilferten Darmepithelien, Epidermisschuppen, Wollhaaren, aus Schleim, Galle, Cholestearin- und Hämatoidinkristallen zusammensetzt. Die Ausstoßung des Kindspechs beginnt schon in der Geburt und ist am Ende des zweiten Lebenstages meist vollendet. Es folgen danach gewöhnlich einige Stühle, die von weicherer Beschaffenheit, aber noch dunkelgrün gefärbt und schleimig sind, und danach erst erfolgen die eigentlichen Milchstühle.

Der erste Mekoniumstuhl trägt nicht selten einen grauweißen, glasigen Pfropf aus Darmschleim, den sogenannten Mekoniumpfropf.

Der Harn des Neugeborenen ist spärlich, oft stark getrübt. Im mikroskopischen Präparat finden sich normalerweise zahllose, den Harnwegen entstammende Zellen, deren Anwesenheit bewirkt, daß der Harn bei Zusatz von Essigsäure-Ferrozyankalium eine leichte Trübung gibt — Physiologische Albuminurie des Neugeborenen. Finden sich Zylinder im Urin, so liegen keine normalen Verhältnisse mehr vor.

Eine physiologische Glykosurie soll es bei frühgeborenen Kindern geben.

Harnsäureinfarkt.

In mehr als der Hälfte der Fälle enthält der Harn neugeborener Kinder Harnsäurekristalle. Bei klarem Urin setzen sie sich als rotbrauner Bodensatz im Reagenzglas ab, finden sich oft auch als kleine Kristalle auf der Windel oder färben die letztere braunrot. Sie sind der Ausdruck des Harnsäureinfarktes, dessen Wesen noch ungeklärt ist, der aber im allgemeinen als ein physiologisches Vorkommnis aufgefaßt wird.

Das Auftreten des Infarktes wird dadurch veranlaßt, daß Neugeborene in den ersten Tagen eine im Verhältnis zum Harnstoff viel größere Menge Harnsäure im Urin ausscheiden als Erwachsene. Woher dieser Reichtum an Harnsäure stammt, ist vorläufig noch nicht sicher. Die landläufige Anschauung geht dahin, daß das Blut neugeborener Kinder einen ungewöhnlich hohen Gehalt an Leukozyten aufweist, daß diese sehr bald zugrunde gehen, und ihre Kernsubstanzen (die in ihren Nukleoproteiden die Muttersubstanz der Harnsäure, die Purinbasen, führen) frei werden. Diese überschwemmen nun den Organismus, es kommt zur Steigerung der Harnsäurebildung sowie der Harnsäureausfuhr im Urin, wobei die Harnsäure kristallinisch ausfällt.

Bei älteren Säuglingen findet sich gelegentlich auch ein Harnsäureinfarkt, doch nur bei schweren, meist zum Tode führenden Ernährungsstörungen.

Der physiologische Katarrh der Haut und Schleimhäute.

Auf der äußeren Haut und den Schleimhäuten kommt es zum „physiologischen Katarrh". Die zunächst hochroten Hautdecken beginnen, in einem Fall mehr, im anderen weniger, abzuschuppen. Auf der Brust lösen sich zuweilen ganze Lamellen los. Mit dem Abfall der Hautschuppen verschwindet das Lanugo. Die Kopfhaare fallen aus, manchmal bleibt nur ein Schopf von Haaren im Nacken übrig. Der Katarrh auf der Schleimhaut der Harnwege führt zur Abstoßung der zahllosen Zellen, die die „Albuminurie" ausmachen. Bei Mädchen zeigt sich oft Ausfluß aus der Scheide, in seltenen Fällen deutlich blutig gefärbt. Diese Vaginal- bzw. Uterusblutungen werden der um dieselbe Zeit bei der Mutter im Wochenfluß vor sich gehenden Abstoßung der Genitalschleimhaut gleichgesetzt.

Stärkere Blutungen kommen bei Hämophilie und Sepsis vor.

Brustdrüsenschwellung.

Bei vielen neugeborenen Kindern — Knaben sowohl wie Mädchen — kommt es zur Anschwellung der Brustdrüse und zur Absonderung einer milchigen Flüssigkeit, die der Volksmund als Hexenmilch bezeichnet (über das Zustandekommen vergl. S. 8). Nach einigen Tagen geht die Schwellung der Drüse von selbst zurück.

Es genügt, durch Auflegen von Watte die Drüse vor dem Wundreiben durch die frische Wäsche zu schützen. Das Ausdrücken der Hexenmilch seitens der Hebamme oder Pflegerin ist zu verbieten.

Kommt es trotzdem zur Mastitis, so suche man durch einen kunstgerechten, feuchten Verband mit essigsaurer Tonerde die Entzündung zum Rückgang zu bringen. Tritt Vereiterung ein, so entleere man den Eiter durch einen radiären Schnitt.

Die Nabelwunde.

Die Nabelschnur enthält die Nabelvene und die zwei Nabelarterien. Die erste führt im fötalen Leben das Blut von der Plazenta zum Körper des Kindes, und zwar zur Leber hin, während die Nabelarterien, aus den Art. hypogastricae entspringend, das Blut wieder zur Plazenta zurückführen.

Mit dem Einsetzen des Lungenkreislaufes erlischt die Bestimmung der Nabelgefäße, und nach der Durchschneidung der Nabelschnur bleibt nur ein handbreiter Rest derselben am Körper des Kindes hängen.

Eine Ernährung dieses Stumpfes ist, da die Nabelschnur keine Vasa vasorum enthält, unmöglich, und so stirbt er ab, trocknet ein (mumifiziert) und wird etwa am 6. bis 10. Tage durch eine demarkierende Entzündung abgestoßen.

Die im Inneren des Körpers sich fortsetzenden Nabelschnurgefäße thrombosieren und wandeln sich dann langsam zu Bindegewebssträngen um. Das zur Leber ziehende Gefäß wird zum Lig. teres hepatis, die beiden Nabelarterien zu Ligg. vesico-umbilicalia. Durch spätere Schrumpfung der Ligamente erscheint der Nabel im späteren Leben eingezogen.

Die nach dem Abfall des Nabelschnurrestes zurückbleibende Nabelwunde zeigt einige Tage hindurch noch eine spärliche Absonderung. Nach Aufhören derselben — etwa vom 15. Lebenstage des Kindes ab — ist der Nabel als geheilt anzusehen.

Die Versorgung des Nabelschnurrestes hat nach aseptischen Grundsätzen zu geschehen: er wird in einen trockenen, keimfreien Gazetupfer eingehüllt, und dieser mit einer um den Leib des Kindes geführten Gazebinde festgehalten. So oft die Binde beschmutzt gefunden wird, ist sie in derselben Weise zu erneuern. Beim Baden — sofern man nicht überhaupt bis zum Abfall der Nabelschnur auf das Bad verzichtet — wird die Binde am Rücken des Kindes durchgeschnitten und der Verband im Wasser losgespült. Die Wundfläche, die nach dem Abfall des Nabelstranges zurückbleibt, wird mit Dermatol dünn bestreut und so lange mit der Binde bedeckt gehalten, bis sie trocken ist.

Das Einwickeln des Nabelstrangrestes in Watte, der Gebrauch von Heftpflaster, von Cambricbinden oder sonstigen wenig luftdurchlässigen Verbänden ist zu vermeiden.

2. Die Pathologie des neugeborenen Kindes.

Mißbildungen.

Sofort nach der Geburt des Kindes ist auf das Vorhandensein von Mißbildungen zu achten. Hasenscharten, Wolfsrachen, Klumpfüße, amniotische Abschnürungen, Spina bifida und dergleichen entgehen nicht leicht dem Auge, dagegen werden andere Absonderheiten: Fehlen des Afters, Mündung des Mastdarms in die Scheide, Verschluß der Speiseröhre oder eines Darmabschnittes (am häufigsten des Duodenums), auch angeborene Herzfehler oft erst nach einigen Tagen, letztere manchmal erst nach Jahren entdeckt.

Geburtsschädigungen.

Asphyxie.

Asphyktische Zustände kommen bei neugeborenen Kindern meist unmittelbar im Anschluß an die Geburt vor. Sie treten aber auch in späteren Tagen auf, sowohl bei ausgetragenen wie namentlich bei frühgeborenen Kindern, und sie kommen in seltenen Fällen auch noch bei älteren Säuglingen zur Beobachtung.

a) *Die unmittelbar bei der Geburt eintretenden Asphyxien* haben ihren Grund in Anomalien des Geburtsaktes wie Wehenschwäche, langdauernder Geburt, vorzeitiger Plazentalösung, Kompression der Nabelschnur und dergleichen. In allen diesen Fällen kommt es zunächst zur Störung des plazentaren Kreislaufes und zur Reizung des Atemzentrums, dadurch zu vorzeitigen Atembewegungen des Kindes, zur Aspiration von Fruchtwasser und weiterhin zur Asphyxie. In leichteren Graden besteht Zyanose (blauer Scheintod), in schwereren — Blässe der Haut und der Schleimhäute (weißer Scheintod). Die Behandlung dieser Zustände ist meist Aufgabe des Geburtshelfers, sie deckt sich im übrigen mit derjenigen der anderen Formen der Asphyxie.

b) Wiederholen sich bei neugeborenen Kindern die *asphyktischen Anfälle* oder treten sie erst *im Laufe der folgenden Tage* auf, so kann ihr Vorkommen auf mannigfachen Gründen beruhen: am häufigsten finden sie sich bei Frühgeburten, aber auch bei Mißbildungen des Herzens, des Zwerchfells, der Lunge und der Luftröhre, der Speiseröhre, bei angeborener Struma und Thymushyperplasie, bei weißer Pneumonie und bei Geburtsverletzungen des Gehirns kommen sie vor.

Der Diagnose in vivo sind die ursächlichen Erkrankungen oft nicht zugänglich. Wo es sich um Mißbildungen oder Gehirnverletzungen handelt, verlaufen die Anfälle meist so, daß unbemerkt ohne Stenosenerscheinungen das Kind immer oberflächlicher atmet, bis schließlich gar keine Atemzüge mehr erfolgen. Zugleich tritt Zyanose auf, und die Kinder werden nach und nach schwarzblau. Das Herz ist zunächst noch ganz gut hörbar, erst wenn tiefe Zyanose besteht, wird die Herzaktion langsamer, erhält sich aber verhältnismäßig lange, bis dann sub finem nur noch einige dumpfe Töne durcheinander poltern. Und dann steht auch das Herz still. Wird das Blauwerden bemerkt, solange das Herz noch regelmäßig, wenn auch langsam schlägt, so gelingt es meist, den Anfall zu beenden und die Atmung wieder freizumachen.

Treten im Verlaufe der asphyktischen Anfälle oder nebenher Krämpfe auf — tonische Krampfzustände mit Opisthotonus oder klonische, rhythmische Zuckungen der Extremitäten oder des Fazialisgebietes —, so gewinnt die Annahme einer Geburtsverletzung an Wahrscheinlichkeit.

Bei Struma und Thymushyperplasie besteht von Geburt an eine hörbare, rauhe, bald stenotische, bald stridoröse Atmung, stets mit Zwerchfelleinziehungen, fast immer auch mit reichlicher Schleimabsonderung. Die Atmung wird erschwert, wenn man das Kinn der Brust nähert, erleichtert, wenn der Hals gestreckt wird. Die Diagnose der Thymushyperplasie läßt sich durch die Röntgenaufnahme bestätigen.

c) Die im späteren Säuglingsalter beobachteten Zustände von Asphyxie finden sich vorzugsweise bei Kindern mit Grippe (Bronchitis capillaris, vergl. S. 220).

Prognose: Das Gefährliche der Asphyxie besteht darin, daß sie — abgesehen vom tötlichen Ausgang und von der Neigung zu wiederholtem Auftreten — zu Atelektasen, zu Aspirationspneumonieen und zu Blutungen in die verschiedenen Organe (Leber, Pleura) Anlaß geben kann. Demgemäß ist die Prognose der Asphyxie stets mit großer Vorsicht zu stellen.

Behandlung: Wenn sich bei Kindern eine Neigung zu asphyktischen Anfällen zeigt, so sind sie am besten einer

Klinik zu überweisen. In diesem Falle ist aber Sorge zu tragen, daß bei der Mutter durch regelmäßiges Entleeren der Brust die Milchabsonderung unterhalten bleibt.

Findet man das Kind im Beginn eines asphyktischen Anfalles vor, so sucht man durch kräftige Reize, durch Rütteln und Kneifen, auch durch Schläge auf das Gesäß, ein Schreien und damit ein tieferes Luftholen hervorzurufen.

Hat man aber keinen Erfolg damit, und nimmt die Zyanose zu, so läßt man ein heißes Bad von 35—38° C bereiten und tut das Kind da hinein. Nach den Angaben erfahrener Geburtshelfer (z. B. Ahlfeld) bedürfen alle asphyktischen Kinder, die überhaupt imstande sind, weiter zu leben, nur des Aufenthalts im warmen Wasser, um nach und nach zum ausgiebigen Atmen zu kommen. Es ist natürlich nötig, die Luftwege frei zu machen, wenn sie durch Schleim und dergleichen verlegt sind, und es ist weiterhin empfehlenswert, durch Hautreize wie kurze Übergießungen mit kaltem Wasser die Zeit der unvollkommenen Atmung abzukürzen. Geht der Zustand vorüber, und atmet das Kind wieder gut, so wird es herausgenommen, im Badetuch tüchtig abgerieben, daß es laut schreit, und warm eingewickelt ins Bett gelegt.

Im Notfall steckt man das Kind in einen Eimer warmen Wassers, reibt und knetet ihm tüchtig die Glieder und taucht es von Zeit zu Zeit für einen Augenblick in einen zweiten Eimer, der mit kühlerem Wasser gefüllt ist.

In den meisten Fällen findet man aber nicht gleich heißes Badewasser vor. Da muß man dann zunächst mit anderen Mitteln auszukommen suchen. Das althergebrachte Mittel sind die „Schultzeschen Schwingungen“. Doch sind gegen diese in den letzten Jahren so viele Gründe von den Geburtshelfern geltend gemacht worden, daß man gut tut, sie erst in letzter Linie und dann mit großer Vorsicht anzuwenden.

Stets empfiehlt es sich, ein Exzitans zu geben (1 Spritze Ol. camphor.). Denn bei allen Wiederbelebungsversuchen ist die Aufrechterhaltung der Herzaktion von größter Bedeutung. Man hält ferner die Luftwege frei, zieht die Zunge hervor, entfernt etwaigen Schleim und erbrochenen Mageninhalt mit einer watteumwickelten Klemme. Sodann versucht man künstliche Atmung, entweder indem man wie beim Erwachsenen beide Arme des Kindes im Rhythmus nach oben schlägt und wieder an den Brustkorb preßt, oder indem man mit den flachen Händen den Brustkorb des Kindes umgreift, die Daumen entlang dem Brustbein liegend, ihn mit leichtem Druck zusammenpreßt, dann schnell losläßt, so daß die Rippen wieder voneinander weichen und die Lunge Luft ansaugt. Derartige Pressionen übt man schnell hintereinander aus, etwa doppelt so oft, als man selber atmet.

Auch Herzmassage kann man versuchen: man umgreift mit der rechten Hand die linke Brusthälfte des Kindes und übt ruckweise mit dem Daumen in schneller Folge einen Druck auf die Herzgegend aus.

Die Wiederbelebungsversuche sind bis zum völligen Erlöschen der Herztätigkeit fortzusetzen.

Bei erfolgreichem Handeln beugt man der Wiederkehr der Anfälle vor, indem man 2—3stündlich ein kurzes heißes Bad mit kalter Übergießung verabfolgen läßt, wodurch man auch am besten der Entstehung von Atelektasen vorbeugt; auch stellt man eine Sauerstoffbombe bereit, aus deren Trichter man nach Bedarf einen ganz schwachen Strom gegen Nase und Mund des Kindes leitet, vor allem setzt man eine kundige Pflegerin Tag und Nacht neben das Kind.

Treten die Anfälle — wie nicht selten — im Anschlusse an die Mahlzeit auf, so höre man für ein oder zwei Tage mit der Ernährung ganz auf, gebe dafür täglich eine Kochsalzinfusion und Frauenmilch vom Darm her.

Geburtstraumen.

Die Gewalteinwirkungen der Geburt führen zu mannigfachen Folgeerscheinungen. Am häufigsten finden sich kleine Blutungen in die Augenbindehaut, die nach einigen Tagen von selbst aufgesaugt werden; seltener sind Drucknekrosen am Schädel, hervorgerufen durch Andrücken gegen das Promontorium oder durch den Druck der Zangenlöffel. Frische oder granulierende Wunden rühren oft von der Zerreißung amniotischer Adhäsionen her.

Schlimmere Folgeerscheinungen von Zangengeburten sind Eindrücke des Schädels. Sie verunstalten denselben oft sehr stark und können auch den Schädelinhalt erheblich schädigen. Die Behandlung dieser Eindrücke erfolgt so, daß man durch Fingerdruck vom Rande her die eingedrückte Stelle abflacht. Führt das nicht zum Ziel, so bohrt man mit einem vernickelten kleinen Korkenzieher den Knochen durch die Haut an und hebt ihn hoch.

Beim Durchpressen des Schädels durch den Geburtskanal kann es zu Verschiebungen der Kopfschwarte gegen den Knochen kommen, zur Zerreißung von Gefäßen und zum Bluterguß zwischen Periost und Knochen, d. h. zum Cephalhaematoma ext. Es entsteht nicht sofort nach der Geburt, sondern erst am zweiten oder dritten Tage, und bildet dann eine fluktuierende, weiche Geschwulst von Eigröße mit deutlichem Knochenwall. Es sitzt meist auf einem der Scheitelbeine, greift nie über den Rand des Knochens herüber, sitzt auch nie auf der Fontanelle oder über einer Naht. Es schwindet nach 8—10 Tagen, in seltenen Fällen auch erst nach längerer Zeit, durch Aufsaugung von selbst.

Die Differentialdiagnose hat zu berücksichtigen: die Meningozele, die aber gewöhnlich nicht über dem Knochen, sondern über den Knochenlücken sitzt, außerdem pulsiert, — ferner das Caput succedaneum, das aber meist schon 24 Stunden nach der Geburt geschwunden ist. Die Behandlung ist überflüssig, besteht höchstens in einem „Druck"-Verband. Ist ausnahmsweise nach 4 Wochen das Hämatom noch nicht aufgesaugt, so sticht man einen dünnen Troikart ein und entleert das Blut.

Zeigen sich bei einem Ceph. ext. meningeale Reizsymptome, namentlich Hirndruck, so ist die Annahme einer Kombination mit einem Cephalhaematoma internum gerechtfertigt, also eines epiduralen Blutergusses, der durch gleichzeitige Fissuren des Schädelknochens zustandekommt.

Verletzungen des Schädelinhaltes.

Jede, auch die leichteste spontane Geburt kann Schädigungen des Schädelinhaltes des Kindes mit sich führen. Die Möglichkeit dazu steigert sich natürlich bei schweren Geburten und bei solchen, die durch Kunsthilfe beendet werden müssen. Am gefährlichsten sind jäh einsetzende Druckwirkungen: Zangenextraktion, Entbindung des Kopfes durch Veit-Smellieschen Handgriff, Entbindung durch vaginalen Kaiserschnitt, ferner ungeschickter Dammschutz mit Kompression des Schädels von Schläfe zu Schläfe.

Eine besondere Veranlagung zu Gehirnverletzungen zeigen unreife Kinder.

Symptome und Verlauf:

In leichten Fällen, also da, wo einfache Kompression des Schädels von geringer Stärke und ohne Verletzung im

Schädelinnern selbst einwirkte, zeigen die Kinder kurze Zeit über, einen Tag lang oder über einige Stunden hin, gewisse Hirndruckerscheinungen: oberflächliche, mangelhafte Atmung, Pulsverlangsamung, fehlende Reflexe. Nach kurzer Zeit ist alles wieder gut.

In den schwereren, zugleich häufigeren Fällen liefert die Sektion ebenfalls keine makroskopisch erkennbare Verletzung der Gehirnsubstanz. Gleichwohl muß man annehmen, daß die Druckwirkung eine erheblich stärkere war. Die Kinder werden asphyktisch geboren und gehen schnell zugrunde. Oder sie werden zunächst wieder belebt, zeigen aber dauernd Hirndruckerscheinungen: Schlafsucht, asphyktische Anfälle, Pulsverlangsamung, Lähmungen, Krämpfe, und sterben schließlich zum größten Teil im Laufe der ersten Lebenswoche.

In einem dritten Teil der Fälle finden sich Gehirnblutungen bei der Obduktion, die teilweise durch grobe Gewalteinwirkungen veranlaßt und demgemäß nicht selten mit Brüchen oder Eindrücken der Schädelknochen verbunden sind. In anderen Fällen treten sie ohne nachweisbare äußere Verletzungen, ja selbst bei glatt und schnell verlaufenden spontanen Geburten auf. Die Blutung stammt aus den kleinen Gefäßen, die bei der Anpassung des Schädels an die Gestaltung des Geburtskanals durch die sich übereinander schiebenden Kopfknochen zerrissen werden, oder aus dem Sinus, wenn Tentoriumrisse vorliegen.

Die letzteren beanspruchen eine erhöhte Bedeutung. Man unterscheidet:

1. Supratentoriale Blutungen, die aus dem Sinus sagittalis stammen, sich über das Großhirn ausbreiten und mit Unruhe des Kindes, Schreien, Spannung der großen Fontanelle, Blässe der Haut, Parese des Hypoglossus usw. einhergehen können.

2. Infratentoriale Blutungen. Diese stammen aus dem Sinus transversus; ihr Ausbreitungsgebiet ist das Kleinhirn und die Medulla oblongata. Sie verlaufen mit einer eigentümlichen Ruhe des Kindes, mit Atemstörungen, mit stark blutig gefärbtem Liquor, mit vorherrschenden spinalen Symptomen: Nackenstarre, doppelseitigen klonischen Zuckungen, sekundären Rindensymptomen im Okulomotoriusgebiet.

3. **Kombinationen der beiden genannten Arten sowie Ventrikel- und Spinalblutungen.**

Bei allen Formen der Gehirnblutungen sind ungewöhnlich tiefe Werte der Körperwärme, bis zu 29° C herab beobachtet worden.

Bleiben die Kinder am Leben, so klingen die Erscheinungen langsam ab, und die Kinder erscheinen als gesund. Über ihr späteres Schicksal ist nichts Sicheres bekannt. Doch gibt es einzelne Beobachtungen, nach denen im Anschluß an die Gehirnblutung sich ein Wasserkopf entwickelt hat, während es in anderen Fällen später zur Epilepsie und Idiotie kam.

Die Prognose ist bei den infratentorialen Blutungen wegen der Nachbarschaft des Atemzentrums schlecht, bei den supratentorialen ist sie besser, weil diese unter Umständen chirurgisch angreifbar sind.

Die Diagnose aller Gehirnblutungen ist sehr schwer. Man wird beim lebenden Kind oftmals nicht unterscheiden können, ob eine Gehirnblutung oder eine bloße Gehirnkompression vorliegt. Auch die Lumbalpunktion gibt nicht immer Aufschluß. Trotzdem ist sie in jedem Falle vorzunehmen. Aber man entleere nicht zu viel Lumbalflüssigkeit, da durch starke Herabsetzung des Druckes in der Schädelhöhle neue Blutungen veranlaßt werden können.

Die Behandlung muß sich in den meisten Fällen auf die Verhütung und Beseitigung der asphyktischen Anfälle beschränken, die nach den früher angegebenen Grundsätzen zu geschehen hat. Schultzesche Schwingungen dürfen, wo auch nur ein Verdacht auf Gehirnblutungen besteht, nicht angewendet werden. Den Bluterguß selbst anzugehen, ist nur in ganz günstigen Fällen möglich. Vorher ist sein Sitz durch Probepunktion an den Schädelnähten festzustellen. Er kann angesaugt werden oder durch Einschnitt im Bereich der Kranznaht entleert werden.

Meist wird man sich darauf beschränken, die Kinder möglichst in Ruhe zu lassen, nötigenfalls Chloralhydrat zu geben, und sie sorgfältig zu füttern.

Viel seltener sind Verletzungen der Wirbelsäule und des Rückenmarks. Zerreißungen der Wirbelsäule betreffen gewöhnlich den Halsteil und wirken tödlich. Schädigungen des Rückenmarks kommen durch Gefäßzerreißungen (auch ohne gleichzeitige Verletzung der Wirbelsäule) zustande und führen zu Blutungen in das Mark oder in die Häute. Sie sitzen meist in den unteren

Abschnitten und rufen eine sehr augenfällige schlaffe Lähmung der Beine, auch Blasen- und Mastdarmstörungen hervor.

Lähmungen.

Die Fazialislähmung des neugeborenen Kindes kommt meist durch den Druck des Zangenlöffels auf den Fazialisstamm zustande. Ihre Erscheinungen sind die gleichen wie beim Erwachsenen, sie stört zuweilen beim Saugen des Kindes.

Sie heilt mit und ohne Behandlung innerhalb einiger Wochen. Es ist üblich, etwa 14 Tage nach der Entbindung 2- oder 3mal in der Woche mit schwachen Strömen zu faradisieren. Das Auge, das auf der befallenen Seite nicht völlig geschlossen werden kann, ist im Schlaf mit einem Läppchen zu bedecken, damit es nicht zum Bindehautkatarrh kommt.

Die typische Entbindungslähmung ist

die Lähmung des Plexus brachialis

Vorkommen: Stets bei nichtspontanen Geburten.

Herkommen: Einwirkungen wie Fingerdruck beim Prager Handgriff und beim Mauriceauschen Handgriff, Zugwirkungen beim Entwickeln der Schultern und des Kopfes und demzufolge Schädigung des Plexus brachialis etwa an der Austrittsstelle des 6. Halsnerven zwischen den Musculi scaleni.

Erscheinungen: Bei der sogen. oberen Lähmung (Erbscher Typus) werden befallen: der Deltoides, Biceps antibrachii, Brachialis internus, Infraspinatus, Brachioradialis und Supinator brevis. Der befallene Arm hängt schlaff herunter, die Schulter steht tiefer als die der anderen Seite, der Arm ist nach einwärts gerollt, die Handfläche schaut nach außen. Handgelenk und Fingerbewegungen sind frei.

Die seltenere Form ist die untere Plexuslähmung (Klumpkesche Form), bei der die Unterarm-, Hand- und Fingermuskeln befallen sind, außerdem noch okulopupilläre Symptome, Verengerung der Lidspalte, Miosis bestehen.

Die Sensibilität ist nicht gestört, Schmerzen werden nicht geäußert, die elektrische Untersuchung ergibt beim Neugeborenen noch keine zuverlässigen Werte.

Begleiterscheinungen, meist durch das gleiche Geburtstrauma ausgelöst: Brüche und Epiphysenlösungen des Humeruskopfes, Brüche des Schlüsselbeins.

Prognose meist gut, Heilung nach 2 Wochen bis 2 Monaten. Doch verhalten sich einzelne Fälle auch gänzlich refraktär. Bei ihnen kommt es dann bald zur Muskelatrophie, dauernden Funktionsstörung, Subluxationen und Wachstumsstörung.

Die Differentialdiagnose hat Brüche des Oberarmknochens (Röntgenbild), Gelenkentzündungen (Fieber) und luetische, sogenannte Parrotsche Paralyse zu berücksichtigen (Wassermann).

Behandlung: Ruhigstellung des Armes am Rumpf durch Heftpflaster oder durch eine Binde. Tägliche Bewegung des Armes im Bade. Leichte Massage, frühzeitig Elektrisieren: feste Elektrode auf die Plexusgegend, die andere auf den Arm, alle 2 Tage je 5 Minuten bei schwachem, eben noch Zuckungen auslösendem Strom. Zeigt sich im Laufe von 2 bis 3 Monaten gar keine Besserung, so ist die Nervennaht angezeigt.

Hämatom des Sternocleidomastoideus.

Vorkommen: Sowohl bei spontaner wie bei künstlicher Entbindung.

Herkommen: Bei Ueberdehnung des Kopfnickers kommt es zur Zerreißung von Muskelfasern und zu einem entsprechenden Bluterguß. Als zweites Moment kommt eine Infektion mit irgendwelchen Mikroorganismen hinzu. Denn eine gewöhnliche Muskelzerreißung führt nicht zu dem Bild des Hämatoms, vielmehr entspricht dieses pathologisch-anatomisch immer dem Bild einer infizierten Muskelwunde (Kader, Czerny-Keller).

Erscheinungen: Sichtbare spindelförmige Anschwellung am Brustbeinende des Kopfnickers, Neigung zum Schiefhalten des Kopfes — bei bleibender Funktionsstörung: abnorme Härte des Muskels, scharfes Vorspringen der Muskelkontur, Caput obstipum.

Prognose: Meist gut, außer wo ein Schiefhals verbleibt.

Behandlung: Leichte Massage des Muskels, Ruhigstellung des Halses durch ein dickes Halstuch. Nach Aufsaugung des Blutergusses zur Verhütung eines Caput obstipum leichte Überkorrektur nach der gesunden Seite hin durch einen Bindenverband.

Erkrankungen des Nabels.

In der vorantiseptischen Zeit spielten Erkrankungen des Nabels eine große Rolle, insofern als nicht nur die örtlichen Infektionen der Nabelwunde zu den mannigfachsten Krankheitsbildern führten, sondern vor allem auch dadurch, daß man in der Nabelwunde die Eintrittspforte der Erreger der septischen Allgemeininfektion des Kindes erblickte (Nabelsepsis).

Mit dem Beginn der Antisepsis in der Geburtshilfe sank auch die Zahl wie die Schwere der Nabelerkrankungen beim Kinde, so daß heute eigentlich nur noch die harmloseren Formen der Blennorrhöe des Nabels, des Nabelgranuloms und des Nabelgeschwürs zur Beobachtung kommen. Alle übrigen Formen sind so selten geworden, daß ein einzelner Arzt sie kaum je zu Gesicht bekommt. — Auch die Ansichten über die Rolle des Nabels beim Zustandekommen der Sepsis haben eine Wandlung erfahren. Er gilt nicht mehr als Haupteintrittsstätte der Infektionserreger. Bei der Sektion von Kindern mit Sepsis wird er in der Mehrzahl der Fälle als nicht erkrankt befunden. Die Möglichkeit, daß von der Nabelwunde eine Sepsis ausgeht, ist keineswegs sehr groß (Basch), obwohl sie natürlich nicht ganz von der Hand zu weisen ist. Viel näher liegt jedenfalls die Annahme, daß es sich in denjenigen Fällen von Sepsis neonatorum, in denen der Nabel sich als miterkrankt erweist, mehr um eine sekundäre Ansiedlung von Mikroorganismen handelt, in dem Sinne, daß die — meist vom Magen-Darmkanal her eingedrungenen und im Körper kreisenden — Bakterien sich vorzugsweise da festsetzen, wo durch eine Störung der Zirkulation ein Locus minoris resistentiae geschaffen ist, eben in der Umgebung der Nabelgefäße.

Absonderheiten der Nabelwunde.

Normalerweise setzt sich die Bauchhaut ein kurzes Stück auf den Nabelstrang fort. Durch die spätere Schrumpfung der Nabelschnurgefäße wird dieses Stück einwärts gezogen und so die Nabelfalte gebildet. Ist die Fortsetzung der Bauchhaut auf die Nabelschnur ungewöhnlich lang, so genügt die Schrumpfung nicht, den Nabel vollkommen einzustülpen, und es bleibt eine zylindrische Erhebung bestehen, der sogenannte Kutisnabel. Im umgekehrten Fall, wenn die Fortsetzung abnorm kurz ist, und das Amnion sogar auf die Bauchhaut übergreift, entsteht der Amnionnabel. Beides sind harmlose Erscheinungen.

Interessante Seltenheiten sind Nabelschnurbruche, offenes Meckelsches Divertikel (duct. omphalomesenteric. persist., Entleerung von Kot durch den Nabel). Urachusfisteln (Harnabgang durch den Nabel).

In seltenen Fällen kommt es vor, daß die Abstoßung der eingetrockneten Nabelschnur sich verzögert und daß sie wochenlang haften bleibt, ohne daß sich damit eine Störung des Allgemeinbefindens verknüpft. Man wartet in solchen Fallen 14 Tage bis 3 Wochen lang ab. Dann unterbindet man den Nabelstrang dicht am Bauchende mit einem starken Seidenfaden zum zweitenmal, trägt mit der Schere den größten Teil ab und wartet, bis der Stumpf schließlich von selbst abfallt.

Infektionen.

Die normale Eintrocknung des Nabelstrangrestes macht einer feuchten Gangrän Platz, wenn Fäulniserreger Gelegenheit haben, sich einzunisten. Der pathologische Verlauf wird begünstigt durch luftundurchlässige, feuchte oder Salbenverbände. Er macht sich dadurch bemerkbar, daß der Nabel zu „riechen" beginnt. Zuweilen ist leichtes Fieber vorhanden (feuchter Brand-Sphacelus).

Behandlung: Aussetzen des täglichen Bades und Umhüllen des Nabelschnurrestes mit Alkoholläppchen (ein mit Alkohol befeuchtetes Läppchen umhüllt den Nabelstrang, darüber kommen zwei weitere trockene, die mit der Nabelbinde festgehalten und morgens und abends gewechselt werden). Tritt danach keine Besserung ein und ist der Nabel nach 2 bis 3 Tagen immer noch feucht, so unterbindet man ihn nochmals und trägt den Rest mit der Schere oder dem Paquelin ab.

Wenn nach dem zur rechten Zeit erfolgten Abfall der Nabelschnur die Ansatzstelle nicht nach 4 oder 5 Tagen trocken ist, sondern weiter ein spärliches Sekret absondert, so spricht man von Blenorrhöe des Nabels. Durch das ständige Nässen entsteht an der Nabelfalte ein Wundsein, welches bei gewissen Kindern der Ausgangspunkt eines allgemeinen Ekzems werden kann.

Behandlung: Ausgiebige, nötigenfalls wiederholte Verätzung des Nabelgrundes mit dem Höllensteinstift und Verband mit einem Borsalbenläppchen.

Bleibt die Blennorrhöe unbehandelt, so entwickelt sich nach einiger Zeit auf der Wundfläche eine kleine, pilzförmig aufsitzende Wucherung von rötlicher Farbe, glänzender feuchter Oberfläche und Senfkorn- bis Erbsengröße: das Nabelgranulom (Fungus umbilici). Die Folge ist wieder ein ständiges Nässen und Wundsein der Nabelfalte und ihrer Umgebung.

Behandlung: Unterbindung des Granuloms oder — wenn es beim Unterbinden einreißt — Verätzung mit dem Höllensteinstift wie oben.

Bleibt das Granulom unbehandelt, so überhäutet es nach Wochen und Monaten und bleibt als kleines gestieltes, pilzförmiges Anhängsel in der Nabelfalte sitzen.

Besteht eine stärkere Absonderung aus der Nabelfalte, so ergibt die Besichtigung des Nabelgrundes oft das Vorhandensein eines Ulcus umbilici, d. h. eines begrenzten, speckig belegten Geschwürsgrundes mit stärkerer Reizung der Umgebung, zuweilen mit kleineren Abklatschgeschwürchen an der Nabelfalte, auch mit leichten Temperaturbewegungen, aber ohne sonstige Begleiterscheinungen.

Behandlung: Durch Einführen eines Gazestreifens und häufiges Wechseln desselben sorgt man für Abfluß des Sekrets und wartet ruhig ab, bis sich die Geschwürsfläche gereinigt hat. Dann befördert man durch Betupfen mit dem Argentumstift oder Verbände mit Argentumsalbe die Heilung.

Eine seltenere, zugleich aber auch schwerere Erkrankung ist die Zellgewebsentzündung der Nabelgegend — Omphalitis. Ihr Zustandekommen ist teils durch die Virulenz der Infektionserreger, teils durch den Grad der Sorglosigkeit und Unsauberkeit, mit der die Nabelwunde behandelt wurde, bedingt. Sie wird sowohl in den allerersten Tagen — vor Abfall der Nabelschnur — als auch später, ja noch in der zweiten bis dritten Woche nach der Geburt beobachtet. Bei dieser Erkrankung ist das Allgemeinbefinden stets gestört, es besteht Unruhe des Kindes, verminderte Nahrungsaufnahme, Fieber. Der Nabel ist vorgewölbt, die Umgebung stark gerötet, etwas ödematös. Hängt der Nabelstrangrest noch daran, oder ist die Nabelwunde mit Borken verklebt, so besteht Verhaltung des Eiters. Ist der Abfluß dagegen frei, so findet sich immer eine reichliche eitrige Absonderung.

Behandlung: Bei sofortiger sachgemäßer Behandlung, nämlich Abtragen des Nabelstrangs, Entfernung der Borken, Einführung von Gazestreifen in die Nabelfalte, um einen ungehinderten Abfluß des Sekrets zu schaffen, ferner bei gleichzeitigen feuchten Verbänden mit essigsaurer Tonerde oder Wasserstoffsuperoxyd (3%) geht die Entzündung meist schnell zurück und Schwellung wie Rötung schwinden.

Die Absonderung verringert sich, und der Prozeß begrenzt sich zum Nabelulcus, das in einem oder mehreren Exemplaren auftritt und, wie oben angegeben, behandelt wird.

Die Nabelgangrän geht aus einer Omphalitis hervor, oder sie entsteht so, daß eines Tages sich eine eitergefüllte Blase am Nabelring bildet, die sich öffnet und einer fortschreitenden Nekrose Platz macht. Durch Ausbreiten nach den Seiten hin wie in die Tiefe kommt es zu einem kraterförmigen Geschwür, das oft über Talergröße gewinnt und ständig nekrotische Gewebsfetzen abstößt. Das Allgemeinbefinden ist stark gestört, die Kinder blassen ab und schreien wenig, Turgor und Tonus schwinden, die Bauchdecken fallen ein, die Mundhöhle rötet sich, es erscheint Soor. Der Appetit liegt danieder, Fieber ist meist vorhanden, öfters verschwindet es mit der Verschlechterung des Allgemeinbefindens.

Häufig kommt es zu Begleiterscheinungen: zu Durchfällen infolge der parenteralen Infektion, zu metastatischen Eiterungen in den Gelenken und im Rippenfellraum, zu umschriebener Peritonitis und zum Durchbruch des Geschwürs in eine Darmschlinge.

Der Tod erfolgt im akuten Kollaps oder unter langsam zunehmender Herzschwäche.

Die Prognose ist ungünstig.

Behandlung: Von vornherein gebe man Frauenmilch, um der Gefahr parenteraler Ernährungsstörungen zu begegnen. Doch schützt auch Frauenmilch oft nicht davor. Die örtliche Behandlung beschränkt sich darauf, durch öfters gewechselte, feuchte Verbände mit essigsaurer Tonerde oder H_2O_2 und lockerer Tamponade des Geschwürs die Abstoßung der nekrotischen Gewebsfetzen und den Abfluß des Sekrets zu fördern.

Von den Erkrankungen der Nabelgefäße ist die Arteriitis die häufigere, während eine Phlebitis seltener vorkommt. Die Entzündung beginnt vorzugsweise als Periarteriitis umbil. in dem perivaskulären Gewebe, seltener in den Thromben des Gefäßlumens (Thromboarteriitis), was darauf hinweist, daß die Infektionserreger nicht von außen, d. h. vom Nabel her, sondern vom Körperinnern her kommen. Bei diesen Erkrankungsformen kann der Nabel selbst ganz intakt sein. Nur eine Rötung und ein geringes Ödem mit durchschimmernden Gefäßen zwischen Symphyse und Nabel läßt den Sitz der Eiterung vermuten. Ist die Nabelwunde offen, so gelingt es, durch Streichen in der Richtung des Verlaufs der Gefäße nach dem Nabel hin Eiter aus ihnen herauszudrücken, führt man eine Sonde ein, so gleitet diese immer in der Richtung nach dem Kreuzbein hin, also in eine der Nabelarterien.

Die Prognose ist zweifelhaft. Oft kommt es zu metastatischen Eiterungen, namentlich wenn die Nabelwunde geschlossen ist.

Behandlung: In den letztgenannten Fällen sucht man durch feuchte Verbände in der Gegend zwischen Nabel und Symphyse die Entzündung zu beseitigen. Entleert sich Eiter durch den Nabel, so führt man dünne Gazestreifen ein, um eine Verhaltung des Sekrets zu verhindern, und wartet ebenfalls ab. — In jedem Fall möglichst Ernährung mit Frauenmilch.

In all den genannten Fällen, in denen die Heilung der Nabelwunde nicht per primam erfolgt, ist eine Anlage zur Entstehung eines Nabelbruches geschaffen. Der Nabelbruch ist denn auch ein sehr häufiges Vorkommnis bei Säuglingen.

Bei unruhigen, viel schreienden Kindern, bei Meteorismus, beim Husten, namentlich beim Keuchhusten, ausnahmsweise auch beim Pressen infolge Obstipation, jedoch niemals bei der Phimose der Säuglinge, gibt die Nabelnarbe nach und an die Stelle der Nabelfalte tritt eine mehr oder minder große Verwölbung: die Nabelhernie. Sie vergesellschaftet sich nicht selten mit Brüchen in der Linea alba und mit einer Diastase der Rekti. Keins von diesen hat pathologische Erscheinungen im Gefolge.

Die Prognose der Nabelbrüche ist gut. Es genügt, durch ein aufgeklebtes, 3 Finger breites und etwa 20 cm langes Heftpflaster den Bruch zurückzuhalten, damit er nicht allzugroß wird. Ein Einfalten der Bauchhaut, um eine Art Pelotte zu bilden, ist überflüssig, beeinträchtigt sogar oft die Atmung des Kindes. Sobald es laufen lernt, bzw. die überwiegend horizontale Haltung aufgibt, und der Druck der Bauchpresse sich nicht mehr gegen die vordere Bauchwand, sondern gegen den Beckenboden richtet, je mehr Fett sich außerdem in den Bauchdecken ablagert, um so eher verschwindet der Bruch.

Gummibruchbänder und Wickelbänder sind nicht zu empfehlen.

Erst vom Ende des 2. Lebensjahres ab sind Nabelbrüche der Gegenstand der chirurgischen Behandlung.

Die septischen Erkrankungen der Neugeborenen.

Vorkommen: Die Sepsis der Neugeborenen bildet ein Krankheitsbild, wie es vielgestaltiger nicht gedacht werden kann. Sie ist zwar — gleich wie die Nabelinfektion — unter dem Einfluß der antiseptischen bzw. aseptischen Methoden der Geburtshilfe eine verhältnismäßig seltene Erkrankung geworden, hat an Interesse aber seit den ältesten Zeiten kaum etwas eingebüßt.

Ätiologie: Die Sepsis neonatorum ist vorwiegend enteralen Ursprungs, eine Darminfektion der Neugeborenen.

Der Magendarmkanal des neugeborenen Kindes ist zunächst, unmittelbar nach der Geburt, vollkommen keimfrei. Erst in den nächsten Stunden wandern vom After und namentlich vom Mund her Bakterien in den Verdauungstraktus ein, um ihn nunmehr bei Lebzeiten des Menschen nie wieder zu verlassen.

Die Anwesenheit von Bakterien ist für das Leben des Individuums — wie es scheint — von unerläßlicher Bedeutung. Versuche, Tiere keimfrei aufzuziehen, sind im allgemeinen ergebnislos verlaufen.

Die erste Stuhlflora des Neugeborenen ist ganz willkürlich zusammengesetzt, ein Abbild derjenigen in der Umgebung des Kindes. Ihr Aussehen ändert sich in ganz bestimmter Weise, sobald dem Kind Nahrung zugeführt wird: das bis dahin regellose Stuhlbild wird einheitlich, es erscheinen bei Frauenmilchernährung grampositive Bakterien, so daß das mikroskopische Präparat durchweg blau gefärbt erscheint. Von diesen Bakterien ist der Bacillus bifidus comm. (Tissier) der eigentliche Repräsentant der physiologischen Stuhlflora des Säuglings; neben ihm finden sich Bac. lactis aerogenes, Bact. coli comm., Bac. acidophilus, Bac. putrificus u. a. — im ganzen etwa 19 Arten (Moro).

Bei Kuhmilchernährung dagegen ist das Grampräparat des Stuhles überwiegend rot gefärbt, entsprechend dem Vorwiegen der Kolibazillen.

Im allgemeinen wird die primäre Stuhlflora des neugeborenen Kindes aus unschädlichen Keimen gebildet. Aber es kann natürlich sehr leicht vorkommen, daß auch einmal pathogene Mikroorganismen mit einwandern und die Oberhand gewinnen. Namentlich ist das zu befürchten, wenn bei der Pflege und Besorgung des Kindes wenig Sauberkeit geübt wird, oder wenn es sich um Kinder handelt, die sich in der gefährlichen Nähe einer an Wochenbettfieber erkrankten Mutter befinden. Dann kann es zur Darminfektion kommen.

Hierzu kommt noch eine zweite Tatsache. Die Untersuchungen von Czerny und Moser haben gezeigt, und spätere klinische Erfahrungen haben es bestätigt, daß die Darmwand des neugeborenen Kindes durchlässiger als die des älteren Säuglings ist. Infolgedessen macht die Infektion im Darm nicht halt, sondern überschreitet schnell die Barriere der Darmwand und führt zur Allgemeininfektion.

Neben dieser häufigsten Infektionsweise kann die septische Infektion natürlich auch noch auf andere Art in den Körper eindringen: von Geburtsverletzungen der äußeren Haut, von der Nabelwunde, von den Luftwegen, von der Urogenitalschleimhaut aus, von Verletzungen der Schleimhaut der Mundhöhle, wie sie unmittelbar nach der Geburt beim Auswischen derselben und auch späterhin nach Art der Bednarschen Aphthen vorkommen.

Als Erreger kommen mancherlei Keime in Frage: Staphylokokken, Streptokokken, Pyozyaneus, Pneumokokken, Proteus vulgaris usw. Jedenfalls handelt es sich nicht um eine bestimmte Infektion.

Das klinische Bild der Sepsis der Neugeborenen ist außerordentlich wechselnd: bald beginnt sie stürmisch mit schweren Erscheinungen seitens des Magendarmkanals, bald schleichend mit immer stärker werdender Gelbsucht, bald stehen nervöse Symptome im Vordergrund, bald schwere unstillbare Blutungen.

Die häufigste Erscheinungsform der septischen Infektion ist der

I. Icterus neonatorum.

Vorkommen: Man beobachtet den Ikterus bei neugeborenen Kindern ziemlich häufig. In der vorantiseptischen Zeit zeigten etwa 90—100%, heute etwa 20—30% der Neugeborenen Gelbfärbung. In der Mehrzahl der Fälle verläuft die Gelbsucht leicht, so leicht, daß sie von vielen Kinderklinikern für mehr oder weniger physiologisch gehalten wird. In der Tat ist eine Behandlung oft überflüssig, eine ärztliche Beobachtung ist jedoch stets empfehlenswert. Man tut gut, den Ikterus immer für etwas Pathologisches zu halten. Zwischen dem leicht verlaufenden und dem zu schweren septischen Erscheinungen und zum Tode führenden bestehen nur graduelle Unterschiede. Auch deutet ja schon die Tatsache, daß nur rund $^1/_5$ aller neugeborenen Kinder gelb werden, darauf hin, daß es sich nicht um eine physiologische Erscheinung handeln kann.

Für das Zustandekommen des Ikterus sind bei neugeborenen Kindern insofern besonders günstige Bedingungen vorhanden, als das Blutserum in den ersten Lebenstagen schon normalerweise viel mehr Bilirubin enthält als späterhin („physiologische Ikterusbereitschaft des Neugeborenen").

Verlauf: Bereits am 1. Lebenstage kann eine Gelbfärbung der Haut auftreten. Bei den meisten Kindern beginnt sie am 3., 4. oder 5. Tage.

In den leichtesten Fällen besteht eine gelbliche Verfärbung der Brust, des Rückens und des Gesichtes. Hornhaut, Schleimhäute, Fußsohlen und Handflächen, Harn und Stuhl zeigen keine Veränderung, auch das Allgemeinbefinden ist ungestört. Nach Verlauf von 4—6 Tagen nimmt die Haut ihre normale Färbung wieder an.

In den schwereren Fällen sind nicht nur die Hautdecken stärker gefärbt, sondern auch die Nägel, die Skleren, die Schleimhäute, die Handteller und Fußsohlen, ferner die Tränen und das Nasensekret sind ikterisch. Regelmäßig besteht eine Beeinträchtigung des Allgemeinbefindens, insbesondere fällt eine abnorme Schlafsucht der Kinder auf. Die Nahrungsaufnahme ist infolgedessen erschwert, die physiologische Abnahme größer als sonst; das Mekonium wird schnell ausgestoßen, die dann folgenden Milchstühle sind oft dünn, vermehrt und von durchfälligem Aussehen. Im Urin finden sich Zylinder und Schollen, die mit Gallenfarbstoff gefärbt sind. Die Gmelinsche Probe fällt jedoch meist negativ aus.

Von diesen Fällen bis zu den schwersten ist nur noch ein Schritt. Der Ikterus nimmt hier eine fahlgelbe Farbe an, oft mit einem Stich ins Grünliche. Das Allgemeinbefinden ist außerordentlich schwer gestört. Die Kinder oft benommen, regungslos, abgemagert durch große Gewichtsverluste, die Zunge braunrot gefärbt, klebrig, trocken oder bedeckt mit Soor, die Stühle vermehrt, flüssig, schleimig, grün, der Harn spärlich und die schwere Mitbeteiligung der Nieren durch Eiweißgehalt, Ausscheidung von roten und weißen Blutkörperchen, von Zylindern erkennen lassend. Die Gmelinsche Probe ist oft positiv. Die Temperatur wird teils erhöht, teils normal, teils subnormal befunden.

Gegen Ende zeigen sich oft noch andere septische Erscheinungen: Phlegmonen, Darmblutungen, Krämpfe, stärkere Durchfälle.

Pathologisch-anatomisch findet sich ein ausgesprochener Gewebsikterus, an dem sich jedoch Leber, Milz und Nieren nicht beteiligen, ebensowenig die Gehirnsubstanz. Nur in ganz seltenen Fällen findet sich ein „Kernikterus" im Gehirn, d. h. eine ausgesprochene Gelbfärbung gewisser Nervenkerne, nämlich des Linsenkerns, Ammonshorns, des Luysschen Korpers, des Nucleus dentatus, der Olive und der sensiblen Nervenkerne des verlängerten Marks.

Die Diagnose des Ikterus ergibt sich aus dem Augenschein. Es ist jedoch der septische Ikterus zu unterscheiden 1. von Mißbildungen der Gallenwege (Aplasie, Stenose usw. S. 204), die zur typischen, acholischen Verfärbung des Stuhles zu führen pflegen, 2. von luetischen Erkrankungen der Leber.

Im letzteren Falle lassen sich gewöhnlich noch weitere luetische Veränderungen: Milzvergrößerung, Schnupfen, Sattelnase, Ausschläge an Handtellern und Fußsohlen oder Reste davon feststellen.

Ein etwa positiver Ausfall der Wassermannschen Reaktion ist dagegen nur mit großer Vorsicht zu verwerten, da sie bei Lebererkrankungen im Kindesalter zuweilen positiv ausfällt, ohne daß Syphilis besteht.

Die Prognose richtet sich nach der Schwere der Allgemeinerscheinungen. In leichten und mittelschweren Fällen ist sie gut, in den schwersten Fällen zweifelhaft bzw. schlecht.

Über die Behandlung s. S. 60.

II. Septische Durchfälle.

Bei dieser Form der Sepsis überwiegen die Erscheinungen von seiten des Magendarmkanales.

Symptome: Als erste pathologische Erscheinung findet sich oft Erbrechen. Doch ist Erbrechen beim neugeborenen Kind mit Vorsicht zu deuten. Viele, im übrigen ganz normale Kinder erbrechen in den ersten Stunden schwärzliche, aus verschlucktem Fruchtwasser bestehende Massen. Bedenklicher ist es, wenn schleimiges, späterhin galliges oder gar fäkulentes Erbrechen sich einstellt, und wenn sich noch weitere Erscheinungen von seiten des Darmes hinzugesellen. Das Mekonium ist in solchen Fällen flüssiger als sonst. Es riecht nach Fäulnisprodukten, wird schnell entleert und ehe noch die Kinder Nahrung erhalten haben, kommt es zu Durchfällen, bei denen die Stuhlgänge ausschließlich aus Darmsekreten bestehen. Wird Nahrung verabfolgt, so fällt sie sofort den Zersetzungsprozessen zum Opfer, die Stühle erscheinen dann wie „gehackt“ oder „zerfahren“, durchsetzt mit weißlichen Fettseifenbröckelchen und grünem, fadenziehendem Darmschleim, sie sind bald alkalisch, bald sauer, stets übelriechend, an Zahl stark vermehrt, bis zu 10 oder 20 Entleerungen am Tage.

Schnell stellen sich auch die übrigen Symptome ein: Fieber, Ikterus, Gewichtsstürze, Soor, Schlafsucht, Wundsein und Verfall des Kindes.

Immer sind die Nieren schwer geschädigt. Der Harn ist spärlich bis zur Harnverhaltung. Neben Harnsäurekristallen finden sich Zylinder, rote, weiße Blutkörperchen und Eiweiß.

Die pathologisch-anatomische Untersuchung ist — soweit der Darm in Frage kommt — wenig befriedigend und ergibt meist nur eine geringe Follikelschwellung der Schleimhaut.

Die Diagnose der septischen Natur der Durchfälle stützt sich auf den sie stets begleitenden Ikterus und auf die schwere Nierenschädigung, welch letztere bei der gewöhnlichen Ernährungsstörung in gleicher Schwere nicht beobachtet wird.

Die Prognose ist stets zweifelhaft. Sie neigt nach der günstigen Seite, wenn die Diagnose schnell gestellt und sofort eine zweckentsprechende Behandlung eingeleitet wird, und dabei Frauenmilch zur Verfügung steht. Ist das nicht der Fall, so endet die Krankheit meist tödlich.

Greift die Infektion auf das Bauchfell über, so kommt es zur Auftreibung des Leibes. Die Bauchhaut ist gespannt, erscheint bläulichrot. Der Nabel ist vorgetrieben, und die Sektion stellt das Bestehen einer eiterigen Peritonitis fest.

III. **Nervöse Erscheinungen.**

Auf eine gewisse Mitbeteiligung des Zentralnervensystems deuten schon die Bewußtseinsstörungen, die Schlafsucht, Apathie und Benommenheit hin.

a) Krämpfe.

Treten Konvulsionen auf, so wird das Kind meist ganz unvermittelt in Krämpfen liegend vorgefunden. Eine Extremität oder eine Gesichtshälfte, eine Körperhälfte oder auch beide zucken in leichten, rhythmischen Schlägen. Die Fontanelle ist im Anfall etwas gespannt, das Bewußtsein verloren. Über kurz oder lang hören die Krämpfe von allein auf — entweder dauernd oder um nach einiger Zeit wieder von neuem zu beginnen. Nebenher besteht immer Gelbsucht wechselnden Grades, leichte Temperaturen, geringe dyspeptische Erscheinungen, Schläfrigkeit u. dgl. Die Krampfanfälle sind jedoch die hervorstechendste Erscheinung. Sie wiederholen sich verschieden oft, bleiben dann aus, auch die übrigen Symptome schwinden langsam, und das Kind erscheint als geheilt.

Pathologisch-anatomische Befunde sind nicht bekannt, weil die Kinder meist mit dem Leben davonkommen. Es besteht aber begründeter Verdacht, daß diese septischen Krämpfe der Ausdruck anatomischer Schädigungen des Gehirns sind. Ein selbstbeobachteter Fall endete folgendermaßen:

Neugeborenes Kind. 3 Wochen zu früh, aber von allein geboren. Mit 4 Tagen Gelbsucht und Durchfälle, hin und wieder Erbrechen, mit 8 Tagen einmal allgemeine Krämpfe, am nächsten Tage desgleichen im Fazialisgebiet und einem Arm, am dritten Tag bei der ärztlichen Untersuchung wieder allgemeine Krämpfe. Dann Aufhören derselben, scheinbar Heilung.

Mit 8 Wochen akute Ernährungsstörung. Tod. Bei der Sektion fanden sich als Überreste des früheren Prozesses: starke und räumlich ausgedehnte rostfarbene Beschaffenheit der Arachnoidea an der Basis und am Kleinhirn. Geringe rostfarbene Färbung der Dura in der rechten hinteren Schädelgrube.

Diagnose: Die Diagnose hat einmal die spasmophilen Krämpfe auszuschließen, die beim Neugeborenen nie vorkommen, ferner die Konvulsionen, die als sogenannte terminale sich bei mehr oder weniger moribunden Kindern finden, namentlich im Verlauf akuter schwerer Ernährungsstörungen. Sie sind wahrscheinlich immer funktioneller Natur und sind auch für den Fall, daß das Kind wirklich am Leben bleibt, hinsichtlich der späteren Prognose nicht allzu schwer zu bewerten. Sie kommen auch bei neugeborenen Kindern vor, z. B. bei solchen, die an septischen Durchfällen zugrunde gehen. Die Krämpfe aber, um die es sich hier handelt, betreffen durchweg Kinder in noch gutem Allgemeinzustand.

Die Prognose für Leben des Kindes und Aufhören der Krämpfe ist gut. Nächst den mit einfacher Gelbsucht einhergehenden Fällen von Sepsis geben die septischen Krämpfe die beste Prognose.

Die Prognose für das spätere Leben hingegen ist mit großer Vorsicht zu stellen. Es ist erwiesen, daß Kinder mit Krämpfen in den ersten Lebenstagen späterhin an Epilepsie und anderen schweren psychischen Störungen wieder erkranken können.

b) Tetanusartige Zustände.

Die als Tetanus und Trismus der Neugeborenen beschriebenen Zustände haben mit der spezifischen, durch den Nikolaierschen Bazillus hervorgerufenen Tetanusinfektion meist nichts zu tun, sondern sind septischer Natur.

Erscheinungen: Die Krankheit beginnt damit, daß die Kinder, nachdem sie an den vorhergehenden Tagen eine mehr oder weniger gelbe Färbung angenommen haben, nicht mehr saugen wollen. Bei genauerem Zusehen stellt sich heraus, daß die Ursache dessen ein Krampf der Kiefermuskulatur ist, ein Trismus, der die Kiefer so fest geschlossen hält, daß auch eine passive Öffnung nur schwer gelingt. Zugleich wird bemerkt, daß Reflexkonvulsionen bestehen, d. h. daß beim Berühren des Kindes, z. B. beim Beklopfen des Brustbeins, ein Zittern der Arme und Beine eintritt, das langsam wieder abklingt. Durch den krampfhaften Kieferschluß bekommt das Gesicht einen „verkniffenen“ Ausdruck. Die Mimik fehlt. Auch tonische Krämpfe mit Opisthotonus kommen vor. Im übrigen sind die Kinder still, schreien nie, äußern auch kein Hungergefühl.

Die Diagnose hat nur den eigentlichen Tetanus auszuschließen, der wie bei Erwachsenen, so natürlich auch bei Neugeborenen vorkommen kann. Der Nachweis der Tetanusbazillen wird nach Escherich so geführt, daß man die verdächtige Wunde, z. B. den Nabel, mit dem scharfen Löffel abkratzt, und das gewonnene Material an Mäuse verimpft. In der Mehrzahl der Fälle mißglückt der Nachweis der Tetanusbazillen.

Prognose: Beim Ausbleiben von Komplikationen ist die Prognose nicht ungünstig. Doch stellen sich späterhin gelegentlich auch hier schwerwiegende Folgeerscheinungen ein.

So beobachteten wir bei einem „geheilten“ Fall im Alter von 4 Monaten ein Stehenbleiben der geistigen Entwicklung und den Beginn einer Epilepsie — zunächst „kleiner“ Anfälle, später schwerer Krämpfe.

IV. Septische Blutungen.

Eine auffallende Eigentümlichkeit der Sepsis neonat. ist ihre Neigung zu Blutungen. Von diesen führen seit altersher die Magen- und Darmblutungen den Namen „Meläna“.

Vorkommen: Blutungen in der Form von Petechien kommen häufig vor und finden sich schon bei jedem irgendwie stärkeren Ikterus. Die übrigen Arten sind jedoch viel seltener. Meläna kommt unter tausend Geburten etwa einmal vor.

Symptome: Die Darmblutungen beginnen oft schon am 2. oder 3. Tage, und zwar bei kräftigen, anscheinend ganz gesunden Kindern. Nach erfolgter Blutung stellen sich meist weitere Erscheinungen ein: Gelbsucht, Fieber, Unruhe, Erbrechen, sowie eine mehr oder weniger schwere Anämie. In anderen Fällen gehen die Allgemeinerscheinungen voraus, und erst am 8. oder 10. Tage stellen sich auch Blutungen ein. Das Blut wird teils erbrochen, teils — und das ist der häufigere Vorgang — vom Darm abgegeben. Bei einzelnen Kindern bleibt es bei geringen Blutbeimischungen im Stuhl, bei anderen wird flüssiger, schwarzer Stuhlgang entleert, und in schweren Fällen rieselt dauernd etwas Blut aus dem After.

Die Hautblutungen treten als punktförmige oder als ausgedehntere Flächenblutungen auf. Auch Blutergüsse in die Muskulatur kommen vor. Gefährlich sind die freien, unstillbaren Blutungen aus Wunden: aus kleinen Dekubitusstellen an den Fersen, aus Lippenrhagaden, aus dem Wundsein am After, aus der Nabelwunde (hier nicht aus den Blutgefäßen, sondern aus den Granulationen der Wunde). Auch aus der — dem Augenschein nach unverletzten — Schleimhaut der Konjunktiva, der Nase und der Vagina sind Blutungen beobachtet worden.

Bemerkenswert ist die Häufigkeit, mit der luetische Kinder an septischen Blutungen erkranken.

Pathologisch-anatomische Befunde: Erreger der Blutungen sind die pyogenen Bakterien, vielleicht auch gewisse Mikroorganismen, die als „Erreger der hämorrhagischen Infektion des Menschen" beschrieben worden sind

Bei Meläna finden sich Erosionen der Magenschleimhaut und Ulcera rotunda des Magens und des Duodenums, durch septische Infarkte veranlaßt, oft auch gar keine Läsionen, so daß man gezwungen ist, Flächenblutungen von der Schleimhaut aus anzunehmen.

Die frühere Zeit kannte noch zwei selbständige Krankheitsbilder, die Buhlsche Krankheit und die Winkelsche Krankheit, die beide wohl in diese Gruppe septischer Erkrankungen zu rechnen sind, beide eigentlich jedoch nur noch geschichtliche Bedeutung haben. Die Buhlsche Krankheit oder „die akute Fettdegeneration der Neugeborenen" zeigte als Hauptmerkmale neben Asphyxie eben diese Neigung zu Blutungen sowie eine starke, fettige, parenchymatöse Degeneration der inneren Organe. Bei der Winkelschen Krankheit bestand hauptsachlich eine Hämoglobinurie.

Die Diagnose hat bei Darmblutungen die sogenannte Melaena spuria (vergl. S. 12), bei Nabelblutungen traumatische Einwirkungen und Zerrungen durch den Verband, bei Blutungen aus der Vulva den, physiologischerweise oft blutig gefärbten, geringen Ausfluß der ersten Lebenstage zu berücksichtigen.

Stets ist an familiäre Hämophilie zu denken, doch führt diese nur bei Angehörigen männlichen Geschlechts zu Blutungen, ist außerdem leicht durch Befragen der Eltern zu erfahren.

Die Prognose ist zunächst immer zweifelhaft zu stellen. Doch bleibt, namentlich bei der Meläna, mehr als die Hälfte der Kinder am Leben.

V. Pyämische Erscheinungen bei Sepsis.

Die Haut septisch erkrankter Kinder wird in mancherlei Weise in Mitleidenschaft gezogen. Die Hautblutungen sind schon erwähnt, zu ihnen gesellen sich masern- oder scharlachartige Erytheme, oft nach Art von Erysipelen scharf begrenzt und wandernd (Erysipeloide). Am nächsten Tage schon kann das vermeintliche Erysipel abgeblaßt sein, und an seiner Stelle sind zahllose — auf embolischem Wege entstandene — Furunkel zurückgeblieben. In anderen Fällen steigt die Temperatur hoch an, ohne daß ein entsprechender Befund zu erheben wäre. Erst 2, 3 Tage später zeigt sich am Rücken oder Schädel oder sonstwo eine mächtige Phlegmone. Die häufigsten, zugleich harmlosesten Lokalisationen eitriger Prozesse sind die Endphalangen der Finger. Oft trägt jeder Finger zu beiden Seiten des Nagels ein kleines Panaritium.

Das Gefährliche dieser Hauteiterungen ist ihre Neigung zur Metastasenbildung. Vorzugsweise werden die Knochen und die Gelenke befallen; von den Knochen besonders die Rippen, der Unterkiefer und die Knochen der Mittelhand und des Fußes. In letzteren Fällen kündet sich die Metastasierung durch plötzliches Ödem der Handrücken oder Fußrücken, meist beider zugleich, an, nach 1 oder 2 Tagen ist flüssiger Eiter, von Knochenherden ausgehend, nachweisbar. Von den inneren Organen wird vorzugsweise die Pleura (in Form des Empyems), auch das Endokard und die Niere (Nierenabszesse) befallen.

Die Diagnose ist meist schon aus dem Augenschein zu stellen.

Die Prognose ist nicht allzu ungünstig. In den Fällen, wo die Eiterung örtlich begrenzt bleibt, ist sie jedenfalls besser als da, wo nur hohes Fieber mit septischen Allgemeinerscheinungen besteht. Die Behandlung ist zwar oft eine sehr langwierige, die Kinder kommen sehr herunter, erholen sich aber oft überraschend gut. Die Inzisionen heilen aus, und auch die Gebrauchsfähigkeit der vereiterten Gelenke und Knochen stellt sich restlos wieder her.

VI. Pulmonale Erscheinungen bei Sepsis.

Den Beginn der Erkrankung bildet in diesen Fällen meist ein intensiver Schnupfen, der mit Absonderung eines reichlichen, dünnen, gelblich gefärbten Sekrets einhergeht. Die Nasenlöcher sind ständig damit angefüllt, infolgedessen ist die Nasenatmung verlegt, die Kinder trinken schlecht und verschlucken sich dabei.

Einsetzen höheren, remittierenden Fiebers und Verschlechterung des Allgemeinzustandes kündigt das Übergreifen auf die tieferen Luftwege an. Die Hautfarbe wird fahlgelb, es kommt zu starker Atemnot, viele Kinder liegen im Opisthotonus da, die Nasensekretion wird geringer, aber eitriger, der Naseneingang wird wund und blutet leicht. Der Brustkorb steht in äußerster Inspirationsstellung (gehobener Thorax). Die Perkussion ergibt meist keinen abnormen Befund, hingegen findet sich beiderseits neben der Wirbelsäule (paravertebral) Knistern, in den übrigen Lungenteilen oberflächliches oder aufgehobenes Atmen. Hinzutretende Dämpfung deutet meist auf Empyem hin. Die septischen Allgemeinerscheinungen: Gelbsucht, Nierenentzündung, Blutungen, Phlegmonen, Durchfälle werden fast niemals vermißt.

Die Prognose ist immer ernst; sobald die tieferen Luftwege ergriffen sind, ist sie ungünstig.

Als „transitorisches Fieber der Neugeborenen“ sind Steigerungen der Körperwärme beschrieben worden, die in der Mitte der ersten Lebenswoche sich zeigen, eine Höhe von 38—39° erreichen und nach kurzer Zeit wieder verschwinden. Sie sollen in den Veränderungen des Stoffwechsels, hauptsächlich in den Wasserverlusten bei der physiologischen Abnahme ihre Ursache haben. Diese Annahme ist aber durchaus noch unbewiesen. Vielmehr machen es der in diesen Fällen nicht selten vorhandene Ikterus, Durchfälle, starke Gewichtsverluste, Nässen des Nabels und ähnliche Begleiterscheinungen viel wahrscheinlicher, daß es sich um leichte septische Erscheinungen handelt.

Behandlung der Sepsis.

Um Wiederholungen zu vermeiden, wird die Behandlung der einzelnen Erscheinungsformen der Sepsis im Zusammenhang abgehandelt.

Verhütung.

Der Wert einer zielbewußten Prophylaxe wird durch nichts besser gekennzeichnet, als durch die bereits erwähnte Tatsache, daß seit der Einführung der Asepsis in die Geburtshilfe die Zahl der septischen Infektionen bei Neugeborenen enorm zurückgegangen ist. Demgemäß ist zu verlangen, daß bei der Besorgung und Pflege des neugeborenen Kindes vom Augenblick der Geburt an mit der größten Sorgfalt und Sauberkeit vorgegangen wird. Die Nabelwunde ist nach chirurgischen Grundsätzen zu behandeln. Das Auswischen des Mundes zur Reinigung desselben vom Fruchtwasser ist möglichst schonend vorzunehmen, nicht, wie es meist geschieht, mit einem Lappen, der um den Finger gedreht ist, sondern mit einem Holzstäbchen oder einer Klemme, die mit Watte umwickelt ist. Hinterher ist jegliches Mundauswischen streng zu verbieten. Sobald sich bei der Mutter krankhafte Erscheinungen zeigen, ist das neugeborene Kind räumlich von ihr zu trennen und ihr nur zum Anlegen zu reichen. Die Pflegerin hat sich stets, ehe sie das Kind anfaßt, die Hände zu waschen, bei anormalen Verhältnissen beschäftigt sie sich am besten nur mit dem Kind oder nur mit der Mutter. Personen mit eiternden Wunden (Panaritien usw.) oder Infektionen (Schnupfen, Rachenkatarrh) haben nichts mit einem neugeborenen Kind zu schaffen.

Große Bedeutung für den Ausgang einer Sepsis hat die Ernährung der Kinder. Meist fällt oder steht die Prognose mit der Möglichkeit, dem Kinde Frauenmilch verabreichen zu können — ein Grund mehr, in jedem Fall wenigstens über die ersten Lebenswochen das Kind an der Brust der Mutter ernähren zu lassen.

Die Annahme, die wir heute machen, daß nämlich die septische Infektion in der Regel ihren Ausgang vom Darmkanal nimmt, könnte daran denken lassen, dem neugeborenen Kinde so frühzeitig wie möglich Frauenmilch zuzuführen, um dadurch die physiologische Bakterienflora möglichst bald herzustellen und zu bewirken, daß im Gegengewicht zu dieser die pathogenen Keime vernichtet werden. Dieser Schluß stimmt aber nicht. Denn einmal dauert es wenigstens 4 bis 5 Tage, ehe die physiologische Flora sich hergestellt hat, und zweitens schafft man durch Nahrungszufuhr nur den pathogenen Keimen die Möglichkeit, sich weiter zu entwickeln. Sie wuchern ja hauptsächlich in den Darmsekreten, die bei der Nahrungsaufnahme abgesondert werden.

Die klinischen Beobachtungen haben vielmehr ergeben, daß eine späte Zufuhr von Nahrung eine bessere Gewähr für das Ausbleiben pathologischer Erscheinungen gibt, als ein frühzeitiger Beginn der Ernährung.

Wenn die Gelegenheit zur Einleitung der Brusternährung versäumt worden ist und das Kind unter septischen Erscheinungen erkrankt, so erhebt sich für den praktischen Arzt die Frage, ob er das Kind weiter behandeln oder ins Krankenhaus geben soll. Die Entscheidung muß früh fallen, denn aussichtslose Fälle bessern sich auch in der Klinik nicht. Nach unserer Meinung gebe man wenigstens alle künstlich genährten Kinder mit Sepsis ins Krankenhaus, vorausgesetzt, daß sie dort Frauenmilch erhalten können.

Behandlung.

Ist es einmal zur septischen Infektion gekommen, so ist sie stets von vornherein als schwere Erkrankung, deren Ausgang sich nicht voraussehen läßt, anzusehen. Besonders die Fälle, die schon am ersten oder zweiten Tage mit ausgeprägter Gelbsucht oder mit Erbrechen und Durchfällen einsetzen, geben oft eine schlechte Prognose. Nur die allerleichtesten Fälle von Gelbsucht bedürfen keiner Behandlung.

Sofern die abnorme Schlafsucht der Kinder die Nahrungsaufnahme beeinträchtigt, gibt man ihnen, wenn Rütteln und Klopfen nicht hinreicht, um sie beim Trinken wach zu erhalten, kurze (3 Minuten dauernde), heiße (35 bis 38° C) Bäder mit anschließender kalter Übergießung und kräftigem Reiben im Badetuch, dreimal täglich. Auch Senfeinwickelungen, 1—2mal am Tage mit folgendem kurzem Bad, sind zu empfehlen. In schwereren Fällen führt man 3mal am Tage die Magensonde ein und schüttet je 100 g Frauenmilch in den Magen. Durch hohe Einläufe oder Klistiere (mit Tee, physiologischer Kochsalzlösung, Mineralwasser wie Karlsbader Mühlbrunnen oder Hersfelder Lullusbrunnen) führt man ihnen weiter vom Darm her Flüssigkeit zu, bis sie über das gefährliche Stadium hinweg sind.

Bei Unruhe des Kindes läßt man feuchtwarme Wickel machen (ein feuchtes Handtuch wird um Brust und Bauch gelegt, darüber ein wollenes Tuch, ½—1—2stündlich gewechselt), worin die Kinder oft stundenlang schlafen. Nötigenfalls gibt man ihnen alle 4 Stunden nach dem Trinken 1—2 Teelöffel Chloralhydrat.

Sol. chloral. hydrat. 3,0 : 100,0
Saccharin. Tab. 1
S. 4stündlich 1—2 Teelöffel.

Bei Meteorismus führt man ein Darmrohr hoch ein, gibt trockene heiße Leibumschläge, besser noch hohe Einläufe mit körperwarmer Flüssigkeit (Tee, Mineralwasser).

Wenn das Fieber eine Höhe von 39° und darüber erreicht, sucht man es durch kalte (15°) Wickel, die 3mal in einer halben Stunde erneuert werden, zu mildern. Nach 2 Stunden geht die Temperatur jedoch wieder hoch; man muß dann von neuem Wickel legen lassen.

Sobald sich Erscheinungen von seiten des Magendarmtraktus zeigen, zögere man nicht, die Nahrung sofort wegzulassen und 24 Stunden hindurch nur Tee mit Saccharin geben zu lassen.

Die Brust der Mutter ist natürlich alle 4 Stunden durch Abdrücken der Milch möglichst zu entleeren, um einer Milchstauung vorzubeugen.

Am nächsten Tage beginnt man wieder Nahrung zuzuführen, aber vorsichtig: am ersten Tage etwa 5mal 20 g, am zweiten 5mal 30 g usw., entweder mit dem Löffel oder aus der Flasche. Nebenher bekommt das Kind beliebig viel Tee. Erst wenn die Menge von 5mal 100 g Frauenmilch am Tag erreicht ist, legt man das Kind wieder an die Brust an.

Besteht trotz Teediat das Erbrechen weiter, so ist der Magen gründlich auszuspülen, zuerst mit körperwarmem Wasser, dann mit kaltem. Nach Bedarf sind die Spülungen mehrmals am Tage zu wiederholen. Besonders bei Koterbrechen infolge Peritonitis sei man freigebig mit diesen Spülungen.

Bestehen trotz Teediät die Durchfälle weiter, so spült man auch den Darm leer. Bei sehr stürmischen Darmentleerungen trage man kein Bedenken, die Teediät auf 48 Stunden auszudehnen. Doch ist es nötig, in solchen Fällen dem Körper etwas mehr Flüssigkeit zuzuführen, am besten durch subkutane Infusion von 150 bis 200 ccm physiologischer Kochsalzlösung. Am 3. Tage beginnt man auf alle Fälle wieder Frauenmilch zu geben. Aber man bleibe bei kleinen Mengen: 5mal 50 g, solange bis Besserung eingetreten ist. Nebenher verabfolgt man täglich oder alle 2 Tage eine Kochsalzinfusion.

Handelt es sich um ein künstlich genährtes Kind, so verabfolgt man gleichfalls erst 24 Stunden lang Tee und Saccharin, dann 1 oder 2 Tage lang in 4stündigen Zwischenräumen dünnen Haferschleim mit Saccharin, und danach erst beginnt man wieder mit $^{1}/_{3}$ Milch, $^{2}/_{3}$ Wasser und Saccharin, nach weiteren 2 Tagen ersetzt man das Saccharin durch Nährzucker. Tritt bei dieser Behandlung keine Besserung ein, so verliere man keine Zeit mehr mit Herumprobieren, sondern verschaffe dem Kind Frauenmilch (Amme, Stillfrau, Krankenhaus).

Der Gebrauch von Abführmitteln und Stopfmitteln ist unnütz.

Bei Neigung zu Untertemperaturen ist Wärmezufuhr durch Wärmflaschen, Thermophore, heiße Bäder notwendig.

Bei sinkender Herzkraft gebe man in leichten Fällen:

Liq. ammon. anis. Spirit. aeth. ää 10,0 2stündlich 5 Tropfen.	Sol. coffein. citric. 0,1 : 50,0 2stündlich 1 Teelöffel.

in schweren Fällen zwecks schneller Wirkung:

Ol. camphor. 10,0 1—2stündlich $^{1}/_{2}$—1 Spritze subkutan	Coffein. natr. salicyl. 1,0 : 50,0 4stündlich $^{1}/_{2}$ Spritze subkutan.

Bei anhaltender Herzschwäche:

Digitalysat. Golasz
täglich $^{1}/_{4}$—$^{1}/_{2}$ Ampulle intramuskulär.

Nebenher nach Bedarf Senfwickel (s. S. 137) und heiße Bäder mit kalten Übergießungen.

Bei Krämpfen und tetanusartigen Erscheinungen hilft am besten Chloralhydrat. Man verschreibt

Sol. chloral. hydrat. 5,0 : 100,0.

Hiervon gibt man im Krampfanfall 2 Teelöffel mit einer Hartgummispritze als Klistier, körperwarm. Und zwar hält man die Gesäßfalten solange zu, bis das Kind unter den Händen des Arztes eingeschlafen ist. Sobald es erwacht, erhält es in Tee oder in seiner Nahrung jedesmal einen Teelöffel derselben Lösung. So hält man die Kinder am besten in ständiger Chloralnarkose, bis 2 Tage lang keine Krampferscheinungen mehr aufgetreten sind. Im übrigen rühre man die Kinder möglichst wenig an, halte sie warm und füttere sie, wenn sie nicht von allein trinken, mit der durch die Nase eingeführten Sonde.

Die Serumtherapie mit Tetanusantitoxin ist auch in den Fällen, in denen wirklich Tetanusbazillen gefunden wurden, meist nutzlos gewesen. Gute Erfolge sind berichtet worden von dem Gebrauch einer 25proz. Magnesiumsulfatlösung, 2—4mal täglich in Mengen von 10 ccm über mehrere Tage hin subkutan injiziert.

Bei Blutungen aus dem Magendarmkanal ist sofort auf 1 oder 2 Tage die Nahrung auszusetzen, um den Darm leer und damit ruhig zu stellen. Sodann gibt man intramuskulär (nach Jodtinkturdesinfektion) Pferdeserum (3—5 ccm Diphtherie- oder Antistreptokokkenserum), wenn nötig, wiederholt. Die Injektionsstelle ist wegen der Gefahr der Nachblutung mit Kollodium zu verkleben und öfters nachzusehen. Auch Gelatineinjektionen (10—20 ccm steriler Merkscher Gelatine, in die Rückenhaut injiziert) können versucht werden. (Allerdings ist die blutstillende Wirkung sterilisierter Gelatine nicht unbestritten.)

Bei Injektionen von undefibriniertem Blut wird dasselbe vermittelst einer Rekordspritze aus der Armvene des Vaters oder der Mutter entnommen und sofort dem Kinde in die Glutaen injiziert (3—5—10 ccm, wenn nötig wiederholt). Auch Seruminjektionen artgleichen Blutes sowie die direkte Transfusion aus der Radialis des Vaters in die Femoralis oder Jugularis des Kindes sind versucht worden.

Halten die Blutungen trotz Behandlung an, so beginnt man nach 2 Tagen wieder kalte Frauenmilch zuzuführen. In allen Fällen sind die Kinder gut zu wärmen. Auch für Flüssigkeitszufuhr durch Verabfolgung von Tee, Klistieren oder Infusionen ist zu sorgen.

Bei Blutungen aus dem Nabel und aus Hautwunden versuche man den Paquelin. Am besten hilft jedoch auch hier das Pferdeserum, teils innerlich, teils örtlich angewendet. Adrenalin (1 Tablette Hemisin in 5 ccm Wasser aufgelöst = 1‰ Adrenalin) läßt meist im Stich, ebenso das Aufstreuen von Chlorkalzium oder der Gebrauch von Eisenchloridwatte.

Bei Blutungen aus der Scheide und der Nase führt man mit Serum getränkte Gazestreifen als Tampons ein.

Innerliche Medikation: Teelöffelweise Gelatine, Aufschwemmung von Bolus alba, Liq. ferri sesquichlorat. (stündlich 1 Tropfen in Haferschleim), Extr. Hydrast. canad. fluid. (3mal 4 Tropfen) ist meist wirkungslos. Das Umstechen blutender Wunden ist sehr gefährlich, da leicht neue Blutungen aus den Stichkanälen entstehen.

Bei den pyämischen Prozessen eröffne man, sobald man Eiter vermutet, auch ruhig in Gelenke hinein. Die Erfahrung lehrt, daß fast niemals eine Funktionsstörung des Gelenkes zurückbleibt. Den Einschnitt lege man breit an und halte ihn mit Jodoform- oder Dermatolgaze offen. Zu feuchten Verbänden benutzt man essigsaure Tonerde oder 90proz. Spiritus + Glyzerin ā̄ā, bei stinkenden Eiterungen auch Wasserstoffsuperoxyd, bei Auftreten von Pyozyaneus bestreue man die Tampons mit Airolpulver. Die Kinder magern bei der fortgesetzten Metastasierung bis aufs Skelett ab, erholen sich aber meist wieder, vorausgesetzt, daß sie Frauenmilch erhalten.

Die Behandlung der pulmonalen Erscheinungen septischer Neugeborener ist sehr undankbar. Das Ziel der Behandlung muß sein, die Entzündung zu meistern, solange sie noch in der Nase und im Rachen sitzt. Durch Spülungen mit Wasserstoffsuperoxyd (2—3proz.), mit Zinklösung ($^1/_8$proz.), durch Einführen von Gazestreifen mit 1proz. Arg. nitr.-Lösung über einige Minuten, auch durch Einstreichen einer leichtflüssigen Salbe z. B. Liq. alum. acetic. 1,0, adip. lan. und paraff. liq. ā̄ā ad 10,0 oder weißer Präzipitatsalbe sucht man die Nasenatmung frei zu halten und die Absonderung zu beschränken. Durch Adrenalin kann man die Schleimhaut vorübergehend zum Abschwellen bringen (1 Hemisintablette, in 5 ccm Wasser aufgelöst, damit getränkte Wattetampons in jedes Nasenloch).

Kommt es zum Übergreifen auf die Bronchien und das Lungengewebe, so ist die Prognose ganz schlecht. Die Behandlung deckt sich mit der der Grippe (S. 235).

Sklerödem.

Vorkommen: bei neugeborenen, frühgeborenen und schwachen Kindern als Folge von Abkühlung.

Symptome: Teigige, glänzende, oft bretttharte Schwellung der Haut und des Unterhautzellgewebes, beginnend an den Waden und fortschreitend auf den übrigen Körper unter Freibleiben von Knöcheln, Penis und Augenlidern. Gleichzeitig meist Untertemperaturen.

Prognose: an sich gut, aber abhängig vom sonstigen Zustand des Körpers.

Behandlung: Warmhaltung des Körpers. Örtliche Behandlung überflüssig.

Sklerem.

Vorkommen: bei schwerkranken Säuglingen, namentlich bei Ernährungsstörungen: septischen Durchfällen, alimentärer Intoxikation — angeblich als Folge der Gerinnung von Eiweißkörpern unter dem Einfluß hoher Temperaturen.

Erscheinungen: im Gegensatz zum Sklerödem an der Rückseite der Waden, den Nates und am Rücken beginnend. Morphologisch dem Sklerödem sonst gleichend.

Prognose: schlecht, da stets nur Begleiterscheinung anderer Krankheiten und bei diesen die Wendung zum ungünstigen Ausgang bezeichnend.

Behandlung: die der Grundkrankheit.

Blennorrhöe der Neugeborenen.

Vorkommen: Trotz der vorgeschriebenen Crédéisierung der Neugeborenen ist die Blennorrhöe ein keineswegs seltenes Vorkommnis.

Erscheinungen: Am 2. oder 3. Tage nach der Entbindung kommt es zu zunehmender Schwellung und Absonderung eines oder beider Augen, so daß die Lidspalte nicht mehr geöffnet werden kann. Das Sekret zeigt im mikroskopischen, mit Methylenblau oder Methylgrün-Pyronin (S. 227) gefärbten Präparat zahllose Eiterkörperchen und typische intrazellulär gelagerte Gonokokken. Die Ursache der Blennorrhöe ist die Übertragung der gonorrhoischen Infektion der

Mutter auf die Bindehaut des Kindes durch das Scheidensekret während der Geburt.

Diagnose: Auszuschließen sind traumatische Einwirkungen, durch die eine Sekretion hervorgerufen werden kann: viele Neugeborene fahren sich mit den Fingernägeln ins Gesicht und in die Augen. Im letzteren Falle eitern oft die letzteren eine Zeitlang. Auch Reizung durch die Höllensteineinträufelung führt zur Sekretion. In jedem Falle ist nach Gonokokken zu suchen, da auch andere Erreger (Pneumokokken, Koch-Weeksche Bakterien, Streptokokken usw.), ferner Chlamydozoen, d. h. Zelleinschlüsse wie bei Trachom, ähnliche Erscheinungen hervorrufen können.

Prophylaxe: Gebrauch einer wirksamen Höllensteinlösung oder von Sophol 5%.

Prognose: Bei kunstgerechter Behandlung gut.

Behandlung: Überweisung an den Augenarzt. Ist nur ein Auge erkrankt, so schützt man das andere durch Auflegen eines Tupfers und Verkleben mit Heftpflaster.

Pemphigus neonatorum.

Vorkommen: Hauptsächlich bei Kindern der ersten Lebenswochen; bei älteren Säuglingen nur, wenn es sich um kranke Kinder handelt.

Herkommen: Schälblasen sind übertragbar. Die Übertragung erfolgt nicht selten durch die Hebamme. In vielen Fällen bleibt die Infektionsquelle unbekannt.

Erscheinungen: Wie der Name sagt, handelt es sich um Blasen, die überall am Körper, auch im Gesicht und auf der behaarten Kopfhaut entstehen, erst klein sind, im Laufe eines Tages schnell bis zu Markstück- und Talergröße wachsen können, im letzteren Fall dann schwappenden Wasserblasen gleichen, die, mit dünner Haut überspannt, oft schon durch den bloßen Druck der Kleidung platzen und ihren bald wasserklaren, bald getrübten Inhalt entleeren. Es bleibt eine nässende, blutigrote Stelle zurück, die sich mit einem trockenen Schorf bedeckt, oder der Ausgangspunkt eines impetiginösen Ekzems wird. Solcher Blasen weist ein Kind oft Dutzende auf, und, wenn sie platzen, liegen große Teile der Haut offen und nässend da. Allgemeinerscheinungen fehlen in der Regel.

Diagnose: Die Diagnose hat Varizellen und vor allen den syphilitischen Pemphigus (vergl. S. 207) auszuschließen.

Prognose: Meist gut.

Behandlung: Tägliches Öffnen jeder einzelnen Blase vermittelst eines mit Watte umwickelten Holzstäbchens oder einer Arterienklemme und Verätzen des Blasengrundes mit Arg. nitr. 1,0, Spirit. aeth. ad 100,0, wodurch der Vergrößerung der vorhandenen Blasen wie auch der Entstehung neuer am raschesten entgegengewirkt wird. Nebenher verschwenderisches Pudern mit Talcum oder Zinkpuder.

Zwillingskinder.

Für die Ernährung von Zwillingen gelten zwar dieselben Grundsätze wie für die von Einzelgeborenen, indessen zeigt ihre Weiterentwicklung nicht selten gewisse Abweichungen von der Regel.

Selten sind Zwillingskinder von gleichem Geburtsgewicht, oft zeigen sie sogar ziemlich beträchtliche Gewichtsunterschiede. Bei verschiedenem Geschlecht pflegt auch hier der Knabe meist schwerer zu sein als das Mädchen.

Die ausschließliche Brusternährung beider Kinder läßt sich nur in seltenen Fällen durchführen, gewöhnlich muß frühzeitig mit einer Zwiemilchernährung begonnen werden, wobei der Ernährungserfolg meist sehr gut zu sein pflegt, ohne daß sich aber die ursprünglichen Gewichtsunterschiede ausgleichen. — Sehr bemerkenswert ist das verschiedene Verhalten bei Konstitutionskrankheiten: trotz gleicher Herkunft können die Kinder eine ganz verschiedene Veranlagung zeigen. Es kommt vor, daß nur eins von beiden anämisch oder rachitisch wird oder stärker zu Katarrhen der oberen Luftwege neigt oder an schweren Ekzemen leidet, während das andere gesund bleibt oder nur ganz leicht erkrankt. Auch Ernährungsstörungen können die Kinder in ganz verschiedener Weise beeinflussen: das eine Kind gedeiht hinterher völlig normal weiter, das andere dagegen bleibt dauernd zurück.

Und so entwickeln sich Zwillinge — wenn sie ihr erstes Lebensjahr vollendet haben — bisweilen zu ganz grundverschiedenen Kindern.

Frühgeborene Kinder.

In die Gruppe der frühgeborenen Kinder rechnet man aus praktischen Gründen hinein:

1. Die eigentlichen Frühgeburten, also an sich gesunde Kinder, die nur infolge eines Zufalls — enges Becken der Mutter, Unfall derselben oder ähnlichem — zu früh das Licht der Welt erblickt haben.

2. Die Frühgeburten, die infolge von Krankheiten der Erzeuger — Lues, Tuberkulose, Alkoholismus — zu früh geboren sind und demgemäß auch selbst nicht für ganz gesund angesehen werden können.

3. Ausgetragene, aber abnorm kleine Kinder — Zwillings- und Drillingskinder, Sprößlinge von alten Eltern und von Müttern, deren Schwangerschaft durch ungenügende Ernährung oder körperliche Überanstrengung ungünstig beeinflußt worden ist.

Alle diese Kinder haben ein abnorm niedriges Gewicht, nämlich weniger als 2500 g. Die obere Grenze ist also festgelegt, die untere Grenze der Lebensfähigkeit schwankt hingegen außerordentlich, und geht bis unter 1000 g herunter. Man hat Frühgeburten von 700—800 g am Leben erhalten.

Frühgeborenen Kindern wohnt also eigentlich eine große. „Lebenskraft" inne. Deshalb hat man auch die früher übliche Bezeichnung „Frühgeburt und Lebensschwache" fallen lassen und gebraucht für die ganze obengenannte Gruppe nach dem Vorschlag von Czerny-Keller die Bezeichnung „debile Kinder".

Wenn man hinsichtlich der Ernährung und Pflege zwischen frühgeborenen und ausgetragenen Kindern einen Unterschied macht, so hat das darin seinen Grund, daß bei den ersteren ein ziemlich großes Mißverhältnis zwischen den Anforderungen, die das extrauterine Leben an den Organismus stellt, und der Fähigkeit, diesen Anforderungen gerecht zu werden, besteht. Die Hauptaufgabe des Körpers ist die Aufrechterhaltung seiner Eigentemperatur. Dieses Vermögen fehlt den frühgeborenen Kindern. Sie besitzen nicht die Fähigkeit, ihre Körperwärme auf der Durchschnittshöhe von etwa 37° C zu erhalten. Dieselbe bewegt sich vielmehr innerhalb großer Extreme mit einer ausgesprochenen Neigung zur Untertemperatur (Hypothermie). Die Ursache hierfür liegt zum Teil in einem ungenügenden Funktionieren der Wärmeregulation, bzw. des nervösen Wärmzentrums, zum Teil auch darin, daß frühgeborene Kinder eine verhältnismäßig größere Hautoberfläche als normale Kinder haben und daher mehr Wärme abgeben als jene.[1]) Diese Tatsache ist wieder für die Ernährung von allergrößter Bedeutung. Denn je größer die Wärmeabgabe, um so größer muß auch der Bedarf an zuzuführender Energie sein.

Auf eine gewisse Unfertigkeit der nervösen Zentren — insonderheit des Atemzentrums und des Saugzentrums — ist wahrscheinlich die Neigung der Frühgeburten zu asphyktischen Anfällen und zu Saugschwierigkeiten zurückzuführen. Sie sind ferner ausgezeichnet durch eine auffallend geringe Widerstandskraft gegenüber Infektionen. Auf diese Tatsachen muß die Pflege und Ernährung frühgeborener Kinder Rücksicht nehmen.

I. Die Pflege frühgeborener Kinder.

Wenn die Vermögensverhältnisse einer Familie den erhöhten Anforderungen der Pflege nicht Genüge zu leisten vermögen, so ist das Kind sofort — eingepackt in heiße Tücher und in wollene Decken — in eine Kinderklinik zu schicken.

Kann es dagegen im Hause bleiben, so kommt es sofort nach der Abnabelung in ein heißes Bad (38° C) und bleibt so lange darin, bis Wäsche und Lagerstatt genügend angewärmt sind. Auf diese Weise verhütet man die anfängliche Abkühlung. Denn ist ein frühgeborenes Kind erst mal auf 34 oder 32° C

[1]) Die Abhängigkeit der Hautoberfläche von der Größe der Kinder geht aus folgender Zusammenstellung hervor (Gundobin):

Alter	Gewicht	Körperoberfläche in qcm.	Dieselbe auf 1 kg Körpergewicht bezogen
Frühgeburt	1505 g	1266,4 qcm	841,4 qcm
15 Tage	2980 „	2129 „	711 „
1 Jahr	9095 „	4800	527 „
2 Jahr	11 550 „	5306 „	459 „

abgekühlt, so dauert es tagelang, bis es die normale Körperwärme wieder erreicht hat. Man legt das Kind sodann nicht in ein Bett, sondern in ein Körbchen, das man zu einem richtigen „Nest“ hergerichtet hat. Wärmflaschen aus Steingut, mit heißem Wasser oder besser mit heißem Sand gefüllt und mit Tüchern umwickelt, werden um das Neugeborene gelegt: eine vor die Füße, zwei an die Längsseite des Kindes, stündlich wird eine davon erneuert. Auf die Kleidung des Kindes wird ein Thermometer gelegt, um die Umgebungstemperatur zu kontrollieren. Sie soll in den ersten 3—4 Wochen 30—35° C, später 26—30° C betragen. In so warmer Umgebung erhält sich die Eigenwärme des Kindes auf etwa 37° C. Statt Wärmflaschen lassen sich auch Thermophore verwenden. Sie sind bequemer, führen aber leichter zur Überhitzung.

Im allgemeinen ist Überhitzung unerwünscht, aber doch ungefährlich. Selbst hohe Steigerungen der Körpertemperatur — über 41° C — hinterlassen keine Schädigung des Kindes.

Die Kleidung des Kindes ist die übliche. Das Baden unterbleibt, sofern nicht andere Gründe (mangelhaftes Atmen u. dergl.) es wünschenswert erscheinen lassen. Überhaupt sind alle Maßnahmen wie Trockenlegen, Temperaturmessen usw. wegen der Gefahr der Abkühlung auf ein Mindestmaß zu beschränken.

Ist ein derart sorgfältiges Warmhalten des Kindes im Haushalt nicht zu erreichen, so gebe man es in die Klinik.

Vielfach wird erst tagelang gewartet, ob das Kind nicht stirbt, und dann erst wird es in die Klinik geschickt. Dieses Vorgehen ist verkehrt, sofort nach erfolgter Geburt ist die Überführung zu veranlassen. Die meisten Kinderkliniken sind mit Wärmekästen (nach Art der Tarnierschen Couveuse) oder Wärmewannen (mit doppelten Wänden, zwischen denen warmes Wasser fließt) oder ganzen Wärmezimmern ausgestattet. Vor allem aber verfügen sie über ein geschultes Personal — und das ist für die Pflege einer Frühgeburt die Hauptsache. Eine unbedingte Notwendigkeit, Frühgeburten in die Klinik zu geben, wird geschaffen, wenn asphyktische Anfälle auftreten.

II. Die Ernährung frühgeborener Kinder.

1. Frauenmilchernährung: Bei Frühgeburten über 1500 g Gewicht kann man immer den Versuch machen, sie der Mutter anzulegen. Viele von den Kindern saugen gut an, und wenn das der Fall ist, so macht die Ernährung nur geringe Schwierigkeiten. Man hat eigentlich nur dafür zu sorgen, daß sie während des Trinkens gut eingepackt werden, damit sie nicht abkühlen, und daß ferner die Mutter nach jedem Anlegen sich die Brust durch Abdrücken der Milch möglichst entleert, um keine Milchstauung aufkommen zu lassen. Der Verlauf der Ernährung gestaltet sich dann genau so, wie beim normalen Brustkind beschrieben.

Saugen die Kinder dagegen nicht an, so gibt es zwei Wege, auf denen man weiter kommt: Entweder man nimmt eine Amme mit ihrem Kind ins Haus und legt das Frühgeborene an die leicht fließende Brust der Amme an, das

Ammenkind dagegen an die Brust der frisch entbundenen Mutter und läßt durch dieses die Milchabsonderung bei derselben in Gang bringen. Wenn das geschehen ist und die Entleerung der Brustdrüse leicht vonstatten geht, legt man das Frühgeborene wieder seiner Mutter an und läßt es nun von dieser weiter stillen. — Im anderen Fall ernährt man das Kind solange, bis es selber saugt, mit der der Mutter abgespritzten Frauenmilch, die man mit der Flasche oder dem Löffel od. dgl. gibt. Durch beharrliches Abdrücken der Brustmilch läßt es sich erreichen, die Milchabsonderung solange zu unterhalten, bis das Kind kräftig genug geworden ist, um selber saugen zu können.

Ein Beginn der Ernährung am ersten Lebenstag ist nicht zu empfehlen. Man fängt wie beim normalen Kind am 2. Tage an und gibt in 3—4stündigen Zwischenräumen die Brust.

Die größten Schwierigkeiten bestehen immer in den ersten Tagen und Wochen nach der Geburt. Man muß sich einerseits davor hüten, die Nahrungsmengen allzu reichlich zu gestalten, und man darf andererseits aber auch nicht allzulange, in der Hoffnung auf ein spontanes Besserwerden, zusehen, wie eine Frühgeburt dauernd ungenügende Nahrung aufnimmt. Man fährt am besten, wenn man die Ernährung zunächst so gestaltet, wie bei einem ausgetragenen Kinde. In der Mehrzahl der Fälle geht es mit 5 oder 6 Mahlzeiten am Tage überraschend gut, namentlich in Anstalten und bei geschultem Personal. Erst wenn sich dabei Schwierigkeiten ergeben, geht man von dieser Ernährungsweise ab.

Trinken die Kinder nicht an der Brust, so muß man ihnen die Frauenmilch auf eine andere Art und Weise beibringen: mit dem Löffel, der Pipette, einem Schiffchen, einer Undine oder auch einer Puppentrinkflasche. In den ersten Tagen gibt man etwa 5 g bei einer Mahlzeit. Grammweise geht man mit der Nahrung in die Höhe. Sobald Erbrechen auftritt, wartet man wieder einige Tage. Im allgemeinen muß man zufrieden sein, wenn die Nahrungsmenge des einen Tages immer etwas größer ist als die des vorhergehenden. Erreicht sie den Wert von 100—110 Kalorien auf 1 kg Körpergewicht, bzw. entspricht sie etwa $^1/_6$ des Körpergewichts, so pflegt sie meist ausreichend zu sein, um der Gewichtsabnahme Einhalt zu gebieten und eine gewisse Zunahme herbeizuführen — vorausgesetzt, daß die Kinder gut gewärmt werden.

Auf dieses letzte Moment ist großes Gewicht zu legen. Wie oben schon erwähnt, benötigen Frühgeburten wegen ihrer erhöhten Wärmeabgabe eigentlich eine erhöhte Kalorienzufuhr. Aber diese — theoretisch ganz richtige — Forderung darf natürlich nicht so ausgelegt werden (wie es fälschlicherweise vielfach geschieht), daß Frühgeburten unter allen Umständen erhöhte Nahrungsmengen — bis 130 und 150 Kalorien — nötig hätten. Sondern wenn man sie so gut wärmt, daß ihre Körperwärme sich etwa auf 37° erhält, ihnen also alle Wärmeverluste erspart, so sieht man, daß sie mit den gleichen Kalorienmengen auskommen, wie ausgetragene Kinder, um so eher, als bei ihnen ja eigentlich jeder Verbrauch von Kalorien durch Muskelbewegung wegfällt.

Ist die Nahrungsmenge so groß, daß Zunahmen erfolgen, so steigere man zunächst nicht mehr mit der Nahrung, sondern lege erst zu, wenn wieder Gewichtsstillstand eintritt. Diese Art der Ernährung ist die allerungefährlichste. Sie führt zwar zunächst nur zu bescheidenen Zunahmen, gibt aber die beste Gewähr für das Vermeiden von Ernährungsstörungen.

2. Künstliche Ernährung: Ist man gezwungen, frühgeborene Kinder künstlich zu ernähren, so geht man hinsichtlich der Menge der Nahrung genau so vor, wie oben geschildert. Was die Art der Nahrung anbetrifft, so muß man sich vielfach nach den Vermögensverhältnissen der Eltern richten. Bei armen Leuten läßt man — wie beim ausgetragenen Kind — $^1/_3$ Milch, $^2/_3$ Wasser + Zucker 5 bis 6mal am Tage verabfolgen. Die Erfolge sind bei dieser Nahrungszusammensetzung zunächst wenig befriedigend, aber die Kinder bleiben wenigstens am Leben, und mit der Zeit trinken sie mehr und nehmen dann auch zu.

Bessere Erfolge erzielt man, wenn man Buttermilch gibt. Es ist — wie daraufhin gerichtete Versuche gelehrt haben — nicht gleichgültig, ob man einem frühgeborenen Kinde den Hauptteil der Kalorien in Gestalt von Fett oder von Kohlenhydraten zuführt. Die Kohlehydrate werden viel besser ausgenützt, und deshalb ist die Buttermilch diejenige Nahrung, mit der man — nächst der Frauenmilch — die besten Ergebnisse erzielt.

Man verwendet Buttermilch mit 1% Mehl und 4% Zucker (vgl. S. 99) und gibt sie in derselben Weise und in der gleichen Menge, wie oben bei der Frauenmilchernährung erwähnt wurde, und zwar solange, bis die Kinder ein Gewicht von etwa 2500—3000 g erreicht haben. Dann füttert man die erste Flasche einer $^1/_3$ Milch- + $^2/_3$ Haferschleim-Mischung hinzu, und wenn sie gut vertragen wird, setzt man das Kind langsam auf diese Mischung ab, sofern man nicht vorzieht, ihm 1 oder 2 Buttermilchmahlzeiten dauernd weiterzugeben.

In jedem Fall — ob bei Brust- oder bei künstlicher Ernährung — beobachtet man, daß frühgeborene Kinder, sobald sie erst gut zunehmen, sehr große Nahrungsmengen verlangen bzw. aufnehmen können. Aufgabe des Arztes ist es dann, zu hemmen und eine Überernährung möglichst zu vermeiden.

3. Schwierigkeiten bei der Ernährung: Leider geht die Ernährung frühgeborener Kinder nicht immer so glatt, wie hier geschildert. Oft liegen sie in totenähnlichem Schlaf da, ohne Nahrungsbedürfnis, überhaupt ohne jede Reaktion, vielen mangelt die Kraft zum Saugen, bei anderen tritt der Saugreflex nicht genügend in Tätigkeit, wieder andere haben Erbrechen nach der Mahlzeit. Die schlimmsten Zufälle sind asphyktische Zustände, die mit Vorliebe bei oder nach dem Trinken auftreten.

Wo die Saugkraft der Kinder schnell erlahmt, kann man versuchen, in 2stündigen Mahlzeiten ihnen entsprechend kleinere Mengen zuzuführen; oder man gibt ihnen Frauenmilchklistiere oder, was sich am meisten empfiehlt, man gießt ihnen zu ihrer übrigen Nahrung 3mal am Tage je 30 g Milch mit der Magensonde ein. Bei großer Schlafsucht sucht man sie durch Rütteln und Klopfen wenigstens während des Trinkens wach zu erhalten. Tritt einmal stärkeres Erbrechen auf, so setzt man für einige Mahlzeiten die Ernährung per os ganz aus und gibt nur vom Darm her Klistiere mit Frauenmilch oder warmem Mineralwasser.

Die Bekämpfung der asphyktischen Zustände bei Frühgeburten geschieht nach den auf Seite 41 u. 42 näher geschilderten Anweisungen. Wird ein Kind zyanotisch, so versucht man erst durch Kneifen, Klopfen und Schlagen ein Schreien und damit ein tieferes Luftholen zu bewirken. Am besten weichen die Asphyxien, wenn man im heißen Bad den Brustkorb rhythmisch komprimiert. Von großem Nutzen ist es, wenn man neben dem Bett der Frühgeburt eine gebrauchsfertige Sauerstoffbombe stehen hat.

Von Infektionen, die das frühgeborene Kind bedrohen, sind neben den septischen die gefährlichsten die Grippe-Infektionen. Prophylaktisch sind deshalb alle Personen mit Schnupfen aus der Umgebung einer Frühgeburt zu entfernen.

Komplikationen: Außer den bereits erwähnten Komplikationen findet sich als sehr häufige Begleiterscheinung bei frühgeborenen Kindern das Sklerödem, das durch Warmhaltung zu beseitigen ist. Auch Leistenbrüche finden sich vorzugsweise bei Frühgeburten. Sie verschwinden größtenteils von selbst, sobald sich mehr Fett im Unterhautzellgewebe einlagert und die Bruchpforten verschließt. Bis dahin genügt es, den Bruch durch ein Wollbruchband (S. 204) zurückzuhalten. In den späteren Lebensmonaten neigen Frühgeburten mehr als normale Kinder zur Anämie und zu Rachitis. In beiden Fällen handelt es sich um Störungen, die offenbar in der fötalen Anlage ihren Grund haben. In den letzten Wochen des intrauterinen Lebens werden ja hauptsächlich die Mineralsubstanzen in den Körper des Kindes eingelagert. Wird dieser Vorgang durch eine allzu frühe Geburt unterbrochen, so müssen sich notwendigerweise späterhin Defekte zeigen. Und so kommt es durch ungenügende Depots an Eisen und Kalk zur Anämie bzw. Rachitis des Kindes.

Frühzeitig ist deshalb — bereits im 5. bis 6. Monat den frühgeborenen Kindern Gemüse zuzufüttern, am besten in Form des Gemüsepulvers, das täglich einmal gegeben wird. Auch bei Rachitis gebe man spätestens im 6. Monat Grießbrühe und Gemüse hinzu, sowie auch Phosphorlebertran (0,01 : 100,0; 2mal täglich $^1/_2$ Teelöffel).

Der in den ersten Lebenswochen bei Frühgeburten häufig beobachtete Weichschadel hat nichts mit Rachitis zu tun. Er sitzt auch meist an anderer Stelle, nämlich auf der Höhe der Scheitelbeine, nicht zu beiden Seiten der Lambdanaht wie die rachitische Craniotabes. Er heilt ohne Behandlung.

Prognose: Die Prognose der Frühgeburt ist verschieden, je nachdem es sich um Kinder gesunder Eltern oder um solche von kranken handelt. Im ersten Falle ist sie naturgemäß günstiger als im letzten. Auch das Gewicht beeinflußt die Prognose. Im allgemeinen sterben von Kindern im Gewicht von:

1000—1500 g	etwa	80 %
1500—2000 g	„	36 %
2000—2500 g	„	11 %.

Den besten Anhalt gibt jedoch das eigene Befinden der Kinder; diejenigen, die sich kräftig bewegen, schreien, gut saugen, erwecken mehr Vertrauen als die schläfrigen, leicht zyanotischen und schlecht trinkenden.

Die Prognose für das spätere Leben ist im allgemeinen gut. Allerdings kommt es vor, daß Frühgeburten späterhin „Wasserköpfe" bekommen, auch mehr als normale Kinder zu psychischen und nervösen Anomalien neigen, zu Enuresis, Pavor nocturnus, Chorea usw. Andererseits sind es aber auch häufig kluge, geweckte Kinder. Hinsichtlich ihres Gewichts und Längenwachstums bleiben sie in den ersten Jahren immer etwas hinter ausgetragenen Kindern zurück. Bis sie in die Schule kommen, haben sich aber alle Unterschiede ausgeglichen.

III. Abschnitt.

Die Ernährungsstörungen des Säuglingsalters.

Einteilung.

Die alte Einteilung der Ernährungsstörungen des Säuglings nach pathologisch-anatomischen Gesichtspunkten in Gastritis, Enteritis, Gastroenteritis, Kolitis usw. ist heutzutage ganz verlassen. An ihre Stelle ist die von Czerny und Keller begründete Einteilung nach ätiologischen Momenten getreten.

Danach unterscheidet man:

I. **Ernährungsstörungen ex alimentatione (Nährschäden),**

d. h. Schädigungen des kindlichen Organismus, die durch eine unzureichende oder eine übermäßige oder eine unzweckmäßig zusammengesetzte (einseitige) — im übrigen ganz einwandfreie und unzersetzte — Nahrung hervorgerufen werden:

a) Milchnährschaden,
b) Mehlnährschaden,
c) Barlowsche Krankheit.

II. **Ernährungsstörungen ex infectione.**

Darunter versteht man Ernährungsstörungen, bei deren Zustandekommen die Wirksamkeit von Bakterien im Vordergrund steht:

a) akute Ernährungsstörungen sens. strict. — Toxikosen,
b) enterale Infektionen (Sepsis neonat.) [1]),
c) parenterale Infektionen.

III. **Ernährungsstörungen ex constitutione.**

Damit werden die Ernährungsstörungen bezeichnet, die als die Folge einer abweichenden Körperkonstitu-

[1]) Siehe Abschnitt II, S. 53.

tion des Kindes (eines angeborenen, abnormen Chemismus gewisser Organ- oder Gewebszellen — Czerny) anzusehen sind:

a) exsudative Diathese,
b) Rachitis,
c) Anämie,
d) Psycho- und Neuropathie.
Neuropathie, Spasmophilie, Pylorospasmus und habituelles Erbrechen.

IV. **Ernährungsstörungen durch angeborene Fehler im Bau des Körpers.**
Hirschsprungsche Krankheit. Mißbildungen u. dergl.

Eine andere, von Finkelstein vorgeschlagene Einteilung, auf die im folgenden mehrfach Bezug genommen ist, unterscheidet die Ernährungsstörungen in:

I. Ernährungsstörungen infolge Toleranzüberschreitung:
a) leichte Formen ohne Destruktionsvorgänge,
1. Bilanzstörung,
2. Dyspepsie;
b) schwerere Formen mit Destruktionsvorgängen,
3. Dekomposition,
4. Intoxikation.

II. Ernährungsstörungen infolge Nahrstoffmangels, Inanition:
a) quantitative Inanition,
b) qualitative Inanition (insbesondere Mehlnährschaden).

III. Sekundäre Ernährungsstörungen infolge primärer Toleranzschwächung durch Infektion, Hitze usw.

Ernährungsstörungen ex alimentatione.

I. Milchnährschaden.

A. Der Milchnährschaden des Brustkindes.

Der Milchnährschaden ist die häufigste Ernährungsstörung des Brustkindes. Er kommt zustande, wenn die Frauenmilch in unzureichender Menge oder im Übermaß verabfolgt wird.

Störungen durch eine schädliche Zusammensetzung der Milch, durch sogenannte „schlechte“ oder „wässerige“ Muttermilch spielen zwar im Volke eine große Rolle, kommen in Wirklichkeit aber nicht vor. Alle darauf zurückgeführten Schädigungen beruhen auf anderen Ursachen — nicht selten auf einer abnormen Konstitution des Kindes (Neuropathie, exsudative Diathese).

Unterernährung an der Brust.

Vorkommen: Wenn ein Arzt von der Mutter befragt wird, ob ihr Kind auch genügend zu trinken bekäme, so stellt sich in mehr als $^2/_3$ der Fälle die Besorgnis der Mutter als unbegründet heraus. Der Laie schließt schon auf eine Unterernährung, wenn ein Kind unruhig ist oder an den Fingern und den Fäusten lutscht. Beides besagt für die Annahme einer Unterernährung aber nichts; das Vorkommen einer solchen ist außerordentlich viel seltener, als gemeinhin angenommen wird.

Ätiologie: Die Ätiologie der Unterernährung des Brustkindes ist:

1. Die mangelhafte Stillfähigkeit der Mutter. Eine absolute Stillunfähigkeit gibt es zwar nicht. Hingegen gibt es viele Mütter, die ihre Kinder nicht ausreichend stillen können. Nach eigenen Beobachtungen sind es unter erststillenden Frauen etwa 13 v. H., bei denen die Menge der gelieferten Milch nicht hinreicht, um den Bedarf des Kindes zu decken. Bei späteren Schwangerschaften bessert sich das Stillvermögen.

In anderen Fällen geht die Milchabsonderung, nachdem sie eine Zeitlang genügt hat, vorzeitig zurück.

2. Eine schwergehende Brust. Wie früher schon erwähnt wurde, gibt es „leichtgehende Brüste", d. h. solche, bei denen der Schließmuskel schon bei dem geringsten Kieferdruck des Kindes nachgibt, so daß die Milch im Strahl herausspritzt — und „schwergehende" Brüste, bei denen der Sphinkterverschluß ein ungewöhnlich fester ist. Drückt man den Schließmuskel, der etwa am Übergang der Warze in den Warzenhof sitzt, zusammen, so läßt er zwar auch Milch heraustreten, aber nicht im Strahl, sondern sie quillt in Tropfen hervor. Die Kraft, die ein Kind anwenden muß, um einen solchen, festen Sphinkterverschluß zu überwinden, ist naturgemäß viel größer als bei einer leichtgehenden Brust, und die Folge davon ist, daß es schneller ermüdet und einschläft, namentlich, wenn es sich zugleich um ein muskelschwaches Kind handelt. Und wenn das Kind einschläft, so nimmt man an, daß es satt ist, und nimmt es von der Brust weg. In Wirklichkeit aber hungert es. Die weitere Entwicklung ist dann so, daß die Mutter über kurz oder

lang merkt, daß ihr Kind nicht recht gedeiht und nun versucht, es häufiger — nicht mehr 4stündlich, sondern 2stündlich — anzulegen. Das endet dann aber immer mit einem Mißerfolg, denn nun verliert das Kind noch dazu den Appetit und mag überhaupt nicht mehr kräftig ansaugen.

3. Ein verspätetes Einschießen der Milch.

Diese Form hat weniger insofern Bedeutung, als sie zur Unterernährung führt — denn es handelt sich ja immer nur um einen verhältnismäßig kurzen Zeitraum. Sie ist vielmehr in jener anderen Hinsicht wichtig, weil sie oft die Ursache des gänzlichen Verzichtes auf die natürliche Ernährung ist. Wenn am 4. oder 5. Tage nach der Entbindung die Milch immer noch nicht eingeschlossen ist, so stellen die mannigfachen Beraterinnen der Mutter, oft aber auch die Ärzte, ein Ausbleiben der Milchabsonderung überhaupt fest (Agalaktie). Infolgedessen wird mit den Versuchen, anzulegen, aufgehört und die Flasche gegeben. Es kommt aber normalerweise vor, daß die Milch noch später als üblich einschließt, z. B. am 8. Tage. Versucht man nunmehr das Kind, nachdem es tagelang ausschließlich aus der Flasche getrunken hat, wieder an die Brust anzulegen, so ist oft alle Mühe umsonst, und man muß bei der künstlichen Ernährung bleiben.

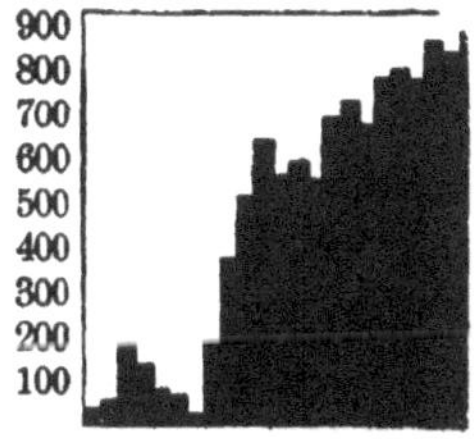

Abbildung 3
Verspätetes — erst am 9. Tage erfolgtes Einschießen der Milch.

Erscheinungen: Ein Brustkind, das unterernährt ist, nimmt nicht zu, sondern bleibt auf seinem Gewicht stehen. Wesentliche Abnahmen erfolgen meist nicht. Trotzdem drückt sich bald eine Magerkeit im Aussehen des Kindes aus. Die Bauchdecken sind straff und eingezogen — Hungerbauch. Die Stuhlentleerung ist infolge Mangels an kotbildenden Stoffen verlangsamt — Pseudoobstipation. Die Stühle sind substanzarm, dunkel gefärbt. Die Harnentleerung ist selten. Es bestehen leichte Untertemperaturen.

Bei längerem Bestehen der Unterernährung verlieren die Kinder ihre Regsamkeit, sie sind müde, schläfrig, ihre Haut wird welk, zu Wundsein und Furunkelbildung neigend.

Fast niemals — und das ist sehr bemerkenswert — sind chronisch hungernde Säuglinge unruhig, sondern sie sind immer still und zufrieden. Bei Befragen der Mütter erfährt man, daß die Kinder meist sehr lange — ½ bis 1 Stunde — an der Brust liegen.

In seltenen Fällen bestehen bei unterernährten Kindern vermehrte, schleimige Stühle. Ferner zeigen manche Kinder trotz ihrer gänzlich ungenügenden Nahrungsaufnahme Erbrechen — sog. Erbrechen ex vacuo —, das wahrscheinlich durch den hohen Fettgehalt der in solchen Fällen stark konzentrierten Frauenmilch bedingt ist. Es schwindet bei Steigerung der Nahrungsmengen oder bei Verabfolgung von 3—4 Teelöffeln Karlsbader Mühlbrunnen vor jeder Mahlzeit.

Die Diagnose hat einmal die bestehende Unterernährung festzustellen, was mit Hilfe der Kontrolle des Körpergewichts durch die Wage ja nicht schwer ist. Sie hat aber auch in jedem Falle möglichst die Ursache der Unterernährung aufzudecken.

In praxi geht man so vor, daß man das Kind zur Stunde seiner Mahlzeit (mit seiner Kleidung) wiegt, es anlegen und nach seinem Belieben trinken läßt. Danach wiegt man es wieder, und der Gewichtsunterschied ergibt die Menge der getrunkenen Milch. Hieraus läßt sich dann leicht, wenigstens schätzungsweise, die 24stündige Gesamtnahrungsmenge berechnen, die in diesen Fällen meist erheblich hinter der Budinschen Zahl (S. 8) zurückbleibt und damit die Diagnose der Unterernährung bestätigt.

Die Untersuchung der Brust der Mutter ergibt dann weiter, welche Ursache der Unterernährung vorliegt: läßt sich durch Abspritzen keine oder nur sehr wenig Milch, 1—2 Teelöffel, entleeren, so besteht höchstwahrscheinlich eine Hypogalaktie. Enthält die Brust dagegen noch reichlich Milch, so handelt es sich offenbar um eine schwergehende Brust. Man beobachtet dann das Kind noch etwa 8 Tage und stellt, um Irrtümern zu entgehen, noch öfters auf die angegebene Art die Ergiebigkeit der Mutterbrust fest. Wenn nötig ordnet man während dieser Zeit irgend etwas harmloses an: spült 1- oder 2mal den Magen aus, verschreibt der Mutter eins der beliebten und gänzlich unwirksamen Laktagoga wie Malztropon oder Hygiama, dem Kinde Pepsinsalzsäure (Pepsin, Acid. hydroch. āā 1,0 Aq. dest. 100,0, vor jeder Mahlzeit einen Teelöffel).

Behandlung: Je nach dem Grund der Unterernährung ist das therapeutische Vorgehen verschieden. Wo eine sichere Hypogalaktie besteht, ist zuzufüttern, indem man entweder nach jedem Anlegen (nicht vorher) dem Kind die Flasche mit einer seinem Alter und Gewicht entsprechenden Milchmischung gibt, oder indem man — was bequemer und empfehlenswerter ist — des Morgens, Mittags und Abends die Brust (oder beide Brüste) und des Vormittags und Nachmittags die Flasche geben läßt. Auf diese Weise ist es möglich, monatelang eine Zwiemilchernährung durchzuführen und ein gutes Gedeihen des Kindes zu bewirken.

Im zweiten Fall — bei genügender Milchabsonderung der Mutter — ist eine Zufütterung dagegen durchaus zu widerraten. Man läßt alle 4 Stunden anlegen, aber das Kind nicht zu lange, sondern nur etwa 20 Minuten, trinken. Sobald es von allein aufhört, wird es nicht mehr weiter zum Trinken ermuntert, sondern weggelegt, und die Mutter spritzt sich nunmehr mit der Milchpumpe oder mit der Hand die Brust möglichst leer. Die abgespritzte Milch erhält das Kind mit dem Löffel. Dadurch erreicht man einmal, daß die Kalorienzufuhr des Kindes erheblich gesteigert wird, und zweitens, daß der Milchstauung in der Brust der Mutter vorgebeugt wird. Falsch wäre es, in diesen Fällen zuzusehen und auf eine vielleicht von allein eintretende Besserung zu warten. Damit erreicht man nur, daß die Milchmenge der Mutter immer mehr nachläßt. Verfährt man dagegen — wie eben angegeben — über 2 bis 3 Wochen, so sieht man, wie nicht nur die Kinder an Gewicht zunehmen, sondern wie sie selber auch wieder kräftiger saugen, so daß das Übel bald gehoben ist.

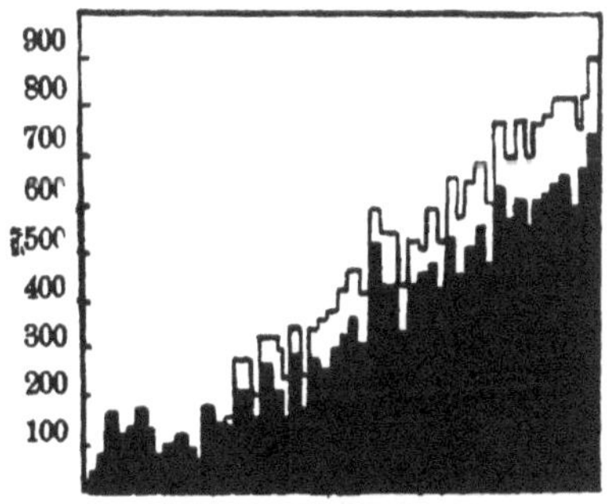

Abbildung 4.
Unterernährung bei Frauenmilchernährung infolge schwergehender Brust.
Die Mutter des Kindes wies zunächst eine normale Milchbildung auf Dieselbe ging jedoch dadurch, daß das Kind — ein schwacher Säugling — die schwergehende Brust immer nur ganz ungenügend entleerte, schnell zurück. Ehe sie ganz versiegte, wurde nach vierzehntägigem Abwarten versucht, durch restloses Entleeren der Brustdrüse vermittels Abspritzen die Milchstauung zu beseitigen und die Absonsonderung wieder hochzubringen. Die abgespritzte Milch erhielt das Kind im Löffel zugefüttert. Auf diese Weise gelang es — wie die Abbildung zeigt — die Milchabsonderung stark in die Höhe zu bringen und das Stillen erfolgreich weiter durchzuführen.
Die schwarzen Felder sind die vom Kind selbständig getrunkenen, die weißen die abgespritzten Milchmengen.

Wo sich das Einschießen der Milch hinauszögert, gebe man wenigstens bis zum 8. Tage die Hoffnung nicht auf. Wenngleich man auch genötigt ist, künstliche Nahrung (vgl. S. 5) hinzuzufüttern, so lasse man doch bei jeder Mahlzeit erst das Kind etwas saugen, und dann gebe man ihm die Flasche. Falls wirklich noch die Milch einschießt, so hat wenigstens das Kind das Saugen nicht verlernt.

Überernährung an der Brust.

Vorkommen: Viel häufiger als durch Unterernährung kommt es infolge von im Übermaß verabfolgter Nahrung zum Milchnährschaden beim Brustkind.

Herkommen: Alle Mütter neigen mehr oder weniger dazu, das Schreien ihrer Kinder als Hunger zu deuten. Wenn sie dann nachgeben und, nur um die Kinder zu beruhigen, ihnen öfter als gut ist, die Brust reichen, so ergibt sich daraus eine Überfütterung, bei der die Nahrungsmengen das Maß des Physiologischen oft weit überschreiten.

In anderen Fällen kommt es — mehr unverschuldet — zu dem gleichen Ergebnis, wenn nämlich der Milchreichtum der Brust so groß ist, daß selbst bei seltenen Mahlzeiten allzugroße Mengen dargeboten werden.

Erscheinungen: Eine Zeitlang verträgt jedes Brustkind eine Überfütterung. Nach und nach aber bildet sich der Nährschaden heraus, indem die Kinder immer unruhiger werden, auch des Nachts sich melden, ab und zu erbrechen, im Körpergewicht stillstehen oder gar abnehmen. Es kommt zum Meteorismus, zum Abgang von Darmgasen, bald auch zur Grünfärbung und Vermehrung der Stühle. Diese Durchfälle sind es meist, die den Anlaß geben, daß der Arzt um Rat gefragt wird. Die Stühle werden entweder sofort grün entleert, oder sie nehmen, sobald sie kurze Zeit in der Windel gelegen haben, die genannte Farbe an. Selten sind sie gleichförmig, viel öfter zerfahren, schleimig, durchsetzt mit weißlichen, kleinen oder größeren Fettseifenflöckchen. Und mit diesen mißfarbenen Stühlen verbindet sich immer eine Vermehrung der Zahl der Entleerungen.

In anderen Fällen steht das Erbrechen im Vordergrund.

Ehe aber wegen Erbrechens ein Arzt befragt wird, muß es schon ziemlich starke Grade angenommen haben. Denn leichteres Erbrechen, sogenanntes Speien, gilt in der Meinung des Volkes als beinahe physiologisch und geradezu als Merkmal des gutgedeihenden Kindes (Speikinder — Gedeihkinder). In der Tat sieht man gar nicht selten, wie solche Brustkinder, die sich durch Speien des Überflusses ihrer Nahrung entledigen, vortrefflich vorwärtskommen, gute Stühle haben und sich ausgezeichnet befinden. Gleichwohl ist jedes Speien als pathologisch anzusehen. Es kann sich leicht zum wirklichen Erbrechen verschlimmern und dann so hohe Grade gewinnen, daß der größte Teil der Nahrung wieder zurückgegeben wird, und das betreffende Kind durch Nahrungsmangel in einen Hungerzustand gerät. So bestehen zwischen dem einfachen Speien und dem schweren gewohnheitsgemäßen Erbrechen nur gradweise Unterschiede.

Pathogenese: Bis zu einem gewissen Teile sind die Durchfälle wie auch das Erbrechen als Ausgleichvorgänge aufzufassen, durch die sich der Körper des Überflusses an Nahrung erwehrt.

In der Hauptsache aber sind sie der Ausdruck eines abnormen Ablaufs der Verdauung. Durch die Überfütterung kommt es zur Verzögerung der Magenentleerung, zur Herabsetzung der Salzsäuresekretion, zur gesteigerten bakteriellen Zersetzung des Mageninhaltes, zur vermehrten Bildung von Fettsäuren. Die vermehrte Säurebildung führt zur Steigerung der Darmentleerung, die Gasentwicklung zum Meteorismus, die Stagnation des Mageninhaltes zum Erbrechen usw.

Die Prognose des Milchnährschadens ist gut.

Die Diagnose hat, wo Erbrechen besteht, das gelegentliche Vorkommen von Pylorusstenose zu berücksichtigen. Wo Durchfälle bestehen, hat man zu untersuchen, ob sich auch sonst noch irgendwelche der obengenannten Begleiterscheinungen finden. Denn auf die bloße Tatsache der „grünen" Stühle hin, darf man niemals die Diagnose Ernährungsstörung stellen. Vgl. S. 89.

Es ist weiter notwendig, den Fehler in der Ernährung ausfindig zu machen.

Behandlung: In leichten Fällen führt es schon zum Ziel, wenn man die Mahlzeiten des Kindes auf die normale Zahl von fünf in 24 Stunden zurückbringt, oder — falls eine allzureichlich fließende Brust die Schuld an der Überernährung trägt — die Trinkzeit während der einzelnen Mahlzeit auf 20 Minuten herabsetzt, oder statt beider Brüste immer nur eine bei jeder Mahlzeit reichen läßt. Nur in schwereren Fällen ist ein schärferes Vorgehen am Platze, und da ist auch ein Abführmittel oft von guter Wirkung: durch eine einmalige reichliche Dosis von Rizinusöl — 2 Teelöffel oder 1 Kinderlöffel — befreit man zunächst den Darm von seinem Inhalt und setzt, bis er leer ist, die Brusternährung ganz aus. 24 Stunden danach beginnt man wieder, in regelmäßigen, langen Zwischenräumen von je 4 Stunden das Kind an die Brust anzulegen.

Man muß natürlich dem Nahrungsbedürfnis des Kindes während dieser Fastenzeit Genüge leisten, indem man ihm in angemessenen Mengen Tee zu trinken gibt, entweder aus der Flasche oder, wenn diese nicht genommen wird, aus der Schnabeltasse oder mit dem Löffel. Der Tee wird am besten nicht mit Zucker, sondern mit einer Tablette Saccharin gesüßt. Bei der Mutter wird in entsprechenden Zwischenräumen die Brust durch Abspritzen der Milch entleert. Sind die Kinder sehr unruhig, so macht man ihnen feuchtwarme Wickel, in denen sie stundenlang schlafen, oder man gibt ihnen 3—4stündlich 1 Teelöffel Chloralhydrat (3,0 auf 100,0 Wasser + 1 Tablette Saccharin) zusammen mit dem Tee.

Der Erfolg ist immer ganz prompt. Die krankhaften Erscheinungen (Unruhe, Erbrechen, Meteorismus usw.) schwinden, insbesondere geht die Gewichtskurve wieder aufwärts, und die Zahl der Stuhlentleerungen verringert sich auf die normale von ein oder zwei am Tage. Nur die Farbe und Form der Stühle bleibt manchmal lange Zeit über unbeeinflußt.

Bei der gleichen Behandlung heilt meist auch das Erbrechen. In denjenigen Fällen, die sich nicht bessern wollen, beschränkt man sich darauf, durch regelmäßiges Wiegen festzustellen, ob trotz des Erbrechens das Gewicht zunimmt. Das ist meist der Fall, und dann wartet man ruhig ab, bis im Laufe einiger Wochen das Erbrechen von selbst aufhört.

Nimmt das Gewicht hingegen ab, so verfährt man wie auf S. 191 beschrieben.

Der Milchnährschaden bei Brustkindern mit exsudativer Diathese.

In all den bisher genannten Fällen ist mit Absicht hervorgehoben, daß außer den Durchfällen noch offensichtliche andere Erscheinungen einer Ernährungsstörung bestanden. Denn es gibt eine große Anzahl von Fällen, wo das nicht zutrifft, wo die Kinder sich ausgezeichnet befinden, an Gewicht zunehmen, sehr häufig auch gar nicht überernährt werden — trotzdem aber grüne dyspeptische Stuhlentleerungen aufweisen (S. 29). Manche Brustkinder haben ständig schlechte Stühle, manche nur zeitweise; und bei anderen wechseln Durchfälle mit Verstopfung ab. In diesen Fällen wird am meisten mit Medikamenten gesündigt, und deshalb scheint es notwendig zu sein, auf sie besonders hinzuweisen.

In der Beurteilung dieser Durchfälle nimmt man heute einen ganz anderen Standpunkt ein als früher: vormals erblickte man die Schuld bei der Mutter, heute — beim Kind. Man hat früher angenommen, daß Diätfehler der Mutter, seelische Erregungen, die Menstruation u. a. Durchfall beim Kind veranlassen könnten. Einen sichern Beweis hat man zwar nie erbringen können, sondern immer nur nach dem Eindruck geurteilt, sich trotzdem aber bewogen gefühlt, aus der Kost einer stillenden Frau alle möglichen Speisen, namentlich saure, zu streichen. Man hat sich sogar für berechtigt gehalten, wenn eine Periode dyspeptischer Stühle mit dem Wiederbeginn der Menstruation bei der Mutter zusammenfiel, deswegen mit der Brusternährung überhaupt aufzuhören und zur Kuhmilch überzugehen. Heute urteilt man darüber ganz anders. Auf den Kinderkliniken und wo sonst noch stillende Frauen als Ammen gehalten werden, denkt niemand daran, ihnen eine besondere Kost zu geben. Sie erhalten das übliche Essen des Dienstpersonals — sogar Heringssalat und saure Gurken — und man hat nie einen schädlichen Einfluß auf das Kind, insbesondere nicht auf seinen Stuhlgang gesehen.

Man kann ganz merkwürdige Beobachtungen machen, z. B.: Eine Amme stillt zwei Kinder, ihr eigenes und ein fremdes. Beide gedeihen in normaler Weise, aber während das eine seltene, gelbe, breiige Stühle entleert, hat das andere 5—6—7, ja noch mehr grüne, zerfahrene, dyspeptische Stühle. Man kann in solchen Fällen doch nur schließen, daß nicht die Mutter bzw. die Muttermilch die Ursache der „schlechten" Stühle abgibt, sondern daß offenbar die tiefere Ursache im Kinde selbst liegt. Und in der Tat handelt es sich fast immer um Kinder mit einer ganz besonderen Veranlagung, nämlich um solche mit exsudativer Diathese. (Vgl. S. 145 u. 151.)

Diese Art von Kindern hat uns Czerny kennen gelehrt. Wer sie sich näher ansieht, bemerkt, daß sie — obwohl an der Brust ernährt — doch nicht so ganz den normalen Kindern entsprechen. Sie neigen zu Hautausschlagen, zum Wundwerden in den Beugen, am Genitale und an den Ohren, zu Milchschorf auf den Wangen, zu dicken Hauttalgablagerungen auf dem Schädel, dem sogenannten Gneis, zu Strophulusausbrüchen auf dem Rumpf und dergleichen mehr. Wie die äußere Haut, so zeigen auch die Schleimhäute eine Neigung zu exsudativen Prozessen, zu Rachenkatarrhen, Schnupfen, Mandelentzündungen, zu sekundären Drüsenschwellungen im Nacken und am Kieferwinkel, zu Mittelohrentzündungen usw. Überaus häufig findet man bei ihnen nun auch die Neigung zu dyspeptischen Stuhlentleerungen, trotz ausschließlicher Brusternährung.

Die Feststellung der exsudativen Veranlagung ist oft schon sehr frühzeitig möglich. Am frühesten — wir beobachteten sie schon am 4. Lebenstage — zeigen sich kleine rote Stippchen auf der Wange neben der Nase, die nach einigen Tagen abheilen, aber immer wieder auftreten und sich schließlich zum Milchschorf entwickeln. Von der 3. Woche ab tritt der Prurigo auf: Gruppen von 10—12 erhabenen, geröteten Pusteln, die nach einigen Tagen abblassen und als kleine Knötchen noch länger fühlbar bleiben. Um die gleiche Zeit entwickelt sich der „Freundsche Zopf“ (S. 143) und tritt der Gneis als feine, fettig glänzende Hauttalgschüppchen auf dem Schädel auf. Seltener und später — Ende des 2. Monats — findet sich die Landkartenzunge.

Die Kenntnis des exsudativen Symptomenkomplexes ist für die Bewertung und Behandlung dieser Durchfälle von großem Nutzen. Denn wer ihn kennt, der wundert sich nicht, wenn eines Tages bei einem Kinde zu den bereits vorhandenen Erscheinungen (z. B. auf der Haut) sich auch noch Durchfälle gesellen. Wer das Bild der exsudativen Diathese nicht kennt, wird vielleicht im ersten Augenblick im Zweifel sein, ob nicht eine wirkliche Ernährungsstörung vorliegt, wird aber sehr bald zu einer richtigen Deutung kommen, wenn er sich vergegenwärtigt, daß eine Ernährungsstörung neben dem Durchfall immer noch eine Reihe anderer Erscheinungen mit sich zu führen pflegt. Die fehlen aber sämtlich hier, und das ist bestimmend für unser Verhalten gegenüber diesen dyspeptischen Stühlen: die Ursache liegt begründet in der abnormen Konstitution des Kindes, das eben die Endprodukte seiner Verdauung in einer abweichenden Form wieder zutage fördert. Diese Konstitution vermögen wir nicht von heute auf morgen zu ändern, und deshalb verbietet sich eine Behandlung des Durchfalls nach den oben angegebenen Grundsätzen — Verabreichung eines Laxans, Hungernlassen des Kindes usw. — von allein. Auch eine Behandlung mit Stopfmitteln ist unnütz und überflüssig.

Wenn man ein derartiges Kind in seine Behandlung bekommt und sich durch Augenschein von den schlechten Stühlen überzeugt hat, so ist die nächste Frage: hat das Kind wirklich nichts anderes als Frauenmilch bekommen? Wird diese Frage bejaht, so hat man zu untersuchen, ob sich sonst Erscheinungen einer Ernährungsstörung feststellen lassen. Ist das nicht der Fall, stellt man vielleicht gar noch ausgesprochene Erscheinungen von exsudativer Diathese fest, so ist jede eigentliche Behandlung unnötig. Man wartet ruhig ab, wiegt aber das Kind und stellt nach 2—3 Tagen das Gewicht wiederum fest. Und wenn man dann darlegen kann, daß das Kind trotz seiner schlechten Stühle an Gewicht gewonnen hat, so sehen gewöhnlich auch die Eltern ein, daß eine abwartende Behandlung die beste ist, und trösten sich mit dem ungestörten Gedeihen des Kindes.

Die Zahl der Stühle wie auch ihr übles Aussehen läßt sich in manchen Fällen durch Zufütterung eines Eiweißpräparates bessern. Man gibt dann vor jeder Mahlzeit 1 Teelöffel Plasmon, verruhrt mit 4 Teeloffeln Tee oder Emser Wasser und etwas Saccharin. Von dieser Verabreichung ist besonders da Gebrauch zu machen, wo die Kinder durch die häufigen Stuhlentleerungen sehr wund werden.

Bei anderen Kindern mit exsudativer Diathese tritt der Milchnährschaden in der Form einer hartnäckigen Verstopfung in Erscheinung.

Verstopfung beim Brustkind ist ein ziemlich häufiges Vorkommnis, das in seltenen Fällen durch organische Veränderungen (Hirschsprungsche Krankheit, Pseudoobstipation bei Pylorusstenose) bedingt, meist jedoch rein alimentärer Natur ist — nach Czerny ein Ausdruck der Insuffizienz der Fettverdauung. Sie äußert sich in zweierlei Weise: Die einen von den Kindern entleeren vollkommen normale, gelbe, breiige, gar nicht einmal sehr massige Stühle; nur erfolgt die Entleerung ungewöhnlich selten, alle 2 oder 3 Tage. Diese Fälle haben immer den Gedanken erweckt, daß es sich dabei vielleicht um eine allzu gute Ausnutzung der Frauenmilch handelt. Auch beim Erwachsenen soll es ja ähnliches geben. Es bleibt zu wenig „kotbildende“ Substanz übrig, und deshalb verzögert sich die Stuhlentleerung. In den anderen Fällen werden harte, trockene, knollige, hellgelbe Bröckel entleert, die oft unter sichtlicher Anstrengung des Kindes den Sphincter ani passieren. Trotz bestehender Verstopfung ist das Gedeihen des Kindes immer ungestört. Deshalb ist es eigentlich unnötig, ärztlich einzugreifen. Gelegentlich aber muß man sich doch dazu entschließen. Der Glaube an die Notwendigkeit einer geregelten Stuhlentleerung ist so tief im Volke eingewurzelt, daß man zuweilen schon den Eltern willfährig sein muß. Man kann das um so eher tun, als die Mittel, mit denen man bereits einen Erfolg erzielen kann, ganz harmlos sind, und es sich andererseits um einen Zustand handelt, der immer vorübergehender Natur ist und von allein schwindet, sobald das Kind festere Kost erhält. Mit der Beifütterung wartet man aber am besten, bis das Kind ein halbes Jahr alt geworden ist. Bis dahin behilft man sich mit milden Abführmitteln. Es ist jedoch unnötig, täglich Stuhl zu erzwingen, man wartet vielmehr ruhig 2 Tage ab. Ist bis zum Abend des zweiten Tages kein Stuhl von allein erfolgt, so gibt man 1 Teelöffel Feigensirup (Califig) oder die gleiche Menge Ol. ricin. + Sirup. mannae āā oder 2—3—4 Teelöffel Malzextrakt, und am nächsten Morgen ist der Stuhlgang erfolgt.

Es ist auch empfohlen worden, durch Bauchmassage Stuhlgang herbeizuführen — ich habe nie einen Erfolg davon gesehen. Von Klysmen ist abzuraten. Die üblichen Klistiere mit Kamillentee versagen in den meisten Fällen, höchstens veranlaßt das Einführen der Spritze, namentlich, wenn es recht ungeschickt geschieht, die Kinder zu einem kräftigen Pressen und führt dadurch einen Stuhl herbei. Um einen wirklichen Darmreiz zu setzen, müßte man schon kaltes Wasser oder Seifenwasser verwenden. Ölklysmen sind gleichfalls wenig wirkungsvoll, Glyzerin (in Menge von 1 Eßlöffel) dagegen wirkt wieder außerordentlich sicher. Der Nachteil der Klistierbehandlung besteht darin, daß sie öfters zu Einrissen und Wundsein am After Veranlassung gibt und dadurch die Stuhlentleerung obendrein noch schmerzhaft macht. Aber auch wenn das nicht der Fall ist, bedeutet die Klistierbehandlung meist keine wirkliche Erlösung vom Übel der Stuhlverstopfung. Der ständige Gebrauch der Spritze, besonders wenn es sich um kräftige, widerstrebende Säuglinge und um recht zaghafte, nervöse Mütter handelt, gestaltet jeden Stuhlgang zu einer aufregenden Familienszene. Ein mildes Abführmittel wirkt viel angenehmer.

Sobald die Kinder älter geworden sind und Gemüse, Griessuppen, Zwieback und dgl. vertragen, tritt auch von allein Stuhlgang auf, und die Verabfolgung von Abführmitteln erübrigt sich damit von ganz allein.

Niemals darf man bei Verstopfung (wie übrigens auch bei den vorhergehend geschilderten „Durchfällen" der Brustkinder mit exsudativer Diathese) die alte Erfahrungstatsache aus dem Auge lassen, daß einem Kinde nicht allzuviel Schlimmes passieren kann, solange es Frauenmilch bekommt. Deshalb darf man sich auch niemals verführen lassen, ein Kind von der Brust abzusetzen, weil es verstopft ist.

Auch ein Grund für einen Ammenwechsel liegt nicht vor.

Der Milchnährschaden des künstlich genährten Säuglings.

Vorkommen: Der Milchnährschaden des künstlich genährten Säuglings tritt als chronisch verlaufende Ernährungsstörung bei Kindern auf, die mit den üblichen — an sich ganz einwandfreien und unzersetzten — Milchmischungen ernährt werden.

Herkommen: 1. Er wird teils erworben, und zwar am häufigsten durch Überfütterung mit Milch. Er kommt demgemäß zur Beobachtung, wenn die Zahl der Mahlzeiten oder die Größe der einzelnen Mahlzeit ungebührlich gesteigert wird, oder auch, wenn frühzeitig zur Ernährung mit unverdünnter Milch übergegangen wird.

2. Er wird ferner erworben durch vorausgegangene sonstige Ernährungsstörungen (Toxikosen, parenterale Störungen, Mehlnährschaden). Versucht man nach dem Abklingen einer dieser Störungen dem Kind wieder die gleiche Milchmenge zuzuführen, die es vorher erhalten hat, so beobachtet man oft, daß es dieselbe nicht mehr verträgt, sondern dabei verstopft wird und nicht mehr gedeiht.

3. Teilweise entwickelt sich der Milchnährschaden aber auch bei Kindern, die von vornherein, offenbar angeboren, eine begrenzte Verträglichkeit gegenüber der Kuhmilch haben. Wird die Grenze überschritten, so kommt es zum Nährschaden.

Erscheinungen und Verlauf: Er kündigt sich am häufigsten dadurch an, daß die ursprünglich normalen Stuhlentleerungen des Kindes ihre Konsistenz verändern, trockener und geformt werden, nicht mehr an der Windel haften, sondern sich leicht abschütteln lassen. Auch ihre Farbe ändert sich; anfangs noch gelb gefärbt, werden sie immer heller, bis sie schließlich einen grauen, kalkartigen Farbenton annehmen. Was den Eltern gewöhnlich am meisten Sorge macht, ist, daß der Stuhlgang immer träger wird, bis schließlich bloß noch alle paar Tage von allein ein Stuhl erscheint. Dieser eigenartige wasserarme, graue, alkalische, nach Fäulnis stinkende Stuhl, der sogenannte Seifenstuhl, ist das augenfälligste Kennzeichen des Milchnährschadens. Er allein macht aber ihn noch nicht aus, wie oft fälschlicherweise angenommen wird, sondern dazu gehören immer noch andere Symptome: Vor allem Gewichtsstillstand oder doch wenigstens ganz ungenügende Zunahmen. Die Gewichtskurve macht halt und schwankt hin und her. Was heute angesetzt wird, geht morgen wieder verloren (Bilanzstörung Finkelsteins, Abbildung 6). Wird in der falschen Voraussetzung, daß der Gewichtsstillstand durch

Nahrungsmangel bedingt sei, die Milch gesteigert, so tritt nicht nur keine Besserung ein, sondern es kommt zur weiteren Abnahme, unter Umständen — nach Wochen — zur wirklichen Atrophie des Kindes.

Dem aufmerksamen Beobachter entgeht nicht, daß immer schon frühzeitig sich noch weitere Veränderungen beim Kinde zeigen, daß sein Schlaf leichter, seine Stimmung wechselnder wird, daß die frischen Farben abblassen, Hautturgor und Muskeltonus nachlassen.

Es sei jedoch bemerkt, daß in den Fällen, in denen eine Überernährung mit Milch die Ursache des Nährschadens bildet, häufig die Muskulatur sowie der Hautturgor zunächst eine auffallend gute Ausbildung zeigen, so daß man geradezu von einer „Hypertonie" sprechen kann.

Der Harn ist oft ammoniakalisch; er wird in großen Mengen entleert, was bei der Trockenheit des Stuhles und den zugeführten großen Flüssigkeitsmengen nicht wunder nimmt. Oft können die Nieren, wie es scheint, die Wassermengen gar nicht bewältigen, und so kommt es zu starken Schweißen am Hinterkopf wie auch am übrigen Körper.

Begleiterscheinungen: Die häufigsten Begleiterscheinungen des Milchnährschadens sind Rachitis und Spasmophilie, die beide wohl zweifellos auch in einem ursächlichen Zusammenhang damit stehen. Eine sehr unangenehme Begleiterscheinung ist ferner die Furunkulose und — bei Kindern mit gleichzeitiger exsudativer Diathese — der Milchschorf, Intertrigo, Wundsein usw.

Pathogenese: Klinische Beobachtungen weisen darauf hin, daß das Fett der Nahrung die Ursache zum Zustandekommen des Milchnährschadens bildet. Denn verringert man die Menge des Fettes und ersetzt es durch Kohlehydrate, so bessert sich bzw. heilt der Nahrschaden.

Stoffwechseluntersuchungen haben weiterhin ergeben, daß diese ungünstige Rolle des Fettes nicht so zu deuten ist, daß es etwa schlecht resorbiert wird und der Verwertung im Körper entgeht. Im Gegenteil, es besteht beim Milchnährschaden kein wesentlicher Unterschied in der Resorptionsgröße gegenüber normalen Verhältnissen. Aber in anderer Hinsicht besteht eine Abweichung von der Norm: Betrachtet man die Fettverteilung im Kot unter normalen Verhältnissen und beim Milchnahrschaden, so sieht man, daß im ersten Falle nur ein verhältnismäßig kleiner Teil (18%) des Kotfettes in der Form von Kalk- und Magnesiaseifen ausgeschieden wird, daß hingegen beim Milchnahrschaden diese beinahe die Hälfte (ca. 48%) des Kotfettes ausmachen. Dadurch erhält einmal der Seifenstuhl sein eigentümliches Gepräge, zum andern wird dadurch der Mineralstoffwechsel in Mitleidenschaft gezogen: die Kalk- und Magnesiabilanz kann negativ werden: es wird mehr Kalk und Magnesia ausgeschieden, als in der Nahrung vereinnahmt wird. Das ist auf die Dauer natürlich nicht gleichgültig fur den Organismus, und es ist deshalb auch nicht wunderbar, daß gerade Kinder mit Milchnährschaden zu Rachitis und zu Krämpfen neigen.

D i a g n o s e: Wenn bei Kindern, die mit den üblichen einfachen Kuhmilchverdünnungen ernährt werden (und bei denen organische Fehler, wie Pylorusstenose und Hirschsprungsche Krankheit, auszuschließen sind), sich Verstopfung einstellt, so handelt es sich in den allermeisten Fällen um Milchnährschaden. Die Diagnose wird sicher, wenn Seifenstühle vorhanden sind, und zugleich die Schätzung der Nahrungsmengen ergibt, daß die Kalorienzufuhr eine ausreichende ist.

Schwierig kann die Diagnose sein, wenn durch Herumprobieren mit Kohlehydratmischungen oder Kindermehlen die Verhältnisse unklar geworden sind. Dann tut man gut, erst auf eine der üblichen, einfachen Milchverdünnungen zurückzugreifen (S. 5) und dabei abzuwarten, bis sich die Symptome des Milchnährschadens voll entwickelt haben.

P r o g n o s e: Der unbehandelte Milchnährschaden gibt eine schlechte Prognose. Die Kinder fallen einem chronischen Siechtum anheim und gehen an irgendwelchen hinzutretenden Erkrankungen zugrunde.

Bei kunstgerechter Behandlung dagegen ist die Prognose gut.

Behandlung des Milchnährschadens.

Ehe man als Arzt zu einem Kinde mit Milchnährschaden gerufen wird, haben gewöhnlich schon die Eltern eine Art Behandlung versucht, wobei sie immer den verkehrten Schluß aus ihren Beobachtungen ziehen. Die Unruhe des Kindes führen sie auf die bestehende Stuhlverstopfung zurück und behandeln sie demgemäß mit Klystieren oder mit Abführmitteln. Und die mangelhafte Gewichtszunahme erklaren sie, wie leicht verstandlich, mit unzureichender Nahrung und steigern demgemäß die Menge der Milch. Demgegenüber sei besonders betont, daß der Gebrauch von Abführmitteln und Klystieren bei Milchnährschaden gänzlich ungerechtfertigt ist. Denn dadurch wird wohl das eine Symptom der Stuhlverstopfung behandelt, aber das Grundübel bleibt bestehen. D i e B e h a n d l u n g m u ß v i e l m e h r d a h i n g e r i c h t e t s e i n, d i e M i l c h m e n g e z u v e r r i n g e r n u n d d e n A u s f a l l a n K a l o r i e n, d e r d a d u r c h g e s c h a f f e n w i r d, d u r c h Z u l a g e v o n K o h l e h y d r a t e n w i e d e r z u d e c k e n, wobei es aber nicht gleichgultig ist, welche Kohlehydrate man wahlt.

a) In den Fällen, in denen es sich offensichtlich um eine Überernährung mit Milch handelt, kommt man oft schon zum Ziel, wenn man die Nahrungsmengen auf das physiologische Maß einschränkt. Das ist allerdings oft leichter gesagt als getan. Denn die an sich schon zur Unruhe geneigten Kinder wehren sich gegen jede eingreifende Beschränkung ihrer Nahrung ganz energisch mit unaufhörlichem Geschrei.

Zunächst muß man immer erst zu erreichen suchen, die Zahl der Mahlzeiten durch Innehaltung längerer Pausen möglichst auf 5 herabzusetzen. Bis die Kinder sich daran gewöhnt haben, läßt man ihnen 2—3 mal am Tage in ihr Trinken 1 Teelöffel Chloralhydrat (3,0 auf 100,0 Wasser + 1 Tablette Saccharin) tun, wodurch bei den meisten ein etwa 3stündiger Schlaf herbeigeführt wird. Die Besserung ist meist ganz sicher, so daß nach einigen Tagen das Chloralhydrat überflüssig wird. Schlafen die Kinder nach 1 Teelöffel nicht ein, so gibt man nach 10 Minuten einen zweiten.

Die Unsitte der Nachtmahlzeiten bekämpft man am besten durch ein spät abends, vor der letzten Flasche verabfolgtes, möglichst lang ausgedehntes warmes Bad. Melden sich die Kinder trotzdem, so erhalten sie keine Nahrung, sondern nur Fencheltee. Lehnen die Eltern den Gebrauch eines Medikamentes ab, so bleibt man zunächst bei den häufigen, z. B. 2stündigen Mahlzeiten, läßt aber abwechselnd eine Flasche Milch, dann eine Flasche mit Tee verabfolgen, wodurch die Nahrungsmenge auf die Hälfte verringert wird. Die günstige Wirkung äußert sich sehr bald, indem die Unruhe nachläßt, die Kinder länger und tiefer schlafen und nunmehr von allein gar nicht mehr so oft Nahrung verlangen, so daß mit der Beifütterung von Tee aufgehört werden kann. —

Anders ist das Vorgehen in denjenigen Fällen, in denen bei normalen Nahrungsmengen die Erscheinungen der Milchnährschaden sich herausbilden. Hier ist man gezwungen, einmal die Milch zu beschränken und außerdem noch die Nahrung insofern richtigzustellen, daß man — je nach dem Grade der Störung — ein oder noch ein zweites Kohlehydrat hinzufügt, sofern man nicht vorzieht, das Kind mit Frauenmilch zu ernähren.

b) Behandlung mit Frauenmilch.

Die Behandlung ist derjenigen mit künstlicher Ernährung vorzuziehen bei Kindern der ersten zwei Lebensmonate, bei solchen mit hochgradiger Abmagerung und mit Komplikationen (spasmophilen Zuständen, schwerer Furunkulose usw.).

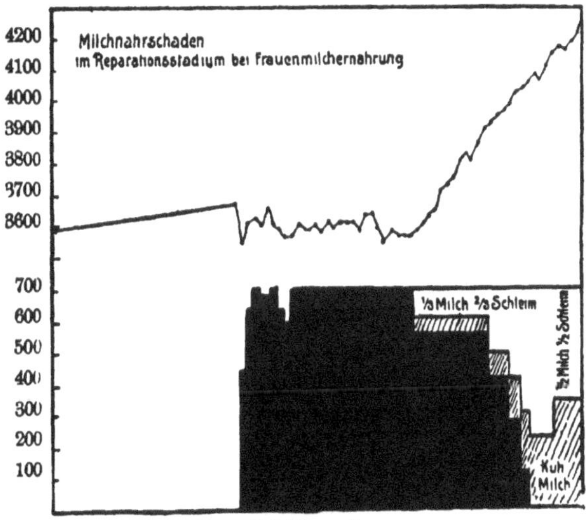

Abbildung 5.

4 Monate alter Säugling, wurde mit 10 Wochen einmal als Brustkind in der Poliklinik untersucht und gewogen. 6 Wochen später wurde er wieder gebracht wegen Furunkulose und Verstopfung. Er war in den nächsten Tagen nach der ersten Untersuchung von der Mutter abgestillt und seitdem mit $^2/_3$ Milch + $^1/_3$ Wasser + 1 Teelöffel Milchzucker ernährt worden. In der ganzen Zeit hatte das Kind nur 50 g zugenommen, hatte immer an Verstopfung gelitten und war schließlich an Furunkulose erkrankt. Bei Ernährung mit Frauenmilch bildet sich erst ein längeres Reparationsstadium heraus, bei Zufütterung erfolgten sodann gute Gewichtszunahmen.

Sie ist, was die Lebensaussichten anbetrifft, die beste, führt aber nicht immer zur sofortigen Gewichtszunahme, sondern leitet die Besserung oft mit einem langdauernden weiteren Gewichtsstillstand ein. Während dieser Zeit — dem sogenannten Reparationsstadium — repariert sich das Kind in der Tat von innen heraus: es wird wieder munter und regsam, lernt wieder lachen, die Komplikationen schwinden, die Furunkel heilen ab — nur nimmt es nicht zu. Hierauf muß man die Eltern von vornherein vorbereiten.

Sobald sich das Kind gebessert hat, also nach 4 bis 5 bis 6 Wochen, sucht man auch Gewichtszunahmen zu erzielen. Das läßt sich meist schon erreichen durch Zufütterung einer oder zwei Flaschen einer kohlehydratreichen Milchmischung: $^1/_3$ Milch + $^2/_3$ Haferschleim + Zucker oder Malzsuppe oder Buttermilch. Sofort steigt die Kurve regelmäßig an. Nach Verlauf von einigen weiteren Wochen setzt man das

Kind sodann auf eine seinem Alter und Gewicht entsprechende Milchmischung ab.

c) Behandlung bei künstlicher Ernährung.

Ist man auf die künstliche Ernährung des Kindes angewiesen, so stellt man zunächst die Ernährung, soweit sie nicht zweckmäßig erscheint, nach den auf S. 5 angegebenen Grundsätzen richtig, indem man z. B. statt Vollmilch eine Mischung von halb Milch, halb Wasser mit Zucker verabreichen läßt.

Tritt daraufhin keine Besserung ein, so setzt man statt Wasser eine Kohlehydratabkochung (Haferschleim, bei Kindern jenseits des ersten Lebensvierteljahres Hafermehlsuppe) hinzu.

Zeigt sich noch kein Erfolg, so zögere man nicht, nunmehr mit der Menge der Milch zurückzugehen auf ein Drittel. Das Kind würde also jetzt erhalten: $^1/_3$ Milch, $^2/_3$ Haferschleim + Zucker.

In den meisten Fällen führt das auch noch nicht zum Ziel. Dann muß man statt des gewöhnlichen Zuckers Malzzucker in Form von Malzextrakt hinzufügen. Mit anderen Worten: Man gibt Kellersche Malzsuppe, für die der Milchnährschaden die strengste Indikation abgibt. Die Malzsuppe ist: $^1/_3$ Milch, $^2/_3$ (Weizen-) Mehlsuppe + Malzextrakt. Ihre Herstellung ist folgende:

50 g (von sehr gutem, ergiebigem Mehl nur 30 g) Weizenmehl werden in $^1/_3$ l kalter Kuhmilch eingequirlt, dann durch ein Sieb geschlagen, um die Mehlklumpen zu entfernen. In einem anderen Gefaß werden 100 g Löflunds Malzsuppenextrakt in $^2/_3$ l lauwarmem Wasser gelöst und mit dem ersten Gemisch vereinigt. Das Ganze wird unter beständigem Quirlen bis zum Aufkochen erhitzt und dann auf Flaschen gefüllt.

Der Erfolg der Malzsuppe ist stets ein prompter. Spätestens am zweiten Tage beginnt die Gewichtszunahme, die ständig weitergeht. Das Stuhlbild ändert sich in ganz charakteristischer Weise, der Stuhlgang erfolgt von selbst, 3—4—5mal täglich, ohne daß diese häufigen Entleerungen Bedenken erregen müßten. Er ist dünnbreiig, dunkelbraun gefärbt, gleichförmig, nur in seltenen Fällen trocken und geformt. Man gibt die Malzsuppe 5—6 Wochen lang, dann steigert man die Milchmengen und gestaltet zugleich die Herstellung etwas bequemer, indem man $^1/_2$ Milch, $^1/_2$ Mehlsuppe bereiten läßt und in jede Flasche 1—2 Teelöffel

Malzsuppenextrakt hineingibt. Meist sind die Kinder unterdes auch so alt geworden, daß sie Beikost erhalten können.

Bei der Verwendung von Malzsuppe ist nur bei jungen Kindern eine gewisse Vorsicht notwendig. Bei solchen unter 3 Monaten bereitet man sie aus $^1/_3$ Liter Milch, $^2/_3$ Liter Wasser, aber bloß 30 g Mehl und 60 g Malzsuppenextrakt, als sogenannte „verdünnte Malzsuppe".

Bequemer ist es noch, man gibt jungen Kindern, wenn sie bei $^1/_3$ Milch und $^2/_3$ Haferschleim noch nicht zunehmen und verstopft sind, statt des Zuckers je 1 Teelöffel Malzextrakt in die Flasche. Tritt daraufhin noch keine Besserung ein, so wartet man ruhig ab, bis sie $^1/_4$ Jahr alt geworden sind und gibt dann die richtige Malzsuppe.

In ganz schweren Fällen von Milchnährschaden ist die Verträglichkeit der Kinder gegenüber Kuhmilchfett so gesunken, daß sie auch bei Malzsuppe nicht gedeihen, und daß man zu einer ganz fettfreien Nahrung, nämlich zu Buttermilch greifen muß.

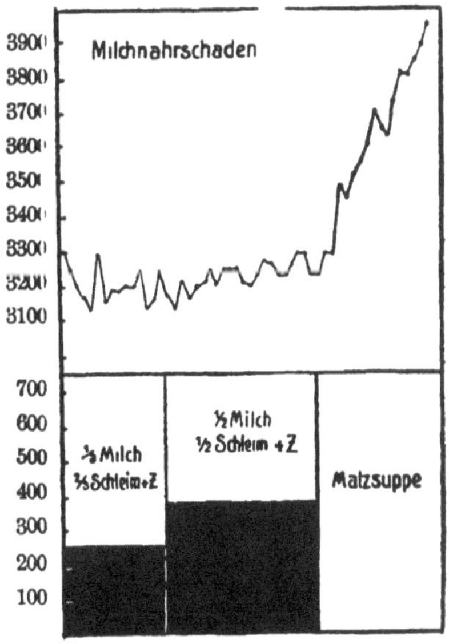

Abbildung 6.
3 Monate alter Säugling, wegen Nystagmus nach Otitis media eingeliefert. Er erhält dieselbe Nahrung, die er zuhause bekommen hat. $^1/_3$ Milch, $^2/_3$ Schleim + Z. Dabei keine Zunahmen. Infolgedessen Steigerung der Milch auf $^1/_2$ Halbmilch. Dabei noch kein Erfolg, aber Auftreten von Seifenstühlen. Nunmehr wird Malzsuppe gegeben.

Der Gebrauch der Buttermilch ist aus Holland übernommen. Sie wird aus Rahm hergestellt, der durch Reinkulturen von Milchsäurebazillen gesäuert und durch Ausschleudern des Fettes — der Butter — beraubt wird. Die Herstellung der Buttermilch muß mit großer Sorgfalt geschehen. Die in den Milchgeschäften erhältliche taugt im allgemeinen nicht zur Säuglingsernährung. Wenn man sie nicht aus einer einwandfreien Molkerei, wo sie zu diesem einen Zweck hergestellt wird, beziehen kann, so wendet man besser das käufliche Präparat: „Holländische Säuglingsnahrung" (nach Köppe-Gießen) der Milchwerke Bohlen b. Rötha i. S. oder Vilbel i. H. an.

Buttermilch enthält nur etwa 0,5% Fett, ist also eine recht nährstoffarme Nahrung. Sie erhält ihren Nährwert erst durch zugesetzte Kohlehydrate: Mehl und Zucker.

Ihre Bereitung ist folgende:

Man benutzt frische, nicht über 24 Stunden alte Buttermilch; davon verquirlt man etwa $^1/_4$ l kalt mit 10 g Weizenmehl, und vereinigt es dann wieder mit dem übrigen $^3/_4$ l. Nunmehr wird sie $^1/_2$ Stunde lang unter ständigem Um-

rühren auf 60—70° C erhitzt. Sobald sie ins Kochen gerät, zieht man sie vom Feuer weg und ruhrt stark. So wird sie noch ein 2. und 3. Mal aufgekocht, wobei man vor dem letzten Aufkochen 40 g Kochzucker hinzugibt. Dann wird sie auf sterilisierte Flaschen gefüllt.

Ein höherer Kohlehydratzusatz — 15 g Mehl und 60—70 g Zucker — empfiehlt sich nicht, da er leicht zu unangenehmen, dyspeptischen Erscheinungen führt.

So hergestellt, ist die Buttermilch eine sehr fettarme, kohlehydratreiche Nahrung, als welche sie namentlich bei der Ernährung frühgeborener Kinder, ferner bei Zwiemilchernährung mit Frauenmilch und auch bei den hier in Frage stehenden Fällen von schwerem Milchnährschaden Vortreffliches leistet.

Man gibt sie bei Milchnährschaden 5—6 Wochen lang, führt dann das Kind auf Malzsuppe über und setzt es nach weiteren 4—5 Wochen in der oben beschriebenen Weise weiter ab.

II. Mehlnährschaden.

Der Mehlnährschaden ist eine chronisch verlaufende Ernährungsstörung, die bei Säuglingen beobachtet wird, welche lange Zeit hindurch ausschließlich oder überwiegend oder in sehr jungem Alter mit Mehlabkochungen ernährt werden.

Die Herkunft ist verschieden. Nicht selten geben mißverstandene ärztliche Anordnungen den Anlaß zu seiner Entstehung: wenn z. B. eine Mutter vom Arzt die Anweisung erhält, bei ihrem an Durchfall erkrankten Kinde die Milch wegzulassen und dafür Haferschleim zu geben, so legt manche diese Vorschrift so aus, daß sie dauernd Haferschleim geben soll. — Andere Mütter wissen, daß im Sommer die Milch den Kindern gefährlich wird und geben deshalb in übel angebrachter Vorsicht vom Beginn der warmen Jahreszeit an gar keine Milch mehr, sondern nur Schleim oder Mehlsuppe — mit dem Erfolg, daß die Kinder nun wirklich keinen Durchfall bekommen, aber um so sicherer am Ende des Sommers am Mehlnährschaden zugrunde gehen. — Auch Landessitten spielen eine Rolle: In Gegenden, wo die Bevölkerung viel Mehlspeisen genießt, füttert man auch die Säuglinge schon frühzeitig und oft ausschließlich mit Semmelmus und ähnlichen Sachen. Eine schwere Schuld am Entstehen des Mehlnährschadens trägt die Reklame der Kindermehlfabriken, die in gewissenloser Weise die Anschauung verbreiten, daß die Milch, sogar die Muttermilch, durch Kindermehl ersetzbar sei.

Zur Verwendung kommen entweder die gewöhnlichen Abkochungen von Grütze — der Schleim — oder Suppen aus einer der verschiedenen Mehlarten (Hafermehl, Weizenmehl, Mondamin) oder aus den sogenannten Kindermehlen (Nestle-, Kufeke-, Theinhardt-Mehl). An manchen Orten ist es üblich, der Mehlabkochung Salz oder Butter oder auch Eigelb zuzusetzen. Dadurch wird der Mehlnährschaden aber nicht hintangehalten.

Ein fast gleichartiges Bild wird bei manchen Kindern durch die lange Zeit fortgesetzte Verabreichung der „Schweizermilch" erzeugt.

Erscheinungen und Verlauf: Den beginnenden Mehlnährschaden bekommt man als Arzt nur zufällig zu sehen: z. B. wenn ein Kind wegen eines Wasserbruchs oder einer Hernie gebracht wird, und man auf Befragen erfährt, daß es seit längerer Zeit keine Milch, sondern nur Mehlsuppe erhält. Derartige Kinder erscheinen keineswegs immer krank, im Gegenteil, sie sind oft sehr regsam, muskelkräftig, von guter Farbe und gutem Turgor. Sie nehmen dank der reichen Kohlehydratzufuhr anfangs auch immer an Gewicht zu, und das bestärkt die Eltern in dem Glauben, daß sie in der Wahl der Nahrung für ihr Kind das Richtige getroffen hätten. Bald aber ändert sich das Bild: die Kinder nehmen ab, sie verlieren den Appetit, und früher oder später — nicht selten zu spät — merken auch die Eltern, daß mit ihrem Kind etwas nicht in Ordnung ist.

Wird dann endlich ein Arzt befragt, so findet er bei einem Teil der Kinder das Bild der vollkommenen Atrophie: Es besteht hochgradige Abmagerung, das Gesicht ist spitz und knochig, die Augen liegen tief, die Wangen sind eingefallen, nur das Saugpolster zeichnet sich als kreisrunde flache Erhebung unter der Haut ab. Die Haut ist viel zu weit, trocken, abschilfernd, am Oberschenkeldreieck und in den Achseln in großen Falten abhebbar. Das ganze Kind erscheint zusammengeschrumpft. — Diese Form beobachtet man am häufigsten bei den Kindern, die mit bloßem Haferschleim und Mehlsuppe — ohne jeglichen Zusatz, auch ohne Salz — gefüttert wurden.

Bei einer anderen Gruppe von Kindern fällt von vornherein die Hypertonie der Muskulatur auf. Die Muskeln sind in ständiger Spannung, oft bretthart, und setzen passiven Bewegungen einen überraschenden Widerstand entgegen. Sie behalten ihre Hypertonie auch bei, wenn die allgemeine Abmagerung eintritt und zeichnen sich dann unter der dünnen Haut mit allen ihren Umrissen und Muskelbäuchen ab (Athletenmuskulatur). Diese hypertonische Form des Mehlnährschadens trifft man bei Kindern, die schon in jungem Alter viel Mehl und nebenbei nur geringe Mengen Milch erhalten haben.

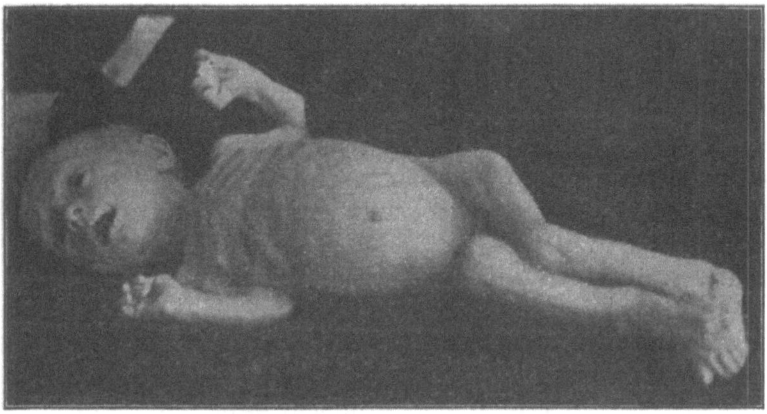

Abbildung 7. **Atrophischer Säugling.**
Hochgradige Abmagerung, wie sie bei dem atrophischen Typus des Mehlnährschadens, bei schwerem Milchnährschaden, akuten Ernährungsstörungen, langdauernden Infektionen usw. beobachtet wird

Die Hypertonie ist jedoch keine Erscheinung, die nur dem Mehlnährschaden eigentümlich ist, sondern sie findet sich, wenn auch selten, bei anderen Ernahrungsstörungen, sogar angeboren bei Brustkindern.

Am häufigsten ist der pastöse Typus des Mehlnährschadens. Er kommt zustande, wenn die Kinder mit den fabrikmäßig hergestellten Kindermehlen gefüttert werden, oder wenn sie Haferschleim oder Mehlsuppe mit gewissen Zusätzen (Salz, Butter, Eigelb) erhalten. Eine derartige Ernährung führt anfangs immer zur starken Wasseraufspeicherung, und daher sehen die Kinder zunächst gut aus, sind dick und rund. Aber bei näherem Zusehen erscheinen sie doch etwas verdächtig, blaß, aufgeschwemmt, gedunsen: pastös. Nicht selten kommt es zu wirklichen Ödemen, die dann vorzugsweise an den Hand- und Fußrücken, sowie an den Augenlidern sitzen. Nach einiger Zeit hören die Zunahmen auf, das Wasser fließt unbemerkt ab, und es kommt auch in diesen Fällen zur Atrophie. Aber nicht zur allgemeinen, sondern nur Rumpf und Glieder magern ab, hingegen das Gesicht behält in sehr auffallendem Gegensatz dazu sein dickes pastöses Aussehen bei. Wer ein solches Kind bekleidet sieht, hält es auf den ersten Blick für einen ganz vortrefflichen, pausbäckigen Säugling. Und doch handelt es sich immer um schwerkranke Kinder.

Das pastöse Aussehen behalten die Säuglinge lange Zeit über bei. Selbst wenn sie nach Wochen und Monaten ge-

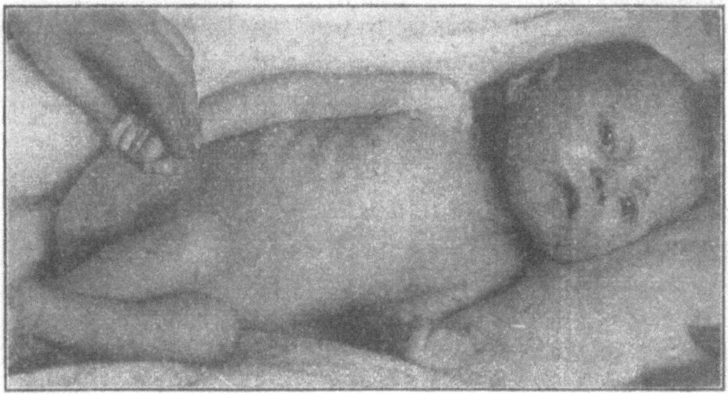

Abbildung 8 **Pastöser Typus des Mehlnährschadens.**

Man vergleiche damit das vorhergehende Bild und beachte die am Thorax erkennbare Abmagerung und dazu das dicke, runde Gesicht des Kindes. Dasselbe war 3 Monate lang ausschließlich mit Kufekemehl (ohne Milch) gefüttert worden und ging 2 Tage nach der Bildaufnahme zugrunde.

sundet sind, zeigen sie es immer noch. Beim Hinzutreten akuter Verschlimmerungen dagegen verschwindet es schnell, oft im Laufe eines Tages.

Die körperliche Untersuchung der Kinder ergibt im übrigen nur geringe Organveränderungen. Fieber besteht nicht, eher eine Neigung zu Untertemperaturen. Rachitische Symptome sind selten, die Schädelknochen sind oft sogar auffallend hart. Der Leib ist häufig etwas aufgetrieben, die Leber öfters tastbar. Der Stuhlgang ist wenig charakteristisch, bei Fütterung mit Kindermehlen ist er gleichförmig und braun, bei Ernährung mit Haferschleim ist er grünlich, zuweilen etwas zerfahren und schleimig. Jedenfalls fehlt ihm ein so bestimmtes Aussehen, wie es der Seifenstuhl des

Milchnährschadens aufweist. Der Harn ist in unkomplizierten Fällen normal.

Das seelische Verhalten läßt die schwere Störung des Allgemeinbefindens erkennen. Die Stimmung ist stark beeinträchtigt, das Gesicht stets ernst, die Augen groß und matt, der Lidschlag selten, alle Bewegungen der Glieder kraftlos und müde.

Die Drüsenfunktionen sind, soweit sich feststellen läßt, stark in Mitleidenschaft gezogen. Die Haut ist nie feucht, im Gegenteil auffallend trocken. Die Speichelabsonderung ist vermindert, Mundhöhle und Zunge klebrig. Auch der Schleimhaut des Larynx und des Ösophagus fehlt die normale Feuchtigkeit. Die Stimme ist belegt und klanglos; und versucht man einmal, den Magenschlauch einzuführen, so gleitet er oft gar nicht. Immer besteht eine schwere Appetitlosigkeit.

Begleiterscheinungen: Die Gefahr der Komplikationen ist außerordentlich groß, weil es kaum eine zweite Erkrankung beim Säugling gibt, die die Widerstandsfähigkeit des Körpers so schädigt wie der Mehlnährschaden.

Bereits leichte Erkrankungen der Luftwege, wie ein Schnupfen oder eine Pharyngitis, können eine Wendung zum Schlimmern herbeiführen.

Die trockene abschilfernde Haut ist leicht verletzlich und neigt zur Furunkulose. Der Harn enthält in zahlreichen Fällen Eiter als Ausdruck einer Pyelonephritis.

Akute Komplikationen von seiten der Verdauungsorgane kommen zur Beobachtung, wenn versucht wird, wieder Milch zuzuführen. Sie gehen oft mit schweren, lebensbedrohenden Gewichtsstürzen einher.

Die Kinder mit Hypertonie neigen zu spasmophilen Erscheinungen.

Eine sehr bemerkenswerte Komplikation ist das Auftreten von Xerosis conjunctivae bei Kindern mit Mehlnährschaden — eine Erscheinung, durch die die Prognose für das spätere Leben nicht unerheblich getrübt wird.

Pathogenese: Vergleicht man die Zusammensetzung eines Haferschleimes oder einer Mehlsuppe mit derjenigen eines der normalen Nahrungsgemische für Säuglinge, so ergibt sich, daß die ersteren zwar ein gewisses Plus an

Kohlehydraten, aber *ein Defizit an Fett, Eiweiß und Salzen* haben.

Dementsprechend besteht bei den Kindern mit Mehlnährschaden eine *kalorische Unterernährung*. Es ist nicht möglich, mit Mehl und einigen Zusätzen den Kraftbedarf eines Kindes zu decken. Die Gewichtszunahmen, die in manchen Fällen im Anfang der Erkrankung beobachtet werden, sind täuschend. Sie beruhen nicht auf solidem Körperansatz, sondern auf aufgespeichertem Wasser.

Der *Mangel an Eiweiß und Salzen* macht den Aufbau von Körpersubstanz unmöglich; und auch die *relative Überernährung mit Kohlehydraten* ist nicht gleichgültig für den Körper. Über ihre Folgeerscheinungen sind wir am besten unterrichtet: kohlehydratreiche Ernährung führt, wie die Untersuchungen Weigerts an der Czernyschen Klinik dargelegt haben, zur Wasseranreicherung der Gewebe und damit zugleich zu einer Herabsetzung der Immunität des Körpers. Auf diese Weise wird es verständlich, weshalb Mehlkinder so leicht an Infektionen erkranken und so schwer darunter leiden.

Gesteigert wird die Neigung zur Wasseranreicherung durch die Beigabe von Kochsalz. Es kann, wie erwähnt, zu wirklichen Ödemen kommen, ohne daß eine Nephritis besteht. Dieses Wasser befindet sich in außerordentlich lockerer Bindung. Es fließt sofort ab, wenn irgendwelche Störungen den Körper treffen. So entstehen die schweren Gewichtsstürze, welche die Kinder aus verhältnismäßig geringfügiger Ursache erleiden.

In denjenigen Fällen wieder, in denen kein Kochsalz gegeben wird, bildet sich nach einiger Zeit ein Chlorhunger heraus, da die Mehle nur unzureichende Mengen Chlors enthalten. Dadurch werden die Drüsenfunktionen, in erster Linie die Salzsäuresekretion des Magens gestört, was sich klinisch in einem schweren Appetitverlust des Kindes äußert. Vgl. auch S. 111, 1 Absatz.

Die *Diagnose* ist oft schon aus dem charakteristischen, pastösen Aussehen der Kinder zu stellen. In anderen Fällen erweckt die Hypertonie den Verdacht auf Mehlnährschaden. Sicherheit ergibt jedoch immer erst die Aufnahme der Vorgeschichte.

Die *Prognose* des Mehlnährschadens ist sehr ernst. Sie richtet sich im übrigen nach dem Alter der Kinder, der

Dauer der milchfreien Ernährung, sowie nach dem Fehlen oder Vorhandensein von Komplikationen. Je jünger das Kind ist, und je länger es keine Milch bekommen hat, desto schlechter ist die Prognose. Hinzutretende Komplikationen, namentlich solche von seiten der Luftwege, verschlechtern gleichfalls die Prognose.

Behandlung: Die Behandlung muß bestrebt sein, das Defizit an Eiweiß, Fett und Salzen möglichst schnell und restlos auszufüllen und die Menge der verabfolgten Kohlehydrate auf ein vernünftiges Verhältnis zur Menge der übrigen Nahrungsbestandteile zurückzuführen.

Eine Ausschaltung der Kohlehydrate ist nicht nötig, denn sie werden — in angemessener Menge verabfolgt — ja selbst von den jüngsten Säuglingen gut vertragen. Außerdem ist für die Entstehung des Mehlnährschadens die Darreichung der Kohlehydrate erst in zweiter Linie von Bedeutung. Der Hauptschaden wird durch das Fehlen von Stickstoff und Salzen verursacht. Auch ist das plötzliche Weglassen der Kohlehydrate (ebenso wie die Einschaltung eines Teetages) nicht ungefährlich. Denn es kann zum plötzlichen Kollaps und zum tödlichen Ende fuhren.

Die Behandlung muß fernerhin noch auf die Erfahrungstatsache Rücksicht nehmen, daß, je länger die milchfreie Ernährung gedauert hat, um so mehr die Verträglichkeit des Kindes gegen Milchfett gesunken ist. Man muß also mit der Milch sehr vorsichtig umgehen.

I. Behandlung mit den gewöhnlichen Milchmischungen. Günstig für die Behandlung sind die Fälle, in denen es sich um etwas ältere Säuglinge — jenseits des 4. Lebensmonates — handelt, die noch keine allzu große Abmagerung, auch keine Ödeme und sonstige Begleiterscheinungen aufweisen. Hier geht man am besten so vor, daß man an der Mehlernährung vorläufig nichts ändert, aber sich langsam mit der Milch einschleicht. Man gibt am ersten Tag einen Strich Milch (also etwa 20 g) zu jeder Mahlzeit hinzu, nach zwei Tagen einen zweiten, dann einen dritten, und so steigert man Schritt für Schritt bis auf $^1/_3$ Milch. Dann wartet man ab. Einzelne Kinder nehmen hierbei schon zu, andere halten sich wenigstens auf ihrem Gewicht, bei ihnen geht man nach Verlauf von 8—10 Tagen von neuem mit der Milch in die Höhe. Bei einem dritten Teil tritt Verstopfung ein. Die letzteren sind die günstigsten Fälle. Denn da braucht man nunmehr bloß noch den Zucker durch Malzzucker zu ersetzen bzw. Malzsuppe zu geben, um eine gute Reparation herbeizuführen. In der Malzsuppe erhalten die Kinder zwar auch noch reichlich Kohlehydrate, immerhin aber doch schon eine gewisse Menge von Eiweiß, Fett und Salzen. Nach 5—6 Wochen hat sich die Verträglichkeit gegenüber der Milch weiter gehoben, und man kann von neuem steigern, so wie es bei der Behandlung des Milchnährschadens oben (S. 98) beschrieben ist.

Wenn die Kinder bei dem Versuch, Milch hinzuzufugen, mit Erbrechen oder mit dünnen Stühlen antwoiten, so genügt es oft schon, die Milch abzurahmen, um sie verträglicher zu machen. Zu dem Zweck läßt man sie 1—2 Stunden in einer flachen Schüssel stehen, schöpft das obere Drittel mit dem Löffel ab und erhält dann eine Milch mit einem ziemlich geringen (1—1½%) Fettgehalt. Tritt daraufhin keine Besserung ein, so empfiehlt es sich, keine weiteren Versuche mehr mit der gewöhnlichen Milch zu machen, sondern Eiweißmilch zu gebrauchen.

II. Behandlung mit Eiweißmilch. In allen schwereren Fällen, also bei lange bestehendem Mehlnährschaden, bei jungen Kindern, bei solchen mit dyspeptischen Erscheinungen, mit Ödemen oder starker Abmagerung, wendet man am besten die Eiweißmilch an, der man, um unnötige Gewichtsverluste zu vermeiden, sofort Nährzucker zusetzen kann, anfangs 3%, dann 5—7%. Falls Neigung zu Erbrechen und dünnen Stühlen besteht, beginnt man mit kleineren Mengen, man gibt also bei der ersten Mahlzeit 50 g, bei der zweiten 60, dann 70, 80 usw., bis man spätestens am 3. oder 4. Tage die dem Gewicht des Kindes entsprechenden Nahrungsmengen erreicht hat. Dieselbe beträgt bei Eiweißmilch $^1/_5$—$^1/_6$ des Körpergewichtes. — Wo keine akuten Erscheinungen von seiten des Magen-Darmkanals bestehen, reicht man sofort die vollen Nahrungsmengen. Die Einschaltung einer Teepause ist unnötig. Die Dauer der Eiweißmilchernährung beträgt 5—6 Wochen. Ihre Anwendung vollzieht sich im übrigen genau so, wie auf S. 130 beschrieben.

In vielen Fällen führt die Eiweißmilchbehandlung zu einem schönen Erfolg: das Gewicht beginnt sehr bald zu steigen, die Ödeme verschwinden, das Kind wird munterer. Zeigt sich aber dieser Erfolg der Eiweißmilch nicht bereits nach Ablauf der ersten Woche, so ist es unnötig, sie weiter zu geben. Jegliches Zuwarten ist zwecklos, denn man verliert nur kostbare Zeit, während der das Kind an einer Infektion erkranken und zugrunde gehen kann. Auch wo die Kinder schwer appetitlos sind, braucht man sie gar nicht erst länger zu versuchen. Die Appetitlosigkeit bessert sich bei Eiweißmilch nicht, wie man denn überhaupt bei Mehlkindern nicht selten mit einem starken Widerwillen gegen die Eiweißmilch zu kämpfen hat, auch da, wo sie anfangs gut genommen wird.

III. Hier bleibt dann nur die Frauenmilch, die im übrigen in jedem Falle von Mehlnährschaden die beste Behandlung darstellt, weil sie die Immunität der Kinder am ehesten wieder herstellt und damit die Gefahr hinzutretender Infektionen vermeidet. Eine unbedingte Indikation für Frauenmilch wird geschaffen, wenn der Versuch mit künstlicher Ernährung fehlschlägt, wenn es sich um ein sehr langes Bestehen des Mehlnährschadens handelt, und wenn komplizierende Infektionen oder spasmophile Symptome bestehen.

In jedem Fall ist die Frauenmilch zu dosieren, denn sie ist zunächst mehr Heilmittel als Nahrungsmittel. Wollte man ein Kind mit Mehlnährschaden an die Brust einer milchreichen Amme legen und es nach Belieben trinken lassen, so würde es in bedrohlicher Weise abnehmen und zugrunde gehen. Wenn man eine Amme verwenden will, so muß man sie die Milch abspritzen lassen und dieselbe dem Kind durch die Flasche geben, ein ziemlich umständliches Verfahren, bei dem die Amme meist ihre Milch verliert. Deshalb empfiehlt es sich, Kinder mit Mehlnährschaden zwecks Frauenmilchernährung lieber in eine Klinik zu geben.

Man beginnt bei Frauenmilch etwa mit der Hälfte der Menge, die das Kind eigentlich seinem Gewicht nach erhalten müßte: Also einem Säugling von 3600 g gibt man nicht 600, sondern nur 300 g Frauenmilch, verteilt auf 5 Mahlzeiten. Von Woche zu Woche steigert man um 100 g. Bei dieser Ernährung tritt zunächst keine augenfällige Besserung ein. Handelt es sich um Säuglinge von atrophischem Typus, so bildet sich zumeist erst ein langdauernder Gewichtsstillstand aus. Bei pastösen Kindern kommt es sogar zu Abnahmen des Gewichtes. All das aufgestapelte Wasser wird abgegeben, manchmal in großen, bedrohlichen Stürzen von 200—300 g am Tage. Nach einigen Tagen werden die Abnahmen geringer, und dann kommt es auch hier zum Gewichtsstillstand und zu einem horizontalen Verlauf der Gewichtskurve. Trotzdem geht aber eine unverkennbare Besserung bei dem Kinde vor sich. Es repariert sich in derselben Weise, wie wir es früher (S. 97) beim Milchnährschaden beschrieben haben. —

Man gibt 5—6 Wochen lang ausschließlich Frauenmilch, dann fügt man eine einzige Flasche kohlehydratreicher Nahrung hinzu: Buttermilch, Malzsuppe, und nunmehr treten Zunahmen ein. Nach weiteren 3—4 Wochen setzt man das Kind auf eine seinem Alter und Gewicht entsprechende Milchmischung ab.

Die kritische Zeit bei dieser Behandlung sind die ersten Tage des Überganges von der Mehlernährung zur Frauenmilch. Die dabei auftretenden Gewichtsstürze sind zuweilen so bedrohlich, daß man versuchen muß, durch Zufuhr von Heim-Johnscher Lösung (S. 138) oder von Mineralwasser (Karlsbader Mühlbrunnen o. dgl.), auch durch subkutane Kochsalzinfusionen zu hemmen. Trotzdem gehen in manchen Fällen die Abnahmen unaufhörlich weiter, und es tritt eine sichtliche Verschlechterung des Allgemeinbefindens ein. Hier handelt es sich dann nicht mehr um eine bloße Abgabe aufgespeicherten Wassers (um sog. Konzentrationsverluste — Tobler), sondern um eine gleichzeitige, schwere Schädigung der Körperzellen (Destruktionsverluste). Manchmal gelingt es noch, den Absturz zum Stillstand zu bringen, wenn man in diesem Stadium bereits Buttermilch in kleinen Mengen (1, höchstens 2 Mahlzeiten) zuführt. Es kommt vor, daß daraufhin die Gewichtskurve prompt halt macht und wieder aufwärts führt. Versagt aber dieses Mittel, so geht das Kind zugrunde.

Der Tod erfolgt in solchen Fällen von extremen Körpergewichtsabnahmen gewöhnlich dann, wenn das Kind ein Drittel seines je erreichten Höchstgewichts eingebußt hat (Questsche Zahl).

Neben der Ernährungstherapie darf die sonstige Behandlung der Kinder nicht verabsäumt werden. Jede zunächst unbedeutend erscheinende Begleiterkrankung kann bei einem Mehlkind zu einer zum Tode führenden werden: jeder Furunkel, der entsteht, ist deshalb sorgfältig zu öffnen und zu verbinden. Um die gefürchteten Komplikationen von seiten des Respirationstraktus zu verhüten, sind alle Personen mit Katarrhen oder mit Neigung dazu aus der Pflege der Kinder auszuschalten. Die Augen sind täglich mit Borwasser auszuspülen und mit Byrolin oder mit gelber Augensalbe einzufetten. Kommt es trotzdem zur Xerosis conjunctivae, so nützt auch die spezialistische Behandlung nichts mehr. Der Prozeß verläuft so schnell und bösartig, daß fast immer die Hornhaut perforiert wird, und das Auge zugrunde geht oder in Gestalt von Hornhautflecken einen bleibenden Schaden davonträgt.

Eine höchst unangenehme Komplikation bildet die Appetitlosigkeit. Medikamentöse Behandlung ist unnütz und braucht nicht versucht zu werden. Auch eine selbständige Besserung ist sehr selten, es bleibt daher nichts übrig, als den Kindern, wenn die freiwillig aufgenommenen Mengen ungenügend erscheinen, täglich ein- oder zweimal eine Menge von 100 bis 200 g mit dem Magenschlauch einzugießen.

III. Die Barlowsche Krankheit.

Vorkommen: Vom 2. Lebenshalbjahr an bis Ende des 2. Jahres; die entsprechende Erkrankung des späteren Alters ist der Skorbut.

Herkommen: Langdauernde, einförmige Ernährung, besonders mit Milchkonserven, stark pasteurisierter oder sterilisierter (und homogenisierter) Milch.

Daneben spielt wahrscheinlich eine individuelle Veranlagung eine Rolle.

Erscheinungen: Der Barlowschen Krankheit eigentümlich sind Blutungen: unter das Periost der langen Röhrenknochen, vornehmlich der Oberschenkel, aber auch der Kiefer, des Schädels (Orbita) und der Rippen; in das Zahnfleisch, sofern schon Zähne vorhanden sind oder dicht vorm Durchbruch stehen, auch in die Schleimhaut der Nase, der Augenbindehaut und des Darmes; in die äußere Haut in Form von Petechien und Suffusionen. Eins der ersten Symptome sind Nierenblutungen.

Daneben findet sich unregelmäßiges Fieber, schlechtes Befinden der Kinder, Schwitzen, Blässe, Appetitlosigkeit, oft ein Widerwille gegen gekochte Milch, sehr starke Schmerzempfindlichkeit der befallenen Gliedmaßen mit Schonung derselben (Pseudoparese). Über den periostalen Blutergüssen besteht Tumorbildung.

Die Pathogenese ist noch nicht geklärt.

Man rechnet in neuester Zeit die Barlowsche Krankheit zu den „Avitaminosen", worunter man eine Gruppe von Erkrankungen (Beri-beri, Skorbut der Erwachsenen, Pellagra, auch den Mehlnährschaden der Säuglinge) zusammenfaßt, die durch das Fehlen gewisser lebenswichtiger, im übrigen noch unbekannter Stoffe in der Nahrung, der Vitamine, zustande kommen sollen. (Funk.)

Pathologisch-anatomisch findet sich im Beginn der Erkrankung eine Veranderung im Knochenmark: das lymphoide Mark verödet und wandelt sich in sogenanntes Gerüstmark um, eine gefaß- und zellenarme Substanz. Gleichzeitig bleibt das Knochenwachstum stehen, der Knochen wird mürbe, es treten Verschiebungen und Einbrüche auf, auch das periostale Wachstum wird gestört, und schließlich kommt es zu Blutungen unter das Periost.

Diagnose: Das erkrankte Kind wird meist mit der Angabe zum Arzt gebracht, daß es Schmerzen in einem Bein habe. Bei der Untersuchung findet sich das bestätigt, und außerdem läßt sich an dem betreffenden Bein eine Geschwulstbildung bzw. eine Knochenauftreibung feststellen. Man hat dann vor allem zu denken an Osteomyelitis, die stets mit sehr hohem Fieber verläuft, an eine rachitische Infraktion oder Fraktur, für die das Vorhandensein weiterer rachitischer Veränderungen schwereren Grades sprechen würde, und an Barlow. In letzterem Falle ist nach Zahnfleischblutungen und nach Nierenblutungen zu suchen, wenn möglich, die Röntgenuntersuchung zu Rate zu ziehen.

Das Röntgenbild liefert einen typischen Befund: einen streifenförmigen Querschatten an der Knochenknorpelgrenze, der am deutlichsten an der unteren Epiphyse des Femur zu sehen ist. Auch die periostalen Blutergüsse sind häufig erkennbar.

In zweifelhaften Fällen läßt sich die Diagnose zuweilen ex juvantibus, d. h. aus der guten Wirkung einer entsprechenden Diät stellen.

In schweren, verkannten oder vernachlässigten Fällen mit zahlreichen Blutergüssen und sekundären Infektionen kann die Unterscheidung von Sepsis mit hämorrhagischer Diathese schwer sein.

Die Prognose ist bei sachgemäßer Behandlung gut.
Behandlung: Um den Kindern Schmerzen zu ersparen, sind sie möglichst wenig zu bewegen, auch nicht zu baden; das erkrankte Glied wird durch einen trockenen Watte- oder hydropathischen Verband ruhig gestellt.

Wenn nötig, gibt man bei jeder Mahlzeit 1 Teelöffel Chloralhydrat (3%) und hält die Kinder dadurch in ständigem Schlaf. Bereits nach 5—6 Tagen der Behandlung läßt die Schmerzhaftigkeit nach, und das Medikament wird damit überflüssig.

Vor einer Eröffnung des Blutergusses zur Schmerzstillung (durch Druckentlastung) ist dringend zu warnen.

Die Hauptsache der Behandlung bildet die Ernährung: Hat man einwandfreie Kuhmilch zur Verfügung, so gibt man sie ungekocht — entweder rein und in kleineren Mengen oder in der üblichen Weise verdünnt. Andernfalls lasse man sie ganz kurz aufkochen. Auch ein Wechsel der Bezugsquelle der Milch wird vielfach anempfohlen.

Weiter ist es nötig, der Milchnahrung frisches Obst, Gemüse und Fruchtsaft zuzusetzen: Spinat, Mohrrüben, Apfelmus, geschabte Bananen; bei kleineren Kindern, die feste Kost verweigern, gibt man teelöffelweise frischen, gesüßten Kirsch- und Himbeersaft, im Winter Apfelsinensaft oder den ausgepreßten Saft von Mohrrüben oder Steckrüben, auch Fruchtsuppen (Fliederbeer-, Kirsch-, Apfelsuppe), letztere durch die Flasche. Bei Anämie rührt man täglich 1 bis 2 Teelöffel voll Schabefleisch unter das Gemüse. — Diese Kost ist noch einige Wochen nach eingetretener klinischer Heilung des Kindes weiterzugeben.

Ernährungsstörungen ex infectione.

I. Akute Ernährungsstörungen (Toxikosen).

Die akuten Ernährungsstörungen bilden unter allen Erkrankungen des 1. Lebensjahres die bedeutsamste Gruppe, weil sie am häufigsten Ursache des Todes der Kinder werden können. Sie kommen in den heißen Sommermonaten gehäuft vor; jeder Hitzewelle folgt meist eine entsprechende Erhebung der Sterblichkeitskurve der Säuglinge auf dem Fuße. Jedoch betreffen sowohl die Erkrankungen wie auch die Todesfälle vorzugsweise künstlich genährte Säuglinge.

Herkommen: Die akuten Ernährungstörungen kommen dadurch zustande, daß die Nahrung der Kinder entweder schon vor der Verabreichung gewissen bakteriellen Zersetzungen anheimfällt, oder aber daß sich nach der Verabreichung — im Magendarmkanal selbst — derartige Zersetzungen bilden.

Den Stoff dazu liefern die Kohlehydrate und das Fett der Nahrung.

Das Ergebnis der Zersetzungen sind Gärungsfettsäuren, die, wie auch experimentell festgestellt ist, den Durchfall und die ihn begleitenden Symptome der akuten Ernährungsstörung herauf führen können.

Hierzu gesellen sich noch verschiedene begünstigende Umstände.

1. Die Sommerhitze, die das Bakterienwachstum und damit die Milchverderbnis befördert. Doch ist der Einfluß der Bakterien kein direkter, es handelt sich nicht um Schädigungen des Körpers durch Bakterientoxine oder Endotoxine, auch nicht um eine bestimmte Infektion des Darmkanals ähnlich dem Typhus oder der Cholera, sondern das schädliche Agens stellen die aus den Nahrungsbestandteilen gebildeten, bereits erwähnten Zersetzungsprodukte der Bakterien, die Fettsäuren, dar.

Eine weitere Disposition schaffen:

2. Vorausgegangene Ernährungsstörungen. Jede Störung setzt beim Säugling die Verträglichkeit gegenüber der künstlichen Nahrung herab, und so läßt sich denn auch bei den Kindern, die im Hochsommer zugrunde gehen, fast immer nachweisen, daß sie durch mehrfache vorausgegangene Ernährungsstörungen geschädigt und in ihren Verdauungsfunktionen selbst gegen ganz geringfügige Reize hochgradig empfindlich geworden waren. — Mit dem eben genannten sind

3. Frühgeborene sowie junge, künstlich genährte Säuglinge auf eine Stufe zu stellen.

4. Am häufigsten trägt eine in ihrer Zusammensetzung wie in ihrer Menge unzweckmäßige Nahrung Schuld an den Ernährungsstörungen. In qualitativer Hinsicht sind es namentlich die zuckerreichen Nahrungsgemische, die den Kindern gefährlich werden, während es auf der anderen Seite sehr oft die Überfütterung ist, die eine Ernährungsstörung auslöst.

In jüngster Zeit neigt man dazu, der Sommerhitze noch in anderer Weise als oben erwahnt, einen Einfluß auf die Entstehung der akuten Ernahrungsstörungen zuzubilligen. Man stellt sich vor, daß die Hitze unmittelbar auf den kindlichen Körper einwirken und seine Verträglichkeit gegenüber der Nahrung erheblich einschränken könne.

Klinische Erscheinungen.

Die klinischen Erscheinungen zeigen bei den akuten Ernährungsstörungen hinsichtlich der Stärke ihres Auftretens große Unterschiede. In den leichten und mittelschweren Fällen leidet zwar das Allgemeinbefinden der Kinder auch etwas mit, aber das wesentliche im Krankheitsbild wird durch die pathologischen Vorgänge im Magendarmtraktus ausgemacht.

In den schwerer verlaufenden Fällen dagegen ist der ganze übrige Organismus auf das schwerste mitbetroffen: Die Allgemeinsymptome beherrschen sogar das Krankheitsbild, und die Magendarmerscheinungen werden bis zu einem gewissen Grad in den Hintergrund gedrängt. Man hat das Bild einer „Vergiftung des Körpers durch Nahrung“, einer alimentären Intoxikation vor sich. Deshalb pflegt man diese schweren Fälle als eine besondere Gruppe aus dem Gesamtbild der akuten Ernährungsstörungen herauszuheben.

Symptome: Eine akute Ernährungsstörung bereitet sich entweder langsam vor, oder sie beginnt plötzlich, gleichsam über Nacht.

Wo Kinder gut beobachtet werden, z. B. in Kliniken, sieht man, wie zuerst die Zahl der Stühle

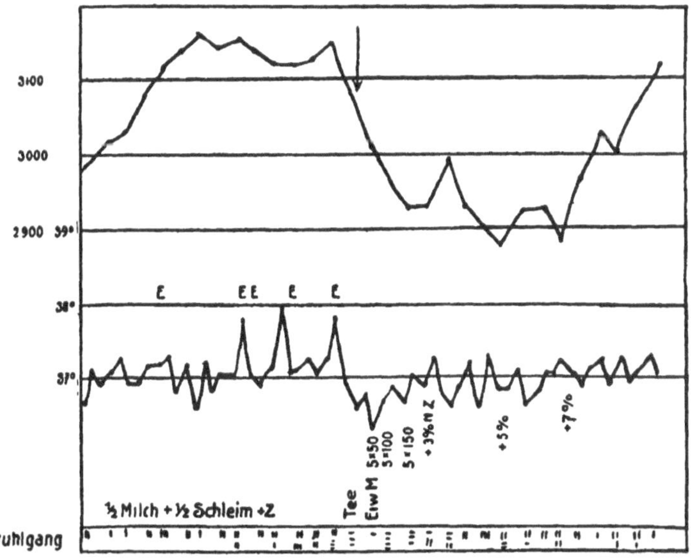

Abbildung 9. **Entwickelung einer akuten Ernährungsstörung leichteren Grades.**
Man sieht, wie zuerst die Temperaturkurve unruhig wird, wie unerklärliche mäßige Fiebersteigerungen auftreten, wie zugleich die Gewichtskurve Halt macht, hin und wieder auch ein Speien (E) beobachtet wird, bis dann unter Gewichtsabfall diarrhoische Stühle erscheinen. Mit dem Weglassen der Nahrung (↓) schwindet das Fieber. Heilung unter Eiweißmilch

sich vermehrt, und wie die Stühle selbst etwas dünner werden; gleichzeitig bleibt das Körpergewicht stehen, das Kind erbricht ein oder das andere Mal, es trinkt seine Flasche nicht aus, die Temperatur wird unruhig, es treten leichte abendliche Erhöhungen ein. Und nachdem so etwa eine Woche lang die Prodrome in wechselnder Stärke bestanden haben, treten mehr oder weniger stürmisch die akuten Erscheinungen der Ernährungsstörung hervor: Das Gewicht fällt ab, der Stuhl wird deutlich diarrhoisch usw.

In der Praxis entgehen die vorbereitenden Erscheinungen — soweit sie überhaupt vorhanden sind — der Beobachtung, und die Kinder werden gleich mit der Angabe gebracht, daß sie plötzlich an Durchfall und Erbrechen erkrankt seien. Häufig fehlt auch noch das letztere, und die Eltern berichten nur vom Durchfall. Bei der Untersuchung findet sich in den meisten Fällen Fieber geringeren Grades. Ist das Kind regelmäßig gewogen worden, so ergibt sich, daß es auch an Gewicht verloren hat. — Mit diesen Erscheinungen kann das Krankheitsbild schon erschöpft sein. Es gibt Fälle, in denen das Allgemeinbefinden der Kinder gar nicht weiter gestört ist.

Wo es sich aber um Kinder handelt, die schon mehrfach an Durchfällen gelitten haben, oder um solche, die trotz offenbarer Erkrankung ihre alte Nahrung weiter erhalten haben und nur mit Hausmitteln oder Stopfmitteln behandelt worden sind, da sind nicht nur die Erscheinungen von seiten des Verdauungstraktus viel schwerer, sondern da ist auch das Allgemeinbefinden mitgestört:

Im Vordergrund steht immer der Durchfall. Es werden zahlreiche Stühle entleert, bis 10 und noch mehr in 24 Stunden, sie sind flüssig, schleimig, oft von stark säuerlichem oder fauligem Geruch. Ihre Beschaffenheit und Farbe ist wechselnd, bald sind sie hellgelb, erbsbrühartig, gleichförmig, bald mißfarben, gehackt und zerfahren, bestehend aus grünlichem Darmschleim und weißen Fettseifenflöckchen, gelegentlich auch mit Blut gemengt.

Das Erbrechen ist kein obligates Symptom. Es kann selbst in schweren Fällen fehlen. Wenn es vorhanden ist, tritt es hauptsächlich im Anschluß an die Nahrungsaufnahme, nicht selten schon während des Trinkens auf.

In jedem, auch im leichtesten Falle, ist das Körpergewicht beeinflußt. Zum mindesten kommt es zum Gewichtsstillstand, in der Regel zu Abnahmen, die verschieden groß sind, aber selbst in leichten Fällen schon bis zu 300 und 400 g im Verlauf weniger Tage betragen können. Der Appetit liegt gänzlich darnieder, die Mundhöhle rötet sich, die Zunge wird ebenfalls rot, trocken und klebrig, die Wangenschleimhaut bedeckt sich mit Soor. Die Bauchdecken sind meteoristisch aufgetrieben, ihre Spannung ist vermindert, die Hautfarbe blaßt ab, die Gesäßgegend wird wund.

Die Harnmenge sinkt, bei jungen Kindern und in schwereren Fällen tritt Zucker auf (Laktosurie).

Hierzu gesellen sich die vieldeutigen sonstigen Erscheinungen, die bei jedem kranken Kind zu beobachten sind: Unruhe, Unzufriedenheit, leiser Schlaf, häufiges Weinen usw.

Erbrechen und Durchfall gelten nach Czerny-Keller als Abwehrreaktionen des Körpers: Gleichsam, um die eingedrungene schädliche Substanz zu verdünnen, schüttet der Körper vermehrte Mengen Wassers in den Darm — daher die flüssigen Entleerungen. Erbrechen tritt auf, um die noch im Magen befindlichen Reste zu entleeren, und eine erhöhte Darmbewegung — das, was wir klinisch Durchfall nennen — setzt ein, um die Schädlichkeit so schnell wie möglich wieder aus dem Darm auszustoßen.

Die Intensität, mit der diese Erscheinungen auftreten, hängt einesteils von der Schwere der eingedrungenen Schädlichkeit ab — je stärker der Reiz, desto stärker auch die Reaktion — zum anderen, nicht geringen Teile aber vom Nervensystem des betroffenen Kindes. So sieht man, daß in schweren Fällen, d. h. bei groben Diätfehlern oder bei „sensiblen" Kindern, der Darm sich nicht beruhigt, wenn die zersetzte Nahrung ausgestoßen ist, sondern daß immerfort Stühle entleert werden, die sich nunmehr ausschließlich aus Darmschleim, Drüsensekreten und Bakterien zusammensetzen. Auch das Erbrechen hält an, obgleich längst der Magen leer ist, und schließlich setzt sich auch die Sekretion der Darmwand fort, und immer weiter werden große Mengen Darmschleims entleert.

Verlauf: Der weitere Verlauf einer akuten Ernährungsstörung ist im günstigen Falle so, daß mit dem Weglassen der Nahrung auch das Erbrechen aufhört, und das Fieber, soweit es vorhanden war, absinkt. Der Durchfall hält noch so lange an, bis die zersetzte Nahrung den Darm verlassen hat. Nach 24 Stunden, meist schon früher, ist das geschehen. Das Zeichen dafür gibt der sog. Teestuhl ab, womit man die gänzlich substanzlosen, nur einen dunkelgrünen Fleck in der Windel hinterlassenden Stuhlentleerungen bei Teediät bezeichnet. Dann tritt Ruhe ein, und wenn man nun wieder neue unzersetzte Nahrung zuführt, so erfolgen täglich nur noch 2—3 Stühle, die anfangs noch ein dyspeptisches Aussehen tragen, bald aber konsistenter werden. Nicht selten kommt es sogar für einige Tage zur Verstopfung. Andererseits passiert es auch, daß das Weglassen der Nahrung scheinbar ohne Erfolg auf den Stuhlgang bleibt, und daß erst nach und nach die Zahl der Stuhlentleerungen sich vermindert. Das Körpergewicht erfährt in den ersten 3—4 Tagen der Behandlung noch eine weitere Verminderung, dann folgen einige Tage des Gewichtsstillstandes bzw. geringerer Abnahmen, und danach biegt die Kurve um und führt wieder nach aufwärts.

Im ungünstigen Fall führt die Ernährungsstörung schnell, nach wenigen Tagen des Bestehens und meist unter Hinzutreten toxischer Symptome zum Tod, oder sie nimmt einen mehr subakuten Verlauf an. Anfangs, solange noch keine andere Nahrung als Tee und Haferschleim gereicht wird, tritt zwar eine Besserung ein. Sobald man aber in der üblichen Weise versucht, wieder Milch zuzugeben und langsam ihre Menge soweit zu steigern, daß der Bedarf des Kindes gedeckt wird, kommt es von neuem zu dyspeptischen Erscheinungen, Körpergewichtsabnahmen und dergl., daß man gezwungen ist, die Nahrung erneut einzuschränken. Jeder folgende Versuch, das Kind hochzubringen, endet mit dem gleichen Ergebnis, und bei diesem ewigen Hin und Her verschlechtert sich der Zustand des Kindes zusehends. Das Körpergewicht fällt immer weiter ab, oft in Stürzen von 50 bis 100 g an einem Tage. Die Nahrungsaufnahme ist dabei meist gut, aber das Kind selbst ist unernährbar geworden.

Nach Finkelstein bezeichnet man dieses Stadium mit dem Namen der Dekomposition.

Unter diesen Umständen magert das Kind sehr schnell ab, der Puls verlangsamt sich, es treten Untertemperaturen auf. Gegen Ende kommt es zur Herzschwäche, der eine Herzton verschwindet, und so geht das Kind schließlich zugrunde.

Der Verlauf der alimentären Intoxikation.

Den schwersten Grad der akuten Ernährungsstörung stellt die alimentäre Intoxikation dar. Bei dieser gewinnen die Begleiterscheinungen des Durchfalls eine solche Steigerung, daß die Symptome von seiten des Verdauungstraktus ziemlich in den Hintergrund treten.

In ausgesprochenen Fällen findet man eine Neunzahl von Symptomen: Neben dem Durchfall eine eigentümliche Bewußtseinsstörung, Veränderung des Atemtypus, Zylindrurie und Albuminurie, Laktosurie, Fieber, Gewichtsverluste, Kollaps und Leukozytose (Finkelstein). Die Summe dieser Symptome braucht jedoch nicht immer beisammen zu sein. Auch einzelne derselben genügen zur Diagnose der alimentären Intoxikation.

1. Fieber. Das zeitlich erste Symptom in diesem Komplex ist das Fieber. Ihm kommt insofern eine besondere Bedeutung zu, als es nicht, wie sonst gewöhnlich, infektiöser Herkunft ist, sondern ein sog. alimentäres darstellt, also ein durch die Art der Nahrung bedingtes und demgemäß durch Weglassen derselben zu beseitigendes. Es weist keine bestimmte Form auf, sondern geht staffelförmig in die Höhe bis zur höchsten Hyperpyrexie. Mit dem Auslassen der Nahrung sinkt es fast kritisch ab und macht — in unkomplizierten Fällen — meist Untertemperaturen Platz.

2. Glykosurie. Gleichfalls alimentärer Natur und ebenfalls schon frühzeitig auftretend ist die Glykosurie. Meist handelt es sich, entsprechend der Art des in der Nahrung zugeführten Zuckers um eine Milchzuckerausscheidung, aber auch die anderen Zuckerarten hat man gelegentlich gefunden.

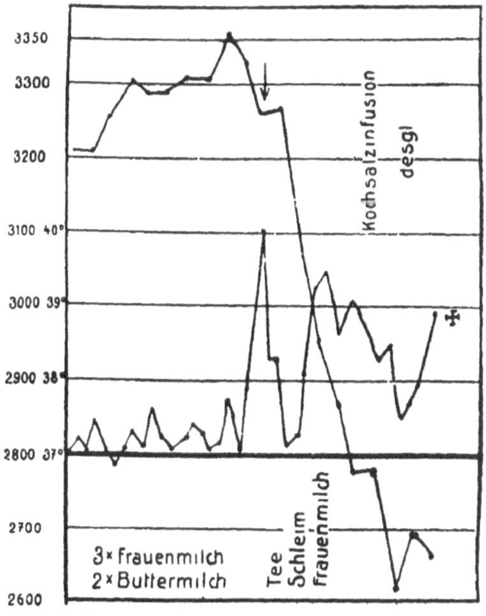

Abbildung 10 **Alimentäre Intoxikation.** Dieselbe entstand bei einem Säugling, der einige Zeit vorher schon einmal eine schwere akute Ernährungsstörung durchgemacht hatte und mit Frauenmilch ernährt worden war. Bei Zwiemilchernährung — 3mal Frauenmilch, 2mal Buttermilch — entwickelte sich die alimentäre Intoxikation, die trotz sofortigen Weglassens der Nahrung (↓) und Verabreichung von Frauenmilch zum Exitus führte.

3. Albuminurie und Zylindrurie. Außer Zucker enthält der Urin Eiweiß und Zylinder, öfters auch Leukozyten und rote Blutkörperchen. Er ist in seiner Menge herabgesetzt bis zur Anurie, getrübt durch einen reichlichen Bodensatz von Salzen. Harnsäurekristalle in größerer Menge erlauben die Annahme eines Infarktes in der Niere.

Die Ausscheidung von Eiweiß und Zylindern ist nicht als Symptom einer Nephritis, sondern einfach als Zeichen der hochgradigen Gewebsschädigung oder als Folgeerscheinung der schweren Wasserverluste anzusehen. Sie geht auch niemals in eine Nephritis über, sondern endet, wenn die Ernährungsstörung heilt, gleichfalls gut.

Die Milchzuckerausscheidung wird durch eine funktionelle Schädigung der Darmwand bedingt, infolgederen ein Teil des in der Nahrung enthaltenen Milchzuckers ungespalten die Darmwand passiert und im Urin ausgeschieden wird, da er im Körper als Milchzucker nicht weiter verwertbar ist.

4. Die Durchfälle bei der alimentären Intoxikation unterscheiden sich nicht von den früher bereits beschriebenen. Anfangs werden spritzende, diarrhoische Stühle in großer Zahl entleert, später, wenn die toxischen Erscheinungen mehr in den Vordergrund treten, kommt es zur Atonie des Darmes.

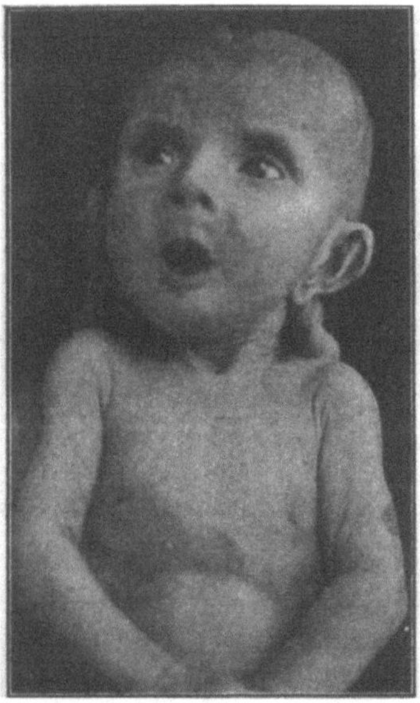

Abbildung 11. Stadium der Exzitation.

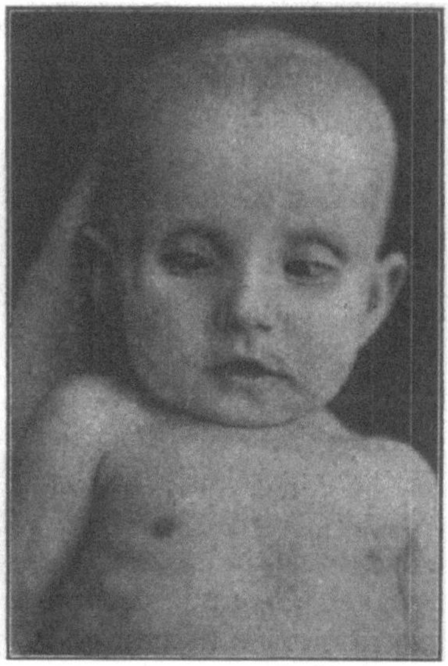

Abbildung 12. Stadium der Depression.

5. Gewichtsstürze. Die Gewichtsverluste sind zum allergrößten Teil durch abgegebenes Wasser bedingt, das durch den Darm, durch die Lungen und häufig auch infolge des Erbrechens den Körper verläßt. Wohl tritt ausgleichend die Verminderung der Harnmenge ein, aber trotzdem macht sich die hochgradige Austrocknung des Körpers bemerkbar: Das Gesicht wird spitz, die Fontanelle sinkt ein (s. Abb. 11 u. 12), die Haut nimmt eine lederartige, derbe Beschaffenheit an. Sie bleibt, wenn man sie aufhebt, in Falten stehen, namentlich bei Kindern, die vorher in sehr gutem Ernährungszustand waren.

6. Bewußtseinsstörung. Das eigene Befinden der Kinder ist anfangs das aller kranken Kinder: Sie sind un-

ruhig, unzufrieden, schreien viel, werfen sich herum. Zwischendurch treten Zustände abnormer Mattigkeit und Schläfrigkeit, sogar leichter Benommenheit auf. Mit fortschreitender Verschlechterung steigert sich die motorische Unruhe; zugleich werden die Bewegungen der Glieder automatisch, sie nehmen etwas Pathetisches, Kataleptisches an, die Arme werden z. B. wie in Fechterstellung ausgestreckt gehalten, oder die Finger fahren ängstlich tastend — Flocken lesend — auf der Bettdecke hin und her. Das Gesicht trägt einen angstvollen Ausdruck, und schließlich beginnt ein jämmerliches, eintöniges, stundenlang anhaltendes, gellendes Geschrei — die Schreikrämpfe des Volksmundes — womit dieses Stadium der Exzitation seinen Höhepunkt erreicht (Abb. 11).

Langsam geht es über in das der Depression. Das Schreien verstummt. Es kommt eine ominöse Ruhe über das Kind. Das Gesicht wird maskenartig starr, die Arme liegen in krampfhafter Beugung, die Hände zu Fäusten geballt, auf dem Brustkorb, die Augen zeigen Strabismus (Abb. 12), die Pupillen hochgradige Myosis. „Das Kind verdreht die Augen, liegt in stillen Krämpfen," so bezeichnet das Volk mancherorts diese Zustände. Nicht selten kommt es zu wirklichen Krampferscheinungen (Hydrozephaloid).

7. Veränderung des Atemtypus. Unaufhörlich wogt dabei die Brust der Kinder in schwerer Atmung auf und nieder. In diesen Fällen kommt es zur Säureatmung, jener eigentümlichen Veränderung des Atemtyps, den wir als Kußmaulsche oder „große" Atmung auch beim Diabetiker im Koma finden, und hier wie dort der Ausdruck der „Azidose" ist.

Die Azidose des Säuglings unterscheidet sich jedoch von der des Diabetikers. Bei letzterem besteht eine vermehrte Bildung von sauren Produkten: β-Oxybuttersäure, Azetessigsäure, Azeton, deren unvollständige Verbrennung und Kreisen im Blut eine echte Azidose entstehen läßt.

Beim Säugling kommt derselbe Effekt, aber auf einem anderen Weg zustande. Hier gibt der Körper zur Neutralisation der im Darm entstehenden sauren Stoffwechselprodukte Alkalien in vermehrter Menge ab. Dadurch kommt es zu einer Alkaliverarmung (Alkalipenie), bzw. zu einer relativen Azidose.

8. Kollaps. Im übrigen besteht gänzlicher Kollaps des Kindes: Die Extremitäten und die Nase sind kühl, die Reflexe erloschen oder verlangsamt. Man pflegt meist den

Hornhautreflex zu prüfen: Berührt man mit dem Finger die Hornhaut, so werden die Lider gar nicht oder nur sehr träge geschlossen. Der Puls ist schlecht fühlbar, die Herztöne dumpf, schließlich ist überhaupt bloß der eine noch zu hören. Die Hautdecken verfärben sich, nehmen eine bräunliche oder graublaue Verfärbung an.

9. Geringe klinische Bedeutung hat die Leukozytose.

Begleiterscheinungen. Die häufigste aller Komplikationen ist der Soor. Er findet sich schon sehr frühzeitig im Prodromalstadium der Ernährungsstörung — als ein Zeichen, daß irgend etwas mit dem Kinde nicht in Ordnung ist.

Bei spasmophilen Kindern lösen Ernährungsstörungen selbst leichtester Art Krämpfe aus, die durch weitere spasmophile Erscheinungen leicht als solche erkannt werden und leicht zu behandeln sind.

In tödlich verlaufenden Fällen tritt eine andere Art von Krämpfen auf, die als terminale Konvulsionen bezeichnet werden, wahrscheinlich auf Zirkulationsstörungen im Gehirn beruhen, nichts mit der Spasmophilie zu tun haben und nur soweit interessieren, als sie immer ein signum mali ominis sind.

Eine ebenfalls sehr schlechte Vorbedeutung ist das Auftreten von Sklerem (S. 69).

Gleichfalls durch Kreislaufstörungen bedingt sind die sogenannten paravertebralen Pneumonien, die durch die Untersuchungen von Bartenstein und Tada an der Czernyschen Klinik in ihrer Entstehung geklärt worden sind.

Begünstigt durch die Rückenlage, kommt es in den abhängigen Teilen der Lungen, entlang der Wirbelsäule — paravertebral — zu Blutaustritten in das Lungengewebe und sekundär zu Infektionen mit beliebigen Mikroorganismen, damit zur Pneumonie (auch Streifenpneumonie genannt). Klinisch ist diese Art von Lungenentzündungen weniger durch die Auskultation oder Perkussion, als durch die Inspektion zu erkennen: Die Kinder zeigen den „gehobenen Thorax“, d. h. eine abnorme Wölbung des Brustkorbs in seinem oberen Teile.

Diagnose: Die Diagnose der akuten Ernährungsstörung ist in den meisten Fällen leicht zu stellen. Erbrechen und Durchfälle sind ja ziemlich augenfällige Erscheinungen. Zweifel, ob überhaupt eine Ernährungsstörung vorliegt, können entstehen, wenn man im Prodromalstadium der Erkrankung gerufen wird und nun entscheiden soll, ob sich eine Krankheit vorbereitet, oder ob es sich um grundlose Befürchtungen der Eltern handelt. In solchen Fällen ist es vorsichtiger, einmal öfter die Diagnose zu stellen als zu spät einzugreifen.

Im Stadium der alimentären Intoxikation kann die Unterscheidung von der Meningitis schwer sein. Die Anamnese, das Verhalten der Fontanelle, die bei der Intoxikation eingesunken, bei der Meningitis eher vorgewölbt ist, der Befund von Eiweiß und Zucker im Urin leiten hier auf den rechten Weg.

Stets ist bei akuten Störungen auch an die Möglichkeit eines parenteralen Ursprungs zu denken.

Die Prognose ist nach dem Zustand des Kindes, nach der Art der vorangegangenen Ernährung und der Zahl der früheren Ernährungsstörungen, nicht zum mindesten auch nach der Art der Behandlung, die man dem Kind angedeihen lassen kann, zu bewerten.

Als leichte und demnach prognostisch günstige Fälle sind diejenigen anzusehen, bei denen es sich um ältere Kinder handelt — jenseits des 1. Lebenshalbjahres —, die bisher nicht krank gewesen sind und sofort in Behandlung kommen. Sie sind ein so dankbarer Gegenstand der Behandlung, daß der Arzt sie vielfach gar nicht zu sehen bekommt. Es genügt, den Durchfall zu stopfen, wenn die Mutter die Milch, die ihr verdächtig erscheint, wegläßt und bis zum nächsten Tage, wo sie andere bekommt, nur Haferschleim gibt. Aber diese Fälle bilden die Minderzahl.

Meistens handelt es sich um junge, künstlich genährte Kinder, oft um solche der ersten Lebenswochen oder gar um Frühgeburten. Viele sind unzweckmäßig oder trotz bestehender Erkrankung gar nicht behandelt worden, so daß die Ernährungsstörung bereits einen mehr subakuten Verlauf angenommen hat. In diesen Fällen muß man die Prognose im Zweifel lassen.

Auch bei Kindern mit alimentärer Intoxikation ist sie höchst zweifelhaft. Zwar braucht man sie nicht unbedingt ungünstig zu stellen; denn ein gewisser Prozentsatz der Kinder wird durch eine Teediät von 12—24 Stunden glänzend „entgiftet“ und bietet dann natürlich eine günstigere Prognose. Aber wo innerhalb der ersten 24 Stunden keine ausgesprochene Besserung zu beobachten ist, da ist der Ausgang sehr oft ein tödlicher, namentlich wenn sich erst große

Atmung und Sklerem ausgebildet hat, obgleich immer mal wieder ein Kind vorkommt, bei dem die Azidose wie auch das Sklerem zurückgeht.

Pathogenese.

Die Pathogenese der akuten Ernährungsstörungen des Säuglings ist dasjenige Gebiet der Kinderheilkunde, auf dem mit am meisten gearbeitet worden ist, auf dem aber bisher weder in bezug auf die Grundanschauungen, noch hinsichtlich der Deutung der Einzelsymptome eine völlige Übereinstimmung erzielt worden ist.

Czerny erblickt die Ursache der Störung „in bakterieller Zersetzung der Nahrung außerhalb oder innerhalb des Darmes, bei welcher nicht die Bakterien, sondern die Zersetzungsprodukte der Nahrung das schädliche Prinzip darstellen".

Diejenigen Bestandteile der Nahrung, die für eine solche Zersetzung der Nahrung in Frage kommen, sind einmal die Kohlehydrate — nicht zum mindesten der in der Milch selbst enthaltene Milchzucker — und ferner das Fett.

Die Kohlehydrate fallen schon normalerweise bis zu einem gewissen Grad im Magendarmkanal den Bakterien zum Opfer und werden zu Fettsäuren vergoren — als welche sie die physiologische Darmperistaltik unterhalten. Bei erhöhter Kohlehydratzufuhr, wie sie bei zuckerreichen Nahrungsgemischen nach Art der Malzsuppe oder der Buttermilch stattfindet, kann es naturgemäß leicht zu einer bis ins pathologische gesteigerten Vergärung und Säuerung kommen.

Auch das Fett wird normalerweise zu Fettsäuren gespalten, zunächst zu „höheren". Diese können dann unter gewissen Verhältnissen durch Bakterientätigkeit zu „niederen" Fettsäuren umgewandelt werden und ihrerseits den Grad der Säuerung, den die aus Kohlehydraten gebildeten Produkte bereits gesetzt haben, noch weiter verstärken.

Wird die Nahrung schon vor der Verabreichung an das Kind bakteriell zersetzt, so werden ebenfalls wieder Fettsäuren gebildet.

Man hat also in jedem Fall — gleich, ob es sich nun um die Überernährung mit einer an sich einwandfreien Nahrung oder um die Ernährung mit einer unzweckmäßig zusammengesetzten Nahrung oder um eine von vornherein zersetzte Nahrung handelt — immer dasselbe Resultat, nämlich eine vermehrte Bildung von Fettsäuren (Buttersäure, Milchsäure, Bernsteinsäure, Valeriansäure usw.).

Auf die absolute Höhe der Säurebildung kommt es dabei wahrscheinlich nicht so sehr an, als auf ihr Verhältnis zum Zustand des Kindes, d. h. zu seiner Empfindlichkeit gegenüber dem einwirkenden Reiz. Je empfindlicher das Kind, desto niedriger seine Reizwelle und desto geringer der Grad der Säuerung, der bereits hinreicht, eine Störung auszulösen.

Wie das Tierexperiment und vor allem die klinischen Erfahrungen lehren, sind diese Fettsäuren imstande, den Durchfall und die ihn begleitenden übrigen Symptome der akuten Ernährungsstörung zu erzeugen. —

Finkelstein hingegen schätzt die Bedeutung der bakteriellen Infektion der Milch ziemlich gering ein. Er sieht vielmehr das primäre, schädigende Moment in rein alimentärer Ursache, nämlich in der Eigenart der Kuhmilchmolke.

Als Molke bezeichnet man jene Flüssigkeit, die bei der Labgerinnung der Milch von dem Kaseingerinnsel ausgepreßt wird, und neben dem Milchzucker und einem geringen Teil des Eiweißes — dem Molkenalbumin — das meiste der Mineralsubstanzen der Milch enthält. Sie ist gewissermaßen „das Milieu“, in dem Fett und Eiweiß der Milch suspendiert sind. In ihrer Zusammensetzung zeigt sie — je nachdem es sich um Frauenmilch- oder Kuhmilchmolke handelt — erhebliche Unterschiede.

In dem Sinne, wie sie hier gebraucht wird, stellt sie die Funktion der Salze der Milch dar.

Die artfremde Molke der Kuhmilch schafft nach Finkelstein im Magendarmkanal des künstlich genährten Säuglings Verhältnisse, die schon für den normalen Ablauf der Darmfunktionen ungünstiger sind, als es bei der Frauenmilch der Fall ist. Gleichwohl arbeitet der Darm auch unter diesen ungünstigen Bedingungen regelrecht, weil er über gewisse funktionelle Hilfskräfte verfügt. Treten aber abnorme Verhältnisse ein, unter denen die Reserven des Darmes versagen, so wird die Vorbedingung für eine Ernährungsstörung, insbesondere für die Entstehung eines abnormen Grades von bakterieller Wucherung und von Zersetzung der Nahrungsbestandteile geschaffen. Die Zersetzungen betreffen die

Kohlehydrate wie auch das Fett. Es werden wieder Gärungsprodukte — Säuren — gebildet, und es kommt weiter zu pathologischen Erscheinungen sowohl im Darm wie jenseits desselben. —

Die Pathogenese der einzelnen klinischen Erscheinungen, z. B. des alimentären Fiebers u. a. auf der Basis dieser zwei verschiedenen, eben geschilderten Grundanschauungen ist zur Zeit noch Gegenstand der Diskussion und bleibt deshalb an dieser Stelle besser unerörtert.

Die Grundanschauungen selbst leiten aber — wie man sieht — letzten Endes doch in eine gemeinsame Bahn, indem sie beide zu der Annahme einer abnorm gesteigerten Säurebildung im Magendarmkanal als Ausgangspunkt der klinischen Erscheinungen gelangen. Dieses Ergebnis gibt die Richtlinien für die erfolgreiche ursächliche Behandlung der akuten Ernährungsstörungen ab.

Sektionsbefunde: Die anatomischen Befunde sind bei Kindern, die an akuten Ernährungsstörungen zugrunde gegangen sind, ziemlich gering: Follikelschwellung im Darm, Fettleber, Hypostasen in den Lungen.

Prophylaxe der Ernährungsstörungen.

Wenn man eine Verhütung der akuten Ernährungsstörungen anstreben will, so muß man zwei Tatsachen im Auge behalten:

1. Daß fast ausschließlich künstlich genährte Kinder denselben zum Opfer fallen, daß also die natürliche Ernährung offenbar die beste Prophylaxe darstellt.

2. Daß von den künstlich genährten diejenigen am meisten gefährdet sind, die — durch vorausgegangene, mehrfache Störungen bereits geschädigt — im Hochsommer erkranken. Man muß also danach trachten, die Kinder möglichst ungeschädigt in den Sommer hineinzubringen, damit sie, wenn sie wirklich erkranken, wenigstens soviel Widerstandskraft besitzen, daß sie nicht sterben. — Unter den heutigen Verhältnissen läßt sich dieses Ziel unseres Erachtens aber nur erreichen, wenn man die niederen Volksschichten, die ja den Hauptanteil zur Sommersterblichkeit der Säuglinge

stellen, mehr und mehr daran gewöhnt, von den sog. Milchküchen und Fürsorgestellen Gebrauch zu machen, wo sie neben ärztlichem Rat und Anleitung zu einer vernunftgemäßen Säuglingsernährung auch eine einwandfreie Milch zu erschwinglichen Preisen erhalten können. Wo keine Milchküchen oder ähnliche Einrichtungen bestehen, ist es nötig, die Mütter immer wieder darauf hinzuweisen, wenigstens ihrem Säugling gute Kuhmilch oder Ziegenmilch zu kaufen, dieselbe sorgfältig zu behandeln, sofort abzukochen, schnell abzukühlen und kalt zu stellen.

Vielfach ist im Volke die Ansicht verbreitet, daß man eine verdorbene Milch durch erneutes Kochen wieder einwandfrei machen könne. Das Abkochen vernichtet allerdings die Keime, aber die chemischen Veränderungen, zu denen die Bakterienzersetzungen bereits geführt haben, werden dadurch natürlich nicht rückgängig gemacht.

Das Kühlhalten der Milch ist in den Armeleute-Wohnungen eine sehr schwierige Sache. In wohlhabenden Familien wird man den Eisschrank benutzen oder einen Thermosapparat (Demosterilisator nach Bickel-Röder, Preis 22,50 Mk.). Bei armen Leuten ist man auf die Wasserleitung angewiesen. Diese reicht meist auch aus, sofern sie nur mit Sorgfalt benutzt wird. Leitungswasser hat im Hochsommer nach $^1/_4$stündigem Fließenlassen eine Temperatur von 12—16° C. Hält man also die Nahrung ständig im fließenden Wasser oder wechselt man letzteres alle Stunde, so wird die Temperatur der Nahrung stets unterhalb jener Grenze gehalten, bei der die hitzebeständigen Sporen auskeimen können.

Sicherer noch ist die Kühlhaltung, wenn man eine sogenannte Kühlkiste benutzt, wie sie z. B. von Peiser angegeben worden ist: Man nimmt eine Holzkiste von 40 cm Länge, 31 cm Breite und 27 cm Höhe, und füllt sie mit 3 kg Holzwolle aus, so daß nur in der Mitte ein Loch für die Aufnahme eines Topfes mit den Milchflaschen freibleibt. Die Nahrung wird zunächst unter der Wasserleitung möglichst tief gekühlt, dann in einem Topf mit Wasser in die Kiste gesetzt und diese gut verschlossen. Will man ein übriges tun, so füllt man den Topf, der die Milchflaschen enthält, nicht mit kaltem Wasser, sondern mit Eis (für 10 Pfennige) und 300 g Viehsalz. Dann bleibt die Temperatur in der Kiste erheblich unter 10° C.

Jedenfalls ist auf eine einwandfreie Rohmilch, sowie auf eine sorgfältige Behandlung und Aufbewahrung derselben großer Wert zu legen — wie im Hinblick auf gewisse Bestrebungen der letzten Jahre, die die Bedeutung der Milchverderbnis am liebsten ganz in Abrede stellen und mit einigen schlechten Experimenten die Erfahrungen von Jahrzehnten umwerfen möchten, ausdrücklich hervorgehoben werden muß.

Behandlung.

I. Ernährungsbehandlung.

Für die Behandlung gelten die Richtlinien, die uns die Untersuchungen über die Pathogenese der Ernährungsstörungen an die Hand gegeben haben:

Wenn die Ursache des Durchfalls und der ihn begleitenden Symptome in abnormen Gärungen im Magendarmkanal zu suchen ist, so muß das Ziel der Behandlung — die Ausschaltung dieser Gärungen sein. Das läßt sich auf zwei verschiedenen Wegen erreichen:

1. Dadurch, daß man den Zucker und das Fett als die hauptsächlich zu Gärungen führenden Bestandteile der Nahrung nach Möglichkeit ausschaltet, oder

2. dadurch, daß man den der Gärung entgegengesetzten Zustand im Darmkanal, nämlich die Darmfäulnis in einem solchen Maße begünstigt, daß die Gärungen nicht aufkommen können. — Nach diesen Grundsätzen behandeln wir heute die akuten Ernährungsstörungen des Säuglings.

In praxi geht man so vor, daß man auf Grund der Vorgeschichte des Kindes und unter Berücksichtigung seines Alters sich zunächst ein Bild von der Schwere des Zustandes zu machen sucht.

Der praktische Arzt wird außerdem zu überlegen haben, ob er das Kind selbst behandeln oder einer Klinik zwecks Frauenmilchernährung überweisen will. In die Klinik gehören nach unserem Dafürhalten alle Kinder unter 4 Wochen, alle Intoxikationen, und von den übrigen am besten auch diejenigen, bei denen der Versuch mit gewöhnlicher Milch mißglückt.

I. Handelt es sich um einen leichten Fall, so schaltet man zunächst die Nahrung als Quelle der abnormen Zersetzungen ganz aus und läßt nur Tee (Lindenblüten-, Kamillen-, Fenchel-, russischen Tee) verabfolgen, der vorsichtigerweise nicht mit Zucker, sondern mit einer Tablette Saccharin gesüßt ist. Innerhalb 24 Stunden, meist schon früher, ist der Darm leer (Teestuhl), und damit findet aus Mangel an gärfähigem Material auch die Darmgärung ihr Ende. An die Teediät schließt man zweckmäßig eine Art Schonungsdiät an, indem man für die folgenden 24 Stunden nur etwas ganz dünnen Haferschleim verordnet. Danach fügt man dem Schleim, langsam steigend, wieder etwas Milch zu. Das therapeutische Vorgehen ist also, schematisch dargestellt, folgendes:

1. Tag: Tee + Saccharin, in häufigen kleinen Mengen;
2. Tag: Haferschleim + Saccharin, vierstündlich, bei Unruhe in der Zwischenzeit Tee;
3. Tag: $^1/_3$ Milch, $^2/_3$ Schleim + Saccharin;
4. Tag: Desgleichen;
5. Tag: $^1/_3$ Milch, $^2/_3$ Schleim + Zucker.

Nach Verlauf von 8 Tagen geht man weiter mit der Milch in die Höhe, bis schließlich die Nahrung dem Alter und Gewicht des Kindes angepaßt ist.

Eine arzneiliche Behandlung erübrigt sich im allgemeinen. Manche Ärzte pflegen die Behandlung mit einem Abführmittel: 1—2 Teelöffel Oleum ricini oder ½ Teelöffel Pulv. liquir. comp. einzuleiten, aber eine strenge Anzeige dazu liegt nicht vor. Bei stärkerer Unruhe des Kindes läßt man alle 2 Stunden einen feuchtwarmen Wickel um den Leib legen und am Abend ein warmes, langsam abgekühltes Bad verabfolgen, um dem Kind eine ungestörte Nachtruhe zu verschaffen. Bei dieser Behandlung heilen die leichten Fälle alle prompt ab.

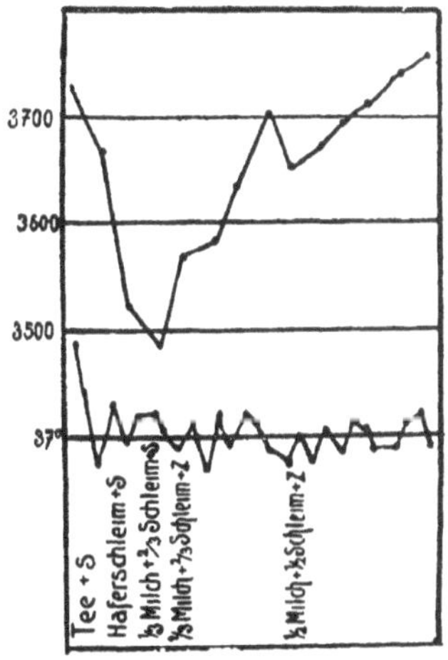

Abbildung 13.
Leichte akute Ernährungsstörung, mit gewöhnlichen Milchmischungen behandelt.
Das Kind war am Tag vorher — angeblich plötzlich — mit Erbrechen und Durchfall erkrankt.

II. In den schwereren aber geht es nicht so leicht. Zu diesen rechnen, wie schon früher erwähnt, die Störungen bei jungen Kindern im ersten Lebensvierteljahr, auch bei solchen, die nicht zum ersten Male krank sind, sondern schon eine Reihe von Durchfällen in ihrer Vorgeschichte haben, und auch die durch Infektionen komplizierten Fälle. Meist wird man zwar auch bei diesen Kindern mit den gewöhnlichen Milchmischungen Erfolg haben. Eine Sicherheit besteht aber nicht, und deshalb muß man gleich im Anfang überlegen, ob man nicht besser tut, auf den Versuch mit gewöhnlicher Milch überhaupt zu verzichten und gleich Frauenmilch oder Eiweißmilch zu geben. —

Eine strenge Indikation für eine der letzten beiden wird gegeben, wenn der Versuch mit Kuhmilch fehlschlägt und wieder stärkere dyspeptische Erscheinungen mit neuen Gewichtsabnahmen eintreten.

A. Behandlung mit Kuhmilch-Mischungen.

Die Behandlung unterscheidet sich von der früher erwähnten nur dadurch, daß man mit der Milch noch viel vorsichtiger vorgeht. Zuerst gibt man wieder Tee, dann 2 Tage Haferschleim und dann beginnt man mit der Milch, aber gramm- bzw. strichweise. Also:

1. Tag: Tee + Saccharin;
2. und 3. Tag: Schleim + Saccharin dreistündlich;
4. Tag: 1 Strich (20 g) Milch + Schleim + Saccharin;
5. Tag: 2 Strich Milch + Schleim + Saccharin;
6. Tag: $^1/_3$ Milch, $^2/_3$ Schleim + Saccharin;
7. Tag: $^1/_3$ Milch, $^2/_3$ Schleim + Zucker.

Bei Kindern mit klinisch schwerkrankem Eindruck kann man die Milch in den ersten Tagen durch Abschöpfen entfetten oder kann Magermilch geben, sofern solche in einwandfreier Beschaffenheit zur Verfügung steht. Viel geübt ist auch die Verwendung von Molke. Dieselbe wird so hergestellt, wie bei der Zubereitung der Eiweißmilch genauer beschrieben, nur wird in diesem Falle das Kaseingerinnsel weggeschüttet, während bei der Eiweißmilchbereitung die Molke unbenutzt bleibt. Wenn man Molke gebrauchen will, so wird sich ihre Anwendung so gestalten, daß man am 4. und 5. Tag $^1/_3$ Molke und $^2/_3$ Schleim + Saccharin gibt und davon dann auf $^1/_3$ Milch + Schleim übergeht. Bei Molke sowohl wie bei Magermilch treten nicht selten Zunahmen auf, die beim Übergang zur eigentlichen Milch aufhören und entsprechenden Abnahmen Platz machen. Sowohl das eine wie das andere ist bedeutungslos, es handelt sich nur um Gewichtsschwankungen durch den reichlichen Salzgehalt beider Mischungen.

Bei erfolgreicher Anwendung machen die Gewichtsabnahmen bald halt. Die Stühle werden seltener, behalten aber ihren dyspeptischen Charakter meist solange bei, bis Zucker hinzugegeben wird, dann erst werden sie fester. Die Weiterbehandlung gestaltet sich wie in den unter I. erwähnten Fällen. Nicht selten entwickelt sich in den nächsten Wochen ein Milchnährschaden.

B. Behandlung mit Eiweißmilch.

Oft aber genügt das bloße Weglassen der Nahrung nicht, um den Darm zur Ruhe zu bringen. Sondern mit dem Augenblick, wo wieder Milch zugeführt wird, flackern die Gärungen wieder auf, und stellen sich auch die Durchfälle wieder ein. In diesen Fällen gibt man am besten Eiweißmilch.

Die Eiweißmilchbehandlung ist das wertvollste, praktische Ergebnis aus den Untersuchungen Finkelsteins und Meyers über die Pathogenese der akuten Ernahrungsstörungen. Beider Autoren Verdienst ist es, gezeigt zu haben, daß eiweißreiche Nahrungsgemische unter gewissen Bedingungen günstige Wirkungen im Magendarmkanal entfalten können — eine Tatsache, die um so interessanter ist, als ältere Anschauungen in der Kinderheilkunde in eben diesem Eiweiß, das wir jetzt zu therapeutischen Zwecken verwerten, die Ursache der ganzen Minderwertigkeit der Kuhmilchernährung gegenüber der Frauenmilchernährung erblicken (Biedert).

Die Eiweißmilch wird so dargestellt, daß ein Liter ungekochter Kuhmilch auf 40° erwärmt und mit einem Eßlöffel Simons Labessenz oder Pegnin (einem pulverförmigen Labferment nach v. Dungern) versetzt und auf eine halbe Stunde an einen warmen Ort oder in ein Wasserbad gestellt wird. In dieser Zeit vollzieht sich die Labung der Milch und die Trennung der Molke von dem Kaseingerinnsel. Das Ganze wird auf ein Seihtuch geschüttet, durch das die Molke langsam abtropft. Nach etwa 1 Stunde nimmt man den Käseklumpen — die Molke bleibt unbenutzt — und schickt ihn mehrmals unter Hinzufügen von $^1/_2$ l Leitungswasser durch ein Haarsieb, bis das Gerinnsel fein verteilt ist. Schließlich füllt man die Lösung mit $^1/_2$ l Buttermilch wieder auf 1 l auf. Beim Sterilisieren muß die Eiweißmilch stark gerührt, am besten mit einem „Schneeschläger" geschlagen werden, da sie sonst klumpig wird. Trotzdem bilden sich oft zähe Gerinnsel, die das Loch im Sauger nicht passieren. Wir pflegen deshalb, um die Mischung homogen zu halten, stets 1% Mondamin hinzuzufügen.

Die Milch, die man nunmehr vor sich hat, enthält Eiweiß und Kalk aus $1^1/_2$ l Milch, Milchzucker aber nur aus $^1/_2$ l, auch der Salzgehalt ist vermindert (abgesehen vom Kalk) und ferner ist das Fett von 3,5 auf 2,5% herabgesetzt.

Aus dieser Änderung ihrer Zusammensetzung ergeben sich höchst bedeutsame Folgerungen: Zunächst wird durch die Herabsetzung des Milchzuckers den Gärungen ihr hauptsächlichstes Substrat entzogen. Der Milchzucker ist dasjenige Kohlehydrat, das am schnellsten im Darm vergärt. Eine dauernde Zuckerentziehung ist aber nicht durchführbar, denn Kohlehydratmangel wird vom Säugling genau so schlecht vertragen wie vom Erwachsenen. Außerdem lassen sich Gewichtszunahmen nur durch Kohlehydrate erzielen. Deshalb muß man nach einigen Tagen wieder anfangen, Zucker zuzufügen. Aber nunmehr pflegt man nicht den Milchzucker, sondern die schwervergärbaren Maltosepräparate, wie Nährmaltose oder Nährzucker, zu wählen.

Daß man diese bereits nach kurzer Zeit selbst zu so hohen Gehaltszahlen (5—7%) steigern kann, ohne daß die Gärungen wieder einsetzen, ist der Vorteil des erhöhten Eiweißgehaltes der Eiweißmilch. Durch diesen werden die Fäulnisprozesse im Darm derartig begünstigt, daß die Gärungen nicht aufkommen können, und daß selbst hohe Kohlehydratgaben anstandslos vertragen werden.

Aber auch die aus dem Fett gebildeten Zersetzungsprodukte werden unschädlich, bzw. sogar Heilzwecken dienstbar gemacht, indem die entstehenden Fettsäuren durch den hohen Kalkgehalt der Eiweißmilch zu Kalkseifen umgewandelt werden. So entstehen Seifenstühle, also dieselbe Stuhlform, die wir auch sonst noch und zwar beim — obstipierten Säugling mit Milchnährschaden finden, mit dem Unterschied jedoch, daß sie bei letzterem eine pathologische Erscheinung darstellen, während sie bei der Eiweißmilchernährung das gewollte Endziel der Behandlung sind.

Die praktische Anwendung der Eiweißmilch setzt eine gewisse Technik voraus. Während sonst bei jeder anderen Behandlungsart der Ernährungsstörungen

nicht genug zur Vorsicht geraten werden kann, verlangt die Eiweißmilch eine ziemlich rücksichtslose Dosierung.

Zunächst gibt man wieder einen Tag über Tee + Saccharin. Dann beginnt man Eiweißmilch, mit Saccharin gesüßt, zu verabfolgen, und zwar in kleinsten Mengen: Bei der ersten Mahlzeit etwa 10 g, bei der zweiten 20, bei der dritten 30 und so fort, schrittweise aber stetig von Mahlzeit zu Mahlzeit steigend, bis man die Höchstmenge erreicht, welche das Kind von selbst aufnimmt. Dann erst, also etwa am 4. oder 5. Tage, fügt man Zucker, Löfflunds Nährmaltose oder Soxhlets Nährzucker hinzu. Auch die Dosierung des Zuckers muß ziemlich dreist geschehen, man beginnt mit 2 oder 3%, und wenn daraufhin noch keine Gewichtszunahmen erfolgen, geht man zu 5, selbst zu 7% Zucker über (Abb. 9 S. 115). Die Zahl und Art der Stuhlentleerungen ist nicht maßgebend für die Dosierung der Eiweißmilch. Die meisten Mißerfolge werden dadurch verschuldet, daß man zu langsam mit der Menge vorgeht, und daß man allzu zögernd Kohlehydrate hinzugibt. Nur wenn Gewichtsstürze und heftige Durchfälle auftreten, setzt man die Eiweißmilch aus, um einen Tag später von neuem in der oben beschriebenen Weise damit zu beginnen.

Hinsichtlich der Zahl der Mahlzeiten richtet man sich nach dem Kinde. Im allgemeinen gibt man wie beim gesunden, so auch beim kranken 5 Mahlzeiten. Bei appetitlosen Säuglingen und bei solchen mit Brechneigung kann man aber versuchen, in doppelt häufigen Mahlzeiten jedesmal die halbe Menge zu verabfolgen.

Der Bedarf an Eiweißmilch entspricht etwa $^1/_5$ des Körpergewichtes des Kindes. Er ist also höher als bei den sonst üblichen Milchmischungen, und zwar deshalb, weil ihr Kaloriengehalt sehr niedrig ist (450 Kal.).

Die Dauer der Eiweißmilchernährung soll etwa 4 bis 6 Wochen betragen. Stellen sich trockene, seltene Seifenstühle ein, so kann man schon nach vier Wochen gefahrlos absetzen. Bleiben die Stühle zahlreich und weich, so wartet man lieber 6—8—10 Wochen, ehe man eine andere Nahrung zugibt. Der Nahrungswechsel kann plötzlich, von heute auf morgen, geschehen, oder langsam, indem man nach und nach eine Flasche Eiweißmilch durch eine Mischung von $^1/_2$ Milch, $^1/_2$ Schleim + Nährzucker ersetzt. Mißglückt das Absetzen, so daß bei Kuhmilchmischungen wieder dünne und vermehrte Stühle auftreten, so kehrt man am besten zur Eiweißmilch zurück und macht 14 Tage später einen neuen, dann meist erfolgreicheren Versuch.

Während des Verlaufes der Eiweißmilchernährung tragen die Stühle das Aussehen des Seifenstuhles; sie sind von hellgrauer bis weißlicher Färbung, von starkem Fäulnisgeruch, meist trocken und geformt, nicht selten jedoch auch mißfarben, dünn und zerfahren, sowie an Zahl vermehrt. All das ist für das therapeutische Vorgehen ohne Belang. Eine unangenehme Begleiterscheinung, die gar nicht selten auftritt, ist ein Speien der Kinder nach jeder Mahlzeit. Auch das muß man mit in Kauf nehmen. Noch unangenehmer ist es, wenn Säuglinge, nachdem sie 2—3 Wochen anstandslos Eiweißmilch getrunken haben, sie plötzlich hartnäckig verweigern. Wenn kurzes Hungernlassen nicht hilft, bleibt nur die Sondenfütterung oder Absetzen übrig. Im Beginn der Eiweißmilchernährung treten nicht selten große Gewichtsstürze auf, denen man am besten entgegenarbeitet, indem man unbekümmert mit der Nahrungsmenge steigt und schnell zu Zuckerzugaben übergeht. Zögert man mit den letzteren zu lange, so machen sich gewisse Folgeerscheinungen des Kohlehydratmangels bemerkbar: die Kinder werden appetitlos, schläfrig, uninteressiert, beinahe benommen.

Die Herstellung der Eiweißmilch im Haushalt erfordert eine gewisse Sorgfalt, aber sie gelingt doch meist ganz gut. Anderenfalls kann man sie als gebrauchsfertiges Präparat aus der Apotheke oder direkt von der Fabrik: Milchwerke Böhlen bei Rötha in Sachsen oder Vilbel in Hessen beziehen. Preis ein Liter 72 Pfennige für Private. Ihr Hauptnachteil ist ihr hoher Preis, der ihrer Anwendung bei ärmeren Leuten eine Grenze setzt. Man hat sich deshalb bemüht, Ersatzmittel zu schaffen: etwas billiger ist die Verwendung des „Larosans“, das gewissermaßen das wirksame Prinzip der Eiweißmilch in Pulverform enthält und nach beigegebener Vorschrift der Milch zugesetzt wird.

Noch billiger und deshalb für die ärmere Praxis empfehlenswert ist die Verwendung von Kefir, den man nach Peiser folgendermaßen herstellt: $^1/_2$ l frische, abgekochte Kindermilch wird nach Abkühlen in eine Patentflasche gefüllt, die $^3/_4$—1 l zu fassen vermag Hierzu kommt eine der käuflichen Kefirtabletten (Dr. Trainer, Mühlrad, $2^1/_2$ Pfennig pro Stück). Die Flasche wird stark geschüttelt, damit sich das Kefirferment rasch und gleichmäßig in der Milch verteilt. Dann wird sie in die Nähe des Ofens oder Kochherdes gestellt, wo die Temperatur eine Höhe von 30—35° C erreicht. Im Laufe des Tages wird sie noch öfters durchgeschüttelt. Nach 24 Stunden ist der Kefir fertig. Er wird zur Abstumpfung der Säure mit 1 Teelöffel Natr. carbonic.-Lösung (20 : 100) versetzt und mit $^1/_2$ l Wasser oder Schleim (+ ca. 30 g Nährzucker) gemischt.

C. Behandlung mit Frauenmilch.

Die Frauenmilch bildet in jedem Fall die beste Behandlung, aber sie kommt naturgemäß nur für eine begrenzte Zahl von Kindern in Frage. Man gibt, wie immer, erst 12—24 Stunden lang Tee, wenn nötig für einen weiteren Tag Haferschleim, und dann beginnt man mit Milch. Man legt das Kind aber zunächst nicht bei der Amme an — eine unvorsichtige Dosis Frauenmilch kann den plötzlichen Kollaps des Kindes hervorrufen — sondern man gibt die Milch aus der Flasche: 5mal 20 g, am nächsten Tage 5mal 40, dann 5mal 60, 80 und 100 g. Nebenher nach Belieben Tee oder kleinere Mengen Haferschleims. Ist die Menge von 100 g bei einer Mahlzeit erreicht, so kann man das Kind an die Brust anlegen, was bei manchen große Schwierigkeiten macht, weil Kinder, die nie an der Brust gesaugt haben, sich sträuben, die Brustwarze zu nehmen. Bei einiger Geduld gelingt es aber doch meist, nötigenfalls mit Hilfe eines Warzenhütchens. Auch an der Brust sind die Milchmengen durch regelmäßiges Wägen der Kinder vor und nach jedem Anlegen festzustellen und möglichst unterhalb der Budinschen Zahl zu halten.

In den ersten Tagen der Frauenmilchernährung tritt oft noch keine deutliche Besserung, eher sogar eine leichte Verschlimmerung ein. Am Ende der ersten Woche ist die Besserung aber meist unverkennbar. Je nach der Schwere des Zustandes der Kinder treten dann Gewichtszunahmen auf, oder es bildet sich jenes charakteristische Reparationsstadium heraus, das wir bei der Behandlung des Milchnährschadens näher beschrieben haben (S. 97).

Beim späteren Absetzen solcher Kinder von Frauenmilch auf Kuhmilch ist — zum Glück nur in ganz seltenen Fällen — im Anschluß an die erste Kuhmilchmahlzeit ein erneuter Ausbruch stürmischer Intoxikationserscheinungen beobachtet worden, der mit Erbrechen, Durchfall, Gewichtssturz, hohem Fieber, Kollaps, Bewußtseinsstörungen usw. verlief und dazu zwang, die Behandlung noch einmal von vorn anzufangen — „Kuhmilchidiosynkrasie des Säuglings“.

Eine besondere Erwähnung müssen noch die Kinder finden, bei denen die Ernährungsstörung den oben beschriebenen subakuten Verlauf nimmt und in das Stadium der sog. Dekomposition übergeht. Entweder sind es Kinder, bei denen der Versuch mit den gewöhnlichen Milchmischungen mißglückt ist, oder solche, die gar nicht ärztlich behandelt worden sind, sondern bei denen die Mutter selbst herumprobiert hat — jedenfalls Kinder, die schon längere Zeit nicht in Ordnung sind.

Bei ihnen die Behandlung mit einem Teetage einzuleiten, ist nicht nur unnütz, sondern sogar gefährlich, denn schon eine kurze Hungerperiode kann zum Kollaps und zum Tode führen. Daher beginnt man sofort, Frauenmilch oder Eiweißmilch in der Art, wie im Vorhergehenden beschrieben, zuzuführen.

Bei den üblichen Milchmischungen sind die Erfolge nicht sehr erfreulich, immerhin bringt man doch eine große Zahl der Kinder damit durch. Man beginnt mit $^1/_3$ Molke + $^2/_3$ Haferschleim + Nährzucker und geht nach einigen Tagen zu Milch mit Haferschleim über. Auf Zunahmen wird man zunächst verzichten müssen. Je länger man abwartet, um so mehr hebt sich die Verträglichkeit der Kinder gegenüber der Milch. Nach einiger Zeit kann man die Nahrungsmengen steigern, ohne jedoch von der Drittelmilch abzugehen. Sie werden dabei immer älter, und wenn sie schließlich so alt geworden sind, daß sie Beikost vertragen, werden auch die Gewichtszunahmen größer, und am Ende des 1. Lebensjahres unterscheiden sie sich oft gar nicht mehr von normal gediehenen Kindern.

II. Medikamentöse und physikalische Behandlung.

Wenn bei einem Säugling mit einer akuten Ernährungsstörung die alte Nahrung ausgesetzt und nur Tee verabreicht wird, so tritt in der Regel sehr bald Ruhe im Magendarmkanal ein. Aber wir haben schon oben darauf hingewiesen, daß dieser Verlauf gelegentliche Abweichungen erleiden, und trotz Aussetzen der Nahrung heftiges Erbrechen weiter bestehen kann. In diesen Fällen wird man erst versuchen, ob der Tee, in kleineren Mengen, löffelweise oder sogar tropfenweise mit der Pipette gegeben, nötigenfalls kalt verabfolgt, nicht besser behalten wird. Am besten hilft jedoch immer eine **Magenspülung.**

Man benutzt dazu beim Saugling — wie beim Erwachsenen — einen Glastrichter mit meterlangem Gummischlauch, dessen freies Ende durch einen kurzen Glasansatz mit einem Nelaton-Katheter Nr. 12 verbunden ist. Der Katheter wird eingefettet und in Rückenlage des Kindes eingeführt, wobei die linke Hand des Arztes den Kopf des Kindes in der Mittellinie festhält, und die rechte schnell den Katheter einführt. Letzteres geht beim Säugling ungleich leichter von statten als beim Erwachsenen. Ein kurzes Geräusch von entweichenden Gasen gibt an, daß das Katheterfenster sich im Magen befindet. Nunmehr spült man mit körperwarmem Wasser solange, bis das Spülwasser klar zurückläuft. Durch reichliches Einfließenlassen dehnt man dabei zugleich die Magenwand. Tritt Erbrechen auf, so dreht man den Kopf des Kindes auf die Seite und läßt das Erbrochene aus den Mundwinkeln herauslaufen. Aspirationen kommen kaum vor. Zum Schluß schickt man einigemale kaltes Wasser hinterher und entleert den Magen wieder grundlich davon.

Im Anschluß an die Spülung erhält das Kind ein Chloralklystier (0,5 Chloral auf 20,0 Wasser), so daß es 3 bis 4 Stunden lang schläft, und der Magen ganz in Ruhe bleibt. Wenn man danach versucht, in vorsichtiger Weise Nahrung zuzuführen, wird sie meist immer behalten.

In gleicher Weise kann man bei weiter bestehenden Durchfällen versuchen, den Darm auszuspülen. Namentlich ist das da angezeigt, wo zahlreiche kleine Stühle entleert werden, und wo allem Anschein nach ein krampfhafter Stuhldrang besteht, infolgedessen die Kinder nicht nur sehr unruhig sind, sondern auch unaufhörlich pressen, so daß sich die Analschleimhaut ausstülpt und Blutspuren den Stühlen — die im übrigen ausschließlich aus Darmschleim bestehen — beigemengt sind.

Bei **Darmspülungen** verwendet man das gleiche Gerät wie bei der Magenspülung, nur wählt man ein Darmrohr von entsprechend stärkerem Durchmesser, etwa von Kleinfingerdicke. Dasselbe wird bei Seitenlage oder Bauchlage des Kindes langsam, und ohne daß es sich abknickt, eingeführt. Bei dünnen Bauchdecken kann man seinen Verlauf bis an die Blinddarmgegend hin durchfühlen. Man spült auch hier solange, bis das Spülwasser klar bleibt. In manchen Fällen helfen diese Darmspülungen ganz prompt, in anderen lassen sie wieder im Stich.

Die Unruhe der Kinder bekämpft man mit hydriatischen Prozeduren: langen (35° C) warmen Bädern oder feuchtwarmen Ganzeinwickelungen, in denen die Kinder oft stundenlang schlafen. Nur selten wird man zu einem Schlafmittel greifen: Veronal, 0,075—0,1 pro dosi, besser noch Chloral: 3,0:100,0 4stündlich 1 Teelöffel in gesüßtem Tee, wenn nach 10 Minuten kein Schlaf eingetreten ist, gibt man einen 2. nötigenfalls 3. Teelöffel.

Wenn hohes Fieber das Allgemeinbefinden stört, drückt man durch (15° C) kalte Ganzeinwickelungen die Körperwärme herunter, bis sie zwischen 37 und 38° C liegt. Bei Untertemperaturen gibt man Wärmflaschen.

Wenn sich Symptome von Herzschwäche einstellen, läßt man 3mal täglich kurze (38—40° C) heiße Bäder mit kalter Übergießung und nachfolgendem, kräftigem Abreiben im Badetuch oder Einreiben mit Franzbranntwein oder Kampherspiritus verabfolgen. Im Privathaus benutzt man in diesen Fällen auch erfrischende Bäder:

100—200 g flores chamomill. oder flor. menth. piper. oder rhizoma calami werden mit 1 l kalten Wassers aufgesetzt, $^1/_4$ Stunde im Kochen erhalten und nach kurzem Ziehenlassen durch ein Sieb ins Badewasser gegeben.

Innerlich gibt man:

Coffein. citric. 0,1
Aq. dest. ad 50,0
zweistündlich 1 Teelöffel

Liq. ammon anis.
Spirit. aether. āā 10,0
zweistündlich 5 Tropfen in Zuckerwasser

bei eintretender Herzschwäche verabfolgt man **Senfwickel:**

3—4 Hände voll Senfmehl werden in 1 l heißen Wassers eingeweicht und solange verrührt, bis die Senfdämpfe sich entwickelt haben, und die Augen zu tränen anfangen. Dann wird eine große Windel in den Brei eingetaucht, gänzlich damit durchtränkt, ausgerungen und auf einer größeren, wollenen Decke ausgebreitet. In sie wird das Kind, gänzlich entkleidet, eingewickelt, so daß nur der Kopf frei bleibt; über das Senftuch kommt die wollene Decke, die mit Sicherheitsnadeln fest geschlossen wird, so daß das Kind sich nicht freistrampeln kann. Nach 20 Minuten wird es herausgenommen, und im warmen Bad das Senfmehl von der Haut abgespült. Ohne es weiter abzutrocknen, wird das Kind dann in das (gewärmte) Badetuch eingewickelt und gut zugedeckt ins Bett gelegt, wo es 2—3 Stunden ununterbrochen schläft.

Nach der Senfpackung ist die Haut krebsrot gefärbt, eine prognostisch günstige Erscheinung. Denn bleibt die Haut blaß und bläulich, so ist die Prognose erfahrungsgemäß schlecht. Weiter gibt man bei akuter Herzschwäche:

Ol camphorat
zweistündlich $^1/_2$—1 Spritze,
auch abwechselnd mit Coffein. natr. salycil. 1,0 : 10,0
für jedes Lebensjahr 1 Teilstrich der Spritze.

Bei länger dauernder Herzschwäche:

Digitalis Golasz
1 Originalschachtel
jeden Abend $^1/_2$ Ampulle intramuskulär oder subkutan

Ein sehr wirkungsvolles Mittel bei Schwächezuständen ist die **Kochsalzinfusion,** durch die man zugleich den Wasserverlusten vorbeugt:

Das dazu erforderliche Gerät besteht aus einem Glasgefaß von 250 ccm Inhalt, das an seinem unteren Ende trichterförmig ausgezogen ist und einen 1 m langen Gummischlauch trägt. An diesem befindet sich eine Glasgabelung, an der vermittelst kürzerer Schläuche 2 lange Hohlnadeln befestigt sind, die auf der Brust eingestochen und unter der Haut bis in die Gegend der Achselhöhle vorgeschoben werden. Die Menge des einzuverleibenden Wassers beträgt 200—250 ccm.

Als Flüssigkeit wählt man physiologische Kochsalzlösung oder Ringersche Lösung: NaCl 7,5, KCl 0,1, $CaCl_2$ 0,2, Aq. dest. 1000,0. Wir pflegen seit langem der Infusionsflüssigkeit 5% Traubenzucker zuzusetzen.

Im Anschluß an die Infusionen treten zuweilen, namentlich wenn das zur Herstellung der Lösung verwendete destillierte Wasser alt ist, Temperatursteigerungen auf, die früher als „Kochsalzfieber" gefürchtet waren. Zahlreiche klinische Beobachtungen haben jedoch ergeben, daß diese Fiebersteigerungen recht bedeutungslos sind. Immerhin sind sie zu vermeiden, was sich am besten durch Gebrauch von frisch destilliertem Wasser erreichen läßt.

Die Kochsalzinfusion kann man alle 2—3 Tage wiederholen. In der ambulanten Praxis gebraucht man an ihrer Stelle die Heim-Johnsche Lösung:

Natr. chlorat.
Natr. bicarbon. ää 1,0
S. ein Packchen in 200 g Wasser auflösen.

Der Salzgehalt dieser Lösung führt zur Wasseranreicherung und wirkt damit der Austrocknung der Gewebe entgegen. Man gibt etwa 200 g den Tag über, bei größeren Dosen kommt es zu Ödemen. Manche Kinder werden danach ziemlich durstig und nehmen infolgedessen auch noch von allein größere Mengen Tees oder Mühlbrunnen auf.

Ein anderer Weg, dem Kinde Flüssigkeit zuzuführen, sind Tropfklistiere: Ein Darmrohr wird tief in den Darm eingeführt und so an der Aftergegend mit Heftpflaster befestigt, daß es nicht herausgepreßt werden kann. Dann wird es an einen Gummischlauch mit Glasgefaß angeschlossen, wie bei der Kochsalzinfusion. In den Gummischlauch wird eine Tropfvorrichtung (Firma Altmann, Berlin) eingeschaltet, durch die bewirkt wird, daß das Wasser nur tropfenweise in den Darm fließt (30—60 Tropfen in der Minute).

An letzter Stelle erwähnen wir den Gebrauch von Abführmitteln und Stopfmitteln zur Behandlung der akuten Ernährungsstörungen.

In früheren Zeiten spielte diese Art der Behandlung die Hauptrolle und auch heute noch wird sie von der Mehrzahl der älteren Ärzte geübt, während die moderne Kinderheilkunde beinahe grundsätzlich keinen Gebrauch davon macht, sondern die rein ursächliche, d. h. die Ernährungsbehandlung übt, die wir hier geschildert haben — eine Behandlung, deren Erfolge beweisen, daß es auch ohne Stopfmittel und Abführmittel ausgezeichnet geht.

Wenn wir eine Anzeige zum Gebrauch von Stopf- und Abführmitteln auch nicht anerkennen, so geben wir doch ohne weiteres zu, daß es in der Praxis Fälle geben wird, wo der Arzt ohne Medikamente nicht auskommt, weil einfach die Eltern des erkrankten Kindes in althergebrachter Weise der Überzeugung leben, daß eine ärztliche Behandlung unzureichend ist, wenn nicht ein Medikament ver schrieben wird. Verschreibt der Arzt keine Medizin, so gehen sie zum Drogisten oder Apotheker, die ihnen in dieser Hinsicht stets gern zu Diensten sind.

In früheren Zeiten beherrschte das Kalomel das Feld. Es sollte nicht nur abführend, sondern auch stopfend und desinfizierend wirken. Von diesen angeblichen Wirkungen erkennt man aber nur noch die abführende an, ohne indes von ihr gern Gebrauch zu machen. Denn die Wirkung des Kalomels ist keineswegs sehr sicher, sondern läßt öfters im Stich. Aber das ist nicht der einzige Grund, weshalb es in den zünftigen Kreisen der Kinderärzte nicht mehr gebraucht wird, sondern der zweite Grund ist der, daß in zahlreichen Familien noch heute die Mutter über Kalomelpulver verfügt, die ihr der gefällige Hausarzt verschrieben hat, und die sie nach Gutdünken anwendet, bald gegen den Durchfall des Säuglings, bald gegen die Pneumonie und Appendizitis eines älteren Kindes. Dieser Mißbrauch, der mit dem Kalomel getrieben wurde und noch getrieben wird, hat als entsprechende Antwort den Verzicht auf die Verwendung des Kalomels überhaupt hervorgerufen.

Auch die stopfende Wirkung der Opiate in Form von Dowersschem Pulver oder von Tinct. opii simpl. ist viel verwendet worden. Die Opiate haben den Vorteil, daß sie in vielen Fällen den schwerkranken unruhigen Kindern eine wohltuende Ruhe schaffen. Aber leider geht ihre beruhigende Wirkung nicht gar so selten über das gewünschte Maß heraus. Und was ihre stopfende Wirkung anbetrifft, so ist sie auch nicht über allem Zweifel erhaben. Denn eigentlich täuscht sie doch nur eine Besserung vor, wo keine ist, sie verschleiert oft nur den wahren Tatbestand, und es ist vorsichtiger, wenn man darauf verzichtet, dieses zweischneidige Schwert zu gebrauchen.

Am meisten gebraucht sind die Adstringentien, von denen noch heute die Arzneimittelindustrie Jahr für Jahr neue auf den Markt bringt. Wesentliche Unterschiede zwischen den verschiedenen Präparaten bestehen — praktisch — nicht. Deshalb verordnet man die billigsten. Bei einzelnen Kindern rufen sie Erbrechen hervor, und man ist dadurch gezwungen, mit ihrer Verabreichung haltzumachen.

Wenn man also Medikamente verabreichen will, so beginnt man mit einem Abführmittel: 1—2 Teelöffel Ol. ricini oder 1 Messerspitze Pulv. liquir. compos. (Brustpulver), die die Ausstoßung der zersetzten Massen aus dem Darmrohr beschleunigen.

Ist das geschehen, und wird nun wieder neue Nahrung zugeführt, so kann man zu Adstringentien greifen: Tannigen, Tannalbin, Tannoform, Tannismut usw. 4—5mal tägl. eine Messerspitze davon. (Tannalbin in Originalschachteln zu 40 Tabletten, je 0,3 g enthaltend = 1 Mk.; Tannismut in Originalröhrchen mit 20 Tabletten zu je 0,5 g = 90 Pf.) Auch Bismutose wird viel verordnet:

Bismutose 10,0 in 10 Strich Haferschleim geben, davon stündlich 1 Strich zu verabfolgen	Bismutose Mucilag. gummi arab. ää 15,0 Aq. dest. ad 100,0 Schütteln! Stündlich 1 Teelöffel.

III. Behandlung der alimentären Intoxikation.

So dankbar die Behandlung in den bisher erwähnten Fällen ist, so unbefriedigend ist sie bei der alimentären Intoxikation.

Für die Behandlung günstig liegen diejenigen Fälle, die ganz frisch, wenn auch mit schweren Symptomen in Behandlung kommen. Wenn man bei ihnen die Nahrung aussetzt und über 24 Stunden nur Tee mit Saccharin gibt, so hat man oft die Freude, sie am nächten Tage gänzlich „entgiftet", frei von allen toxischen Symptomen vorzufinden. Die folgenden 2 Tage gibt man Haferschleim und geht dann zu Frauenmilch oder Eiweißmilch über, — falls diese nicht zur Verfügung stehen, zu Molke bezw. Milchverdünnungen gemäß den auf Seite 130 gegebenen Vorschriften.

Handelt es sich um Kinder, die schon tagelang krank sind, auch durch Nahrungsaussetzen nicht gebessert wurden, so ist es natürlich unnötig, sie noch länger hungern zu lassen. Man beginnt auf jeden Fall, Nahrung zuzuführen, am besten Frauenmilch, aber in kleinsten Mengen: 5mal 10 g am 1. Tage, 5mal 20 am 2. Tage, und so fort — täglich um 10 g für eine Mahlzeit steigend. Auch wenn Besserung sich einstellt, soll man nicht von diesem vorsichtigen Vorgehen abweichen. Im übrigen liegt gewöhnlich der Appetit so darnieder, daß es Mühe macht, selbst diese kleinen Mengen beizubringen. Solange toxische Erscheinungen vorhanden sind, wird man über 250—300 g Frauenmilch am Tage nicht hinausgehen dürfen.

Man hat bei schwerer alimentärer Intoxikation auch empfohlen, abgerahmte (zentrifugierte) Frauenmilch zu geben. Aber wenn die Kinder erst so schwer krank sind, daß sie bei vorsichtig dosierter Frauenmilch nicht am Leben bleiben, so sterben sie meist auch bei abgerahmter.

Bei künstlicher Ernährung beginnt man mit $^1/_3$ Molke + $^2/_3$ Haferschleim + Saccharin, geht dann nach einigen Tagen, sobald sich Besserung zeigt, auf $^1/_3$ Magermilch + Haferschleim + Saccharin über. Wieder einige Tage später ersetzt man das Saccharin durch Nährzucker, um schließlich nach längerer Zeit statt Magermilch die richtige Milch zu geben. **Je vorsichtiger man vorgeht, um so eher vermeidet man Rückfälle.**

In jedem Falle, ob bei Frauenmilch- oder bei künstlicher Ernährung führt man nebenher reichlich Flüssigkeit zu, um der Austrocknung des Körpers vorzubeugen. Ebenso macht man nötigenfalls von all den früher erwähnten Mitteln und Methoden der medikamentösen und physikalischen Behandlung Gebrauch.

Wenn Säuglinge bei Zwiemilchernährung mit Erbrechen und Durchfallen erkranken, laßt man die Nahrung — auch die Frauenmilch — ganz weg, gibt, wenn nötig, ein Abfuhrmittel. und verabfolgt 24 Stunden lang nur Tee. Die Brust der Mutter wird währenddessen durch Abdrücken der Milch entleert.

Am nächsten Tag legt man das Kind Morgens, Mittags und Abends an die Brust, im übrigen erhält es Tee weiter, am folgenden Tag statt dessen Haferschleim. Nach einigen weiteren Tagen beginnt man, dem Haferschleim Milch zuzusetzen. — Nicht selten behalten die Stühle bei Brustkindern auch nach der Heilung des Durchfalls ihr durchfälliges Aussehen bei. Erst wenn sie ganz auf Kuhmilch abgesetzt werden, fangen auch die Stühle an, ein normales Aussehen zu gewinnen.

Wenn es beim Absetzen von der Brust zur Ernährungsstörung kommt — der Dyspepsia ablactantium der früheren Zeit — so wird gleichfalls auf 24 Stunden alle Nahrung weggelassen. Nur Tee erhält das Kind, soviel es will. Dann versucht man, das Kind wieder an die Mutterbrust zurückzubringen. Daß in dieser unterdes die Milch stark zurückgegangen ist, ist kein Nachteil, eher ein Vorteil. Denn bei knapper Ernährung mit Frauenmilch erfolgt die Genesung viel schneller als bei reichlicher. Es ist aber natürlich nötig, Tee oder Mühlbrunnen in angemessenen Mengen nebenher zu geben.

14 Tage oder 3 Wochen später beginnt man dann von neuem, das Kind abzusetzen — aber in der Weise, wie wir früher angegeben haben (S. 3). Bei langsamer Überführung auf künstliche Nahrung kommt es nie zu akuten Ernährungsstörungen.

Daß die Mütter nicht von selbst auf den Gedanken kommen, das Kind wieder an die Brust zu legen, wenn es Kuhmilch nicht verträgt, liegt daran, daß sie oft glauben, die Frauenmilch wäre dann nicht mehr gut. Das ist natürlich falsch. Die Milch hat zwar kolostrale Eigenschaften angenommen, aber sie ist deshalb sehr wohl verwendbar.

II. Ernährungsstörungen infolge parenteraler Infektion.

Wenn irgendwo im Körper eines Säuglings, fern vom Verdauungstraktus — also parenteral — sich eine beliebige Infektion schwererer Art herausbildet, z. B. eine Lungenentzündung oder eine Grippe oder dergl., so kann dadurch der Gesamtorganismus so sehr in Mitleidenschaft gezogen wer-

den, daß er seine Verträglichkeit gegenüber der normalen Nahrung verliert. Dieselbe Nahrung, bei der das Kind bisher gut gediehen ist, wirkt jetzt wie ein Gift und führt all die Erscheinungen der akuten schweren Ernährungsstörung herauf. Diese bezeichnen wir dann nach dem Vorgang von Czerny-Keller als „Ernährungsstörung infolge parenteraler Infektion“.

Eigentlich wird im Säuglingsalter bei jeder Infektion der Verdauungskanal in Mitleidenschaft gezogen. Bei den meisten Kindern bleibt das Körpergewicht stehen, bei anderen treten Abnahmen ein. Bei fast allen leidet der Appetit, manche bekommen Verstopfung, manche wieder häufige Stühle und bei wieder anderen kommt es zur ausgesprochenen, schweren Ernährungsstörung. Diese verschiedenen Formen kann man schon bei der gewöhnlichsten Infektion des Säuglingsalters, bei der Impfung, beobachten.

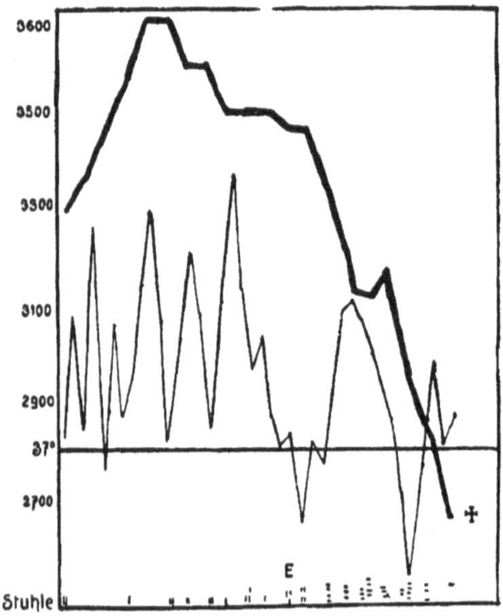

Abbildung 14. **Schwere parenterale Ernährungsstörung.** Das Kind wurde wegen langdauernder Bronchopneumonie aufgenommen und erhielt von vornherein Frauenmilch. Um dieselbe Zeit, als die Pneumonie sich wesentlich besserte, trat Gewichtsstillstand bzw. -abnahme ein, und als dieselbe in Heilung begriffen war, traten auch Durchfälle auf, und das Kind ging an der Ernährungsstörung zugrunde.

Daß nicht alle Säuglinge, die an einer Infektion erkranken, auch eine Ernährungsstörung hinzubekommen, liegt an gewissen begünstigenden Momenten:

Zunächst ist die Art der Infektion nicht gleichgültig. Von 100 Fällen parenteraler Ernährungsstörungen, die wir selbst beobachteten, waren es 44mal sogenannte Grippeinfektionen, also Erkrankungen der oberen Luftwege, die eine Ernährungsstörung im Gefolge hatten, 26mal waren es Pyelonephritiden, 8mal Masern und 6mal Lues hereditaria. Die übrigen Fälle verteilten sich auf Pertussis, Otitis med., Meningitis usw.

Eine große Bedeutung hat das Alter der Kinder. Junge Kinder zeigen leichter Verdauungsstörungen als ältere, frühgeborene mehr als ausgetragene.

Den Hauptausschlag gibt die vorangegangene Ernährung, sowohl hinsichtlich der Menge wie auch der Beschaffenheit der verabfolgten Nahrung: Kinder, die mit großen Nahrungsmengen ernährt wurden — überernährt wurden — sind mehr gefährdet als solche, die richtig ernährt wurden. Am schlimmsten sind die Kinder daran, die einseitig und mit Kohlehydraten überfüttert wurden.

Das klinische Bild der parenteralen Ernährungsstörung erfährt durch die nebenherlaufende Infektion eine gewisse Beeinflussung. Doch sind die Verschiedenheiten nicht so groß, daß eine besondere Beschreibung des Verlaufs erforderlich wäre.

Nur das mag erwähnt sein, daß manchmal die Stühle bei Kindern mit parenteralen Ernährungsstörungen — wie es scheint vorzugsweise bei Grippeerkrankungen, auch leichterer Art — blutig-eitrige Beimengungen zeigen. Entweder haften dem Stuhlgang nur spärliche Blutspuren an, oder es finden sich einzelne größere Ballen blutig-eitrig gefärbten Darmschleims im Stuhl, oder aber der Stuhl besteht nur aus solchen. Zwischendurch können wieder ganz regelrechte, gebundene Stühle entleert werden. — In Anstalten treten derartige Erscheinungen manchmal gehäuft auf (gastrointestinale Form der Grippe).

Die Diagnose kann hingegen erhebliche Schwierigkeiten machen. In denjenigen Fällen, in denen zu einer klinisch sicher gestellten Infektion sich einige Tage später die Erscheinungen eines Durchfalles gesellen, wird zwar kaum ein Zweifel darüber entstehen, daß es sich um 2 verschiedene nebeneinander verlaufende Erkrankungen handelt. Anders aber da, wo der primäre Herd zunächst unentdeckt bleibt, vielleicht an einer ganz versteckten Stelle — im Mittelohr oder im Nierenbecken — sitzt, und wo nun nach einigen Tagen unklaren Fiebers unter stürmischen Erscheinungen die Ernährungsstörung einsetzt. In solchen Fällen tut man gut, daran zu denken, daß akute Ernährungsstörungen auch einmal parenteralen Ursprungs sein können und sich nicht eher bessern, als bis neben der Ernährungstherapie auch eine Behandlung des Grundleidens erfolgt. Um zu entscheiden, ob eine gewöhnliche oder eine parenterale Ernährungsstörung vorliegt, dient meist als Kriterium das Verhalten der Temperatur: Bei einer reinen Ernährungsstörung fällt das Fieber, das in diesen Fällen „alimentärer" Natur zu sein pflegt, ab, sobald die Nahrung ausgesetzt wird; bei einer parenteralen Ernährungsstörung wird es durch einen Hungertag gar nicht oder sehr wenig beeinflußt.

Die Prognose einer parenteralen Störung ist immer ungewiß. Es gibt zwar viele Fälle, in denen die Störung — ohne besondere Behandlung — abheilt, wenn nur die primäre Infektion behandelt wird. Irgendeine Gewißheit hat man aber in dieser Hinsicht nicht. Deshalb ist es vorsichtig, in allen Fällen, namentlich bei den oben erwähnten, besonders veranlagten Kindern in der Voraussage vorsichtig zu sein.

Wenn plötzlich blutig-eitrige Beimengungen im Stuhlgang auftreten, so braucht das nicht in jedem Fall eine Verschlimmerung zu bedeuten. Denn manchmal bleibt es bei einem einzigen derartigen Stuhl. Aber Vorsicht ist hier ganz besonders am Platze.

Behandlung. Demgemäß ist auch bei der Behandlung zu verfahren. Bei jeder Infektion, die einen Säugling befällt, ist von vornherein das Augenmerk auf die Verdauungsfunktionen zu richten. Die Menge der Nahrung ist etwas einzuschränken, und das Flüssigkeitsbedürfnis des Kindes durch Verabreichung harmloser Flüssigkeit wie Tee, Mineralwasser, physiologische Kochsalzlösung — jedenfalls nicht durch Milch — zu stillen. Wo es sich um besonders veranlagte Kinder handelt, wie sie oben näher gekennzeichnet wurden, empfiehlt es sich, sie prophylaktisch auf Frauenmilch oder Eiweißmilch (mit geringem Zuckerzusatz) überzuführen. Wenn es trotzdem zur Ernährungsstörung kommt, so zögere man nicht, frühzeitig die Nahrung auszusetzen und eine Behandlung einzuleiten, wie man sie bei einer Ernährungsstörung schwereren Grades gebrauchen würde. Bei blutig-eitrigen Stühlen sieht man zuweilen — neben der sonstigen Ernährungsbehandlung — guten Erfolg von Bolus alba, 5mal täglich 1 gestrichenen Teelöffel in je 100 g Haferschleim.

Empfehlenswert sind auch tägliche Ausspülungen des Darms mit Tee oder warmen Wasser, wobei dem letzten Spülwasser, das im Darm bleibt, ebenfalls Bolus alba zugesetzt wird.

Ernährungsstörungen ex constitutione.

I. Die exsudative Diathese. (Czerny.)

In der alten Kinderheilkunde spielte das Krankheitsbild der „Skrofulose" des Kindesalters eine große Rolle. In ihm vereinigten sich alle möglichen krankhaften Erscheinungen, solche tuberkulöser Herkunft mit solchen, die sicherlich nichts mit Tuberkulose zu tun hatten. Die Vereinigung von Erscheinungen derartig verschiedener Herkunft in einem einzigen Krankheitsbilde, war zu allen Zeiten als etwas Unglückliches, jeden Fortschritt und jede Verständigung Hemmendes empfunden worden. Aber erst der Initiative Czernys gelang es, eine Änderung herbeizuführen, die indessen nur dadurch möglich wurde, daß er mit dem Begriff der Skrofulose auch ihren Namen über Bord warf (1905).

Seitdem gehören alle die Erscheinungen, die erwiesenermaßen durch den Tuberkelbazillus hervorgerufen werden, zur Tuberkulose des Kindesalters, und wir sprechen demgemäß auch nicht mehr von „skrofulösen" Drüsen-, Knochen-, Gelenkerkrankungen, auch nicht mehr von Skrofuloderma, sondern von Knochen- usw. und Hauttuberkulose.

Die übrigen, nichttuberkulösen Erscheinungen faßte Czerny als Ausdruck einer kindlichen Konstitutionsanomalie auf, die er unverbindlich als „exsudative Diathese" bezeichnete (Diathese = Disposition = Krankheitsbereitschaft). In der Folgezeit erweiterte er das Krankheitsbild, indem er seiner Entstehung bis in die frühesten Anfänge nachging, und zugleich die hochwichtigen Beziehungen zur Ernährung aufdeckte, so daß wir heute nicht nur die Möglichkeit haben, beim ganz jungen Kind bereits die Diagnose zu stellen. sondern auch die Entwicklung der Erscheinungen durch eine entsprechende Ernährung im günstigen oder ungünstigen Sinne beeinflussen können.

Das Wort „Skrofulose" ist somit aus dem Sprachschatz der neuzeitigen Kinderheilkunde ganz ausgeschaltet und hat eigentlich nur noch historisches Interesse.

Vorkommen: Die exsudative Diathese kommt sehr häufig vor, sowohl im Säuglingsalter, wie in der späteren Kindheit. Sie findet sich nicht selten bei allen Kindern einer Familie, und es läßt sich dann meist auch nachweisen, daß der Vater oder die Mutter oder gar beide gleichfalls daran gelitten haben.

Wo die Vorgeschichte bei den Eltern im Stich läßt, kann man aus gewissen Überbleibseln: veralteten Pharynx- und Mittelohrkatarrhen, Hornhautflecken, Blepharitiden und aus dem bekannten Gesicht der Aprosexia nasalis, den Rückschluß auf frühere exsudative Diathese machen.

Erscheinungen und Verlauf: Was zunächst die Träger der Veranlagung, die Kinder selbst, anbetrifft, so handelt es sich häufig um solche, die als Neugeborene einen merkwürdigen Gegensatz gegenüber ihren Erzeugern zeigen: die letzteren sind kräftige, starke Menschen, und die Kinder klein, mager und kümmerlich.

Wenn die Ernährung eingeleitet ist, zeigt sich ein Verhalten, das — abgesehen von offensichtlich unterernährten Kindern — eigentlich nur bei solchen mit exsudativer Diathese vorkommt, nämlich ein Mißerfolg der natürlichen Ernährung. Trotz ausreichender Nahrungsmengen kommt es nicht zu Gewichtszunahmen, sondern das Körpergewicht bleibt stehen, wochen- und monatelang. Man denkt zunächst an quantitative oder qualitative Mängel der Nahrung, aber weder eine Steigerung der Menge der Milch, noch ein Ammenwechsel bringen eine Besserung hervor, ein Beweis, daß eben die Ursache im Kinde selbst gelegen ist.

Aber nicht alle Kinder mit exsudativer Diathese sind durch dieses mangelhafte Gedeihen bei natürlicher Ernährung ausgezeichnet, es gibt im Gegenteil noch einen zweiten Typ, der geradezu abnorm starke Gewichtszunahmen aufweist — ein Ernährungserfolg, der den Laien natürlich außerordentlich befriedigt, nach ärztlicher Erfahrung aber sehr mit Mißtrauen zu betrachten ist. Denn je größer die Gewichtszunahmen, desto schneller und stärker entwickeln sich die übrigen Symptome der Diathese. Es ist übrigens auch die Art des Fettansatzes bei diesen Kindern etwas abweichend. Ein konstitutionell normales Kind behält, auch wenn es fett wird, immer seinen straffen Turgor bei, aber bei exsudativen Kindern ist das Fett weich und „wabbelig". Manche werden ausgesprochen pastös.

Diesen 2 Typen — dem mageren und dem fetten — begegnet man nicht nur im Säuglingsalter, sondern auch in der späteren Kindheit.

Auf dem Grund der angeborenen Anlage entwickeln sich nun — befördert durch künstliche Ernährung, durch unzweckmäßige Ernährung, durch Ernährungsstörungen und Infektionen — bestimmte andere Erscheinungen, von denen sich die einen

auf der Haut zeigen: als Gneis, Milchschorf, Strophulus, Intertrigo,

die anderen auf den Schleimhäuten: Landkartenzunge, rezidivierende Katarrhe der oberen Luftwege (Rhinitis, Pharyngitis, Otitis, Bronchitis, Asthma), Phlyktänen — zirkuläre Karies, Balanitis und Vulvitis, und ein dritter Teil

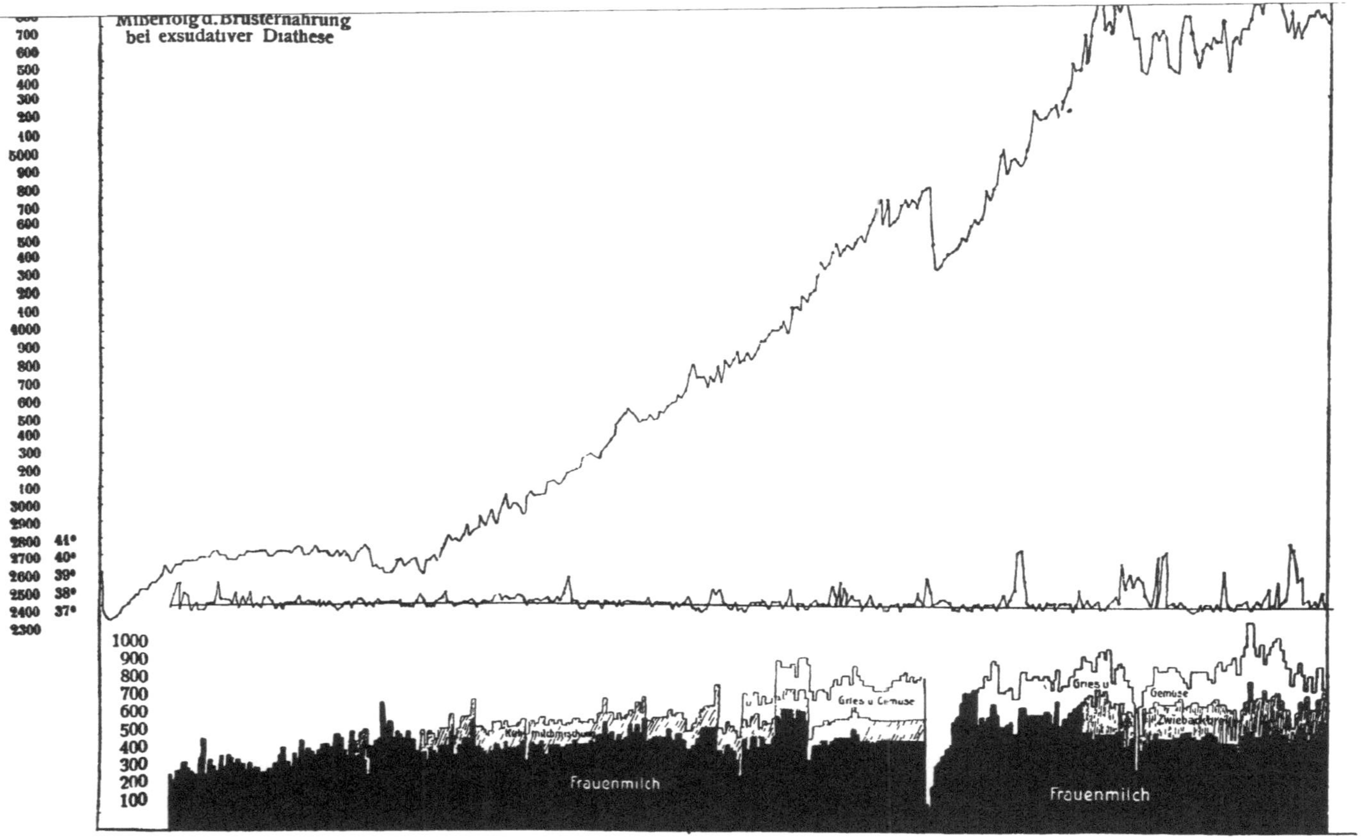

Abbildung 15. Entwicklung eines Kindes mit exsudativer Diathese mit schlechtem Gedeihen bei Muttermilch. Am Fuß der Kurve die Nahrungsmengen in Grammen. Im Alter von $2^1/_2$ Monaten wurde der erste Versuch einer Beifütterung gemacht, der aber mißlang (Gewichtsabnahme). Mit 3 Monaten erneuter, erfolgreicher Versuch. Im 7. Monat wegen eines unklaren Krampfanfalls vorübergehend Rückkehr zur ausschließlichen Brusternährung.

Die mittlere Kurve ist die Temperaturkurve, die die zahlreichen Temperaturanstiege wiedergibt, die durch Erkrankungen des Respirationsapparates bedingt waren.

Die obere Kurve ist die Gewichtskurve. Zuerst blieben fast 3 Monate lang alle Gewichtszunahmen aus. Erst bei Einleitung der Zwiemilchernährung stieg das Gewicht an, aber unregelmäßig und sprunghaft.

an den lymphoiden Organen: Thymus, Milz, Tonsillen, Darmfollikel.

Über die Zeit des ersten Auftretens der Hauterscheinungen vergl. S. 89

I. Die Hauterscheinungen.

Der Gneis stellt eine gesteigerte Hauttalgabsonderung dar, die zur Bildung von graubraunen, fettigen Schüppchen auf der behaarten Kopfhaut, namentlich auf dem Scheitel führt, und die sich trotz sorgfältigster Pflege nicht verhüten läßt.

Der Milchschorf (Crusta lactea, vielfach auch „Vierziger" genannt, weil er 40 Wochen lang dauern soll), entsteht auf den Wangen, bei dem erstgenannten — mageren — Typus als trockene, abschilfernde Rötung mäßigen Grades, bei den fetten Kindern als hochrotes, juckendes, nässendes Ekzem mit der Neigung, sich weiter auszubreiten und auf Ohren, Kinn, behaarte Kopfhaut usw. überzugreifen.

Der Strophulus findet sich am Rumpf, an den Gliedern und auf der behaarten Kopfhaut, aber nicht im Gesicht. Er besteht aus gruppenweise auftretenden Papeln (Prurigo) und Quaddeln, die nach 2—3 Tagen abblassen und als kleine Knötchen von Stecknadelkopfgröße noch längere Zeit in der Haut fühlbar bleiben. Vorzugsweise sitzen sie an Streckseite der Glieder und in der Lendengegend.

Intertrigo entsteht — trotz peinlichster Sauberkeit, mit der die Kinder gehalten werden — an den Beugen der Arme und Beine, hinter den Ohrläppchen, am Halse, an den Genitokruralfalten.

Einer besonders schweren Form des exsudativen Hautausschlags hat man den Namen der Erythrodermie (Leiner) zugelegt. Die Haut ist hierbei stark gerötet, glänzend und trocken oder auch auf weite Stellen hin nässend, namentlich am Gesäß, Genitale und an der Innenseite der Beine. Am übrigen Körper und im Gesicht besteht zu gleicher Zeit ein dickes seborrhoisches Ekzem. Die Erythrodermie tritt schon frühzeitig auf und gibt, auch bei Brustkindern, eine schlechte Prognose quoad vitam. Bleiben die Kinder am Leben, so machen die Borken und Krusten allmählich einer lachsfarbenen Röte Platz, und nach etwa einem Vierteljahr ist die Haut normal geworden.

Eine andere Eigentümlichkeit, die sich viel bei Kindern mit exsudativer Diathese findet, ist ein eigenartiger „Zopf": Die Haare liegen nicht glatt dem Schädel an, sondern sind durch einen Wirbel auf dem Scheitel hochgerichtet (Freund).

Bei floriden Ekzemen tritt eine Eosinophilie auf.

II. Schleimhautsymptome.

Dieselbe Empfindlichkeit wie auf der äußeren Haut zeigt sich auf den Schleimhäuten, namentlich auf der der oberen Luftwege.

Es kommt hier zu Katarrhen des Nasenrachenraumes, die bei Kindern mit exsudativer Diathese unvergleichlich viel öfter auftreten, als bei normalen Kindern. Sie bilden eine der Hauptursachen, weshalb überhaupt Kinder — nicht bloß Säuglinge, sondern auch ältere — zum Arzt gebracht werden, und beanspruchen daher eine ganz besondere Beachtung. Sie gehen mit Fieber einher, das sich bald in mäßigen Grenzen hält, bald aber auch hohe Grade erreicht (Abb. 15). Sie verlaufen dementsprechend häufig mit Störungen des Allgemeinbefindens und des Appetits. Die Nasenatmung wird durch die verschwollene Schleimhaut verlegt, und dadurch das Saugen behindert. Im Rachen selbst ist wenig zu sehen, höchstens eine trockene Rötung der hinteren Rachenwand. Der Hauptsitz der Erkrankung, die Gegend hinter der Nase, ist dem Blick entzogen. Erst nach 2 bis 3 Tagen, wenn das Fieber abgefallen ist, und der Katarrh sich zu lösen beginnt, fließt grauweißes Sekret aus der Nase und auf der hinteren Rachenwand hernieder. Nach einigen weiteren Tagen sind auch diese Erscheinungen geschwunden, und es ist wieder alles in Ordnung.

Nur die Lymphdrüsen, deren Quellgebiet die Schleimhaut des Nasenrachenraumes bildet, und die während des akuten Prozesses sich vergrößert hatten, bleiben noch einige Zeit geschwollen, und sind hinterm Sternokleidomastoideus als erbsen- oder bohnengroße Knötchen zu fühlen.

Eine Woche später wiederholt sich der Vorgang: wieder kommt es zu Fieber, Behinderung der Nasenatmung, Rötung der Rachenwand, Drüsenschwellung im Rachen. Und so geht es weiter: bei manchen Kindern vergeht keine Woche, daß sie nicht an ein oder zwei Tagen fiebern. Unter diesen Umständen bilden sich die Nackendrüsen gar nicht mehr ganz zurück, sondern bleiben chronisch vergrößert — ein für den Erfahrenen diagnostisch sehr wichtiger Befund. Denn wenn man zu einem Säugling gerufen wird, der außer Fieber und einem im übrigen negativen Befund eine Vergrößerung der Nackendrüsen aufweist, so kann man mit großer Berechtigung auf eine Erkrankung im Nasenrachenraum schließen, insbesondere wenn das Kind auch sonst noch Erscheinungen von exsudativer Diathese aufweist.

Wie der Pharynx kann auch jeder andere Teil des Respirationstraktus befallen sein, es kann zu Anginen, zu Laryngitis und Bronchitis kommen, ferner zu Katarrhen der Tuba Eustachii mit Übergreifen aufs Mittelohr. Man beobachtet dabei eine gewisse Regelmäßigkeit im Sitz der Katarrhe: sie treten bei demselben Kind mit Vorliebe immer an der gleichen Stelle auf, bei dem einen z. B. immer im Rachen, bei einem anderen immer in den Bronchien usf.

Viele Kinder mit exsudativer Diathese zeigen eine Landkartenzunge — Lingua geographica, d. h. stellenweise auftretende Exsudationen in die Schleimhaut der Zunge mit Abschilferung des Epithels. Dadurch gewinnt die Zunge ein scheckiges oder geflecktes Aussehen, das alle Tage wechselt, bald sind die Zeichnungen rund, bald streifenförmig, bald guirlandenartig.

Bei älteren Säuglingen, die schon Zähne haben, tritt eine ringförmige grünliche Verfärbung des Schmelzes am Grund der oberen vier Schneidezähne auf, aus der sich die spätere „zirkuläre Karies" entwickelt.

Auf der Augenbindehaut entwickelt sich bei exsudativen Kindern die Conjunctivitis ekzematosa oder phlyktaenulosa. Sie gilt zwar vielfach für tuberkulöser Herkunft, aber solange, bis der Nachweis von Tuberkelbazillen geführt ist, wird man ihre Zugehörigkeit zur Tuberkulose mit Recht bezweifeln dürfen. Tuberkulöse Erscheinungen pflegen sich im allgemeinen auch nicht so leicht beeinflussen zu lassen, daß sie von heut auf morgen verschwinden, wie man es bei der Phlyktäne durch bloßen Gebrauch von Kalomel bewirken kann.

Nächst der Schleimhaut der Luftwege ist die des Magendarmkanals mit am meisten am Symptomenkomplex der exsudativen Diathese beteiligt. Hier sind es namentlich die Kinder, bei denen sich zur exsudativen Diathese noch eine Neuropathie hinzugesellt, die pathologische Erscheinungen aufweisen, nämlich jene Neigung zu dyspeptischen Stuhlentleerungen oder auch zur Obstipation, die wir bereits früher eingehend beschrieben haben (S. 89 u. 91).

Im Bereich der Genitalschleimhaut kommt es bei exsudativer Diathese zu wiederkehrender Vulvitis und Balanitis.

III. Lymphoide Organe.

Die Gruppe der lymphoiden Organe bilden Milz, Thymus, Tonsillen und Darmfollikel.

Bei Kindern mit exsudativer Diathese können sie unter dem Einfluß einer unzweckmäßigen — mästenden Ernährung hypertrophieren. Man findet dann in leichteren Graden eine palpable Milz, in schwereren eine vergrößerte Thymus, große Tonsillen und — bei der Sektion — stark geschwollene Peyersche Plaques und Solitärfollikel. Die Vergrößerung der genannten Organe ist eine sehr augenfällige Erscheinung, um so mehr, als sie immer mit einer beträchtlichen Fettsucht des übrigen Körpers einhergeht. Man hat deshalb früher die Hyperplasie der lmphoiden Organe als Krankheit sui generis aufgefaßt, und „Status lymphaticus oder Status thymico-lymphaticus" genannt. Ohne Zweifel aber handelt es sich um Veränderungen, die zur exsudativen Diathese gehören. Diese Art von Kindern ist durch Infektionen wie durch seelische Einflüsse sehr gefährdet. Sie können eines „plötzlichen Todes" (Mors thymica) sterben.

Die Beziehungen der exsudativen Diathese zu anderen Krankheiten.

Die beim neugeborenen Kinde noch schlummernde Anlage zur exsudativen Diathese wird geweckt und späterhin, wenn sie offenkundig geworden ist, beeinflußt durch die Ernährung, namentlich durch Fehler in der Ernährung, durch Infektionen und durch andere Konstitutionsanomalien, wie z. B. durch die neuropathische Diathese.

Es ist früher schon dargelegt worden, daß die Kinder sich gegenüber der normalen und zweckmäßigsten Ernährung, die wir überhaupt kennen, nämlich der mit Frauenmilch, ganz absonderlich zu verhalten pflegen. Im erhöhten Maße tritt das ein, wenn die Ernährung unzweckmäßig gestaltet wird. So können exsudative Erscheinungen durch Unterernährung heraufgeführt werden, doch den größten Einfluß übt die Überernährung aus, wobei es gleichgültig ist, ob dieselbe im äußeren Habitus des Kindes ihren Ausdruck findet oder nicht. Nicht immer geht ja bekanntlich das Körpergewicht parallel der Nahrungszufuhr; es gibt Kinder, die, trotzdem sie gemästet werden, mager bleiben.

Das schädliche Prinzip in der Nahrung bildet, wie wir aus klinischen Beobachtungen schließen, das Fett. Daher das eigentümliche Verhalten der Brustkinder mit exsudativer Diathese, die bei der fettreichen Frauenmilch entweder gar nicht zunehmen oder aber den geradezu pathologischen Fettansatz zeigen; daher auch die Verschlimmerung der exsudativen Erscheinungen bei Überernährung mit Milch und ihre Besserung, wenn die Milch eingeschränkt und teilweise durch Kohlehydrate ersetzt wird.

Czerny selbst hat die exsudative Diathese erklärt als eine Änderung im Chemismus des Körpers, die durch eine angeborene, herabgesetzte Assimilationsfähigkeit gegenüber dem Fett bedingt sei.

Daraus folgt aber nicht, daß nun etwa die Mästung mit Kohlehydraten für die Beeinflussung der exsudativen Diathese gleichgültig wäre. Sondern wenn durch kohlehydratreiche Gemische starke Gewichtszunahmen hervorgerufen werden, so wird auch in diesen Fällen die exsudative Diathese ungünstig beeinflußt. Weiter lehrt die klinische Erfahrung, daß die gewohnheitsgemäße Verfütterung von Eiern an Säuglinge als das Auftreten exsudativer Erscheinungen begünstigend anzusehen ist.

Was die Beziehungen zwischen Infektionen und exsudativer Diathese anbetrifft, so besteht da ein wechselseitiges Verhalten, indem einerseits die ersteren bei exsudativen Kindern, dank der geringen natürlichen Immunität derselben, einen ausgezeichneten Boden finden, um sich zu entwickeln. Wie die Abbildung auf S. 147 zeigt, ist die Temperaturkurve bei exsudativer Diathese ein ständiges Hin und Her von Fieber und normalem Zustand. Andererseits sind es wieder die Infektionen, die der exsudativen Diathese den Weg bereiten: wenn bis dahin bei einem disponierten Kinde sich noch keine Hautausschläge zeigten, so treten sie sicher auf nach einer unvorsichtigen Impfung oder nach Masern oder nach einer tuberkulösen Infektion. — Noch eine dritte Art gegenseitiger Beeinflussung ist zu beobachten: erkrankt ein Kind, das ein ausgedehntes, nässendes Ekzem aufweist, an einer schweren Infektion, z. B. an einer Lungenentzündung oder einer Zystitis, so sieht man, wie das Ekzem über Nacht abblaßt, trocken wird und verschwindet. Diese letzte Reaktion haben jedoch die Infektionen mit allen schweren Erkrankungen, auch den Ernährungsstörungen, gemeinsam. (Das Volk meint in diesen Fällen: „Der Ausschlag sei nach innen geschlagen.“)

Mit der Neuropathie erwächst die exsudative Diathese oft auf demselben Boden erblicher Belastung. In der Familienvorgeschichte findet man überaus häufig schwere Nervosität bei den Eltern, und demgemäß ist letztere auch bei den Kindern eine, wohl die häufigste, Begleiterscheinung der exsudativen Diathese. Klinisch ist eine solche Vergesellschaftung von großer Bedeutung: Sie erklärt die Herkunft der Durchfälle und der Verstopfung bei Brustkindern mit exsudativer Diathese (S. 88), deren Zustandekommen offenbar durch ganz geringe, für das konstitutionell normale Kind unwesentliche, Darmreize bedingt wird. Sie macht auch die ungewöhnliche Reaktion mancher Kinder mit Hautausschlägen verständlich: wenn ein normales Kind auf der Haut einen Juckreiz verspürt, so kratzt es ein- oder zweimal, und damit ist es gut. Wenn aber ein nervöser Säugling einen Strophulus oder einen Milchschorf aufweist und Jucken daran verspürt, so kratzt er nicht bloß, sondern er kratzt sich blutig, und er kratzt vor allen Dingen immer weiter, und je mehr er das tut, desto größer wird der Juckreiz. Wenn man diese Neigung nervöser Individuen — mit allen ihren Reaktionen ins Extrem zu fallen — berücksichtigt, so versteht man, wie sich Kinder mit einem Strophulus am Körper oder mit einem Gesichtsekzem über und über blutig kratzen können, und so furchtbar von Juckreiz gepeinigt werden, daß man ihnen nur durch Schlafmittel oder Narkose Ruhe verschaffen kann.

Die Pathogenese der exsudativen Diathese ist ungeklärt. Ihre Prognose ist letzten Endes gut. Ihre Erscheinungen bestehen zwar auch nach dem Säuglingsalter ungeschwächt weiter, schwinden aber doch zur Zeit der Entwicklungsjahre. Als gänzlich vollwertige Menschen sind aber die davon befallenen Kinder nicht anzusehen.

Die Diagnose ist nach dem Gesagten nicht schwer. Je früher sie gestellt wird, desto leichter ist die vorbeugende Behandlung der klinischen Erscheinungen.

Die Behandlung der Erscheinungen der exsudativen Diathese.

Ernährungsbehandlung: Wenn Kinder mit exsudativer Diathese sich zu dem Typus der bei Frauenmilch nicht gedeihenden Säuglinge entwickeln, so ist immer erst nachzusehen, ob sie genügende (d. h. der Budinschen Zahl entsprechende) Nahrungsmengen erhalten. Ist das nicht der Fall, so muß nach dem auf S. 5 u. S. 84 angegebenen Verfahren die Nahrungsmenge gesteigert werden.

Ist die Ernährung aber ausreichend, und erfolgen trotzdem keine Zunahmen, so empfiehlt es sich, abzuwarten. Bei vielen Kindern kommt es nach einer gewissen Zeit doch noch von allein zu Zunahmen. Ein Ammenwechsel ist unnütz, denn bei der folgenden Amme würde das Kind höchstwahrscheinlich auch nicht zunehmen. Auch für ein Absetzen von der Brust besteht kein Grund, es ist außerdem gefährlich, denn es kann zu akuten Erscheinungen von seiten des Magendarmkanals Veranlassung geben. Unbedenklich hingegen und durchaus zu empfehlen ist der Versuch einer Zugabe von Eiweiß zur Brusternährung. Dies ist namentlich da oft von Erfolg, wo die Stühle zahlreich oder dünn sind, wo also zugleich eine gesteigerte Darmperistaltik bzw. eine erhöhte Darmgärung besteht. Fügt man in diesen Fällen etwas Plasmon (vor jeder Mahlzeit $^1/_2$—1 Teelöffel, zusammengerührt mit 4 Teelöffeln Tee oder Karlsbader Mühlbrunnen) der Brusternährung zu, so werden manchmal nicht nur die Stühle besser, sondern es erfolgen auch Gewichtszunahmen.

Letztere beruhen wahrscheinlich nicht auf der Eiweißzulage als solcher, sondern kommen auf einem Umwege zustande: durch die erhöhte Eiweißzufuhr wird die Darmgärung eingeschränkt, infolgedessen wird weniger Milchzucker vergoren, und es kommt mehr davon zur Resorption. Dadurch wieder kommt es zur Gewichtszunahme.

Ist die Zulage von Eiweiß aber ohne Wirkung, so bleibt nichts übrig, als abzuwarten, bis das Kind etwas älter geworden ist und dann eine Zwiemilchernährung einzuleiten. Am besten beginnt man mit dem Versuch der Zufütterung erst am Ende des ersten Vierteljahres, und zwar ersetzt man dann nur eine Frauenmilchmahlzeit durch eine Flasche Buttermilch oder Malzsuppe oder $^1/_3$ Milch, $^2/_3$ Schleim + Zucker. Es ist nötig, eine kohlehydratreiche Mischung zu wählen, denn einfache Verdünnungen der Milch mit Wasser führen erfahrungsgemäß nicht zum Ziele. Wenn auf die Zufütterung im Laufe der nächsten 3—4 Tage keine sichtliche Zunahme erfolgt, so kann der Versuch als mißglückt angesehen werden und ist abzubrechen, man kehrt dann zur ausschließlichen Frauenmilchernährung zurück, und macht 14 Tage später einen neuen Versuch, der dann meist mit mehr Erfolg gekrönt zu sein pflegt. (Vergl. Kurve.) Bei dieser Ernährung: viermal Frauenmilch und einmal künstliche Nahrung bleibt man, bis das Kind ½ Jahr alt geworden ist, dann fügt man Griessuppe und Gemüse hinzu und verfährt so weiter, wie es bei normalen Kindern üblich ist.

Falsch wäre es, das Kind ganz abzusetzen, selbst wenn man damit erreichen würde, daß die täglichen Zunahmen noch größer würden. Große Zunahmen sind gerade bei exsudativer Diathese am wenigsten erstrebenswert, es genügt, wenn die Kinder *etwas* zunehmen; und diese Zunahme wird ihnen durch die eine Flasche künstlicher Nahrung gewährleistet, während zugleich die übrigen Frauenmilchmahlzeiten sie der Immunität der Brustkinder teilhaftig werden lassen.

Im anderen Falle, *bei allzugroßen Zunahmen* unter Frauenmilchernährung ist es nötig, die Nahrungsmengen einzuschränken. Man kann versuchen, die Trinkzeit bei der einzelnen Mahlzeit abzukürzen, man kann auch die Zahl der Mahlzeiten auf 4 herabsetzen, aber der Erfolg bleibt meist aus. Nach kurzer Zeit trinken die Kinder in 4 Mahlzeiten genau so viel, als vorher in 5. Am besten fährt man, wenn man auch hier schon frühzeitig, im 3. oder 4. Monat, zur Zwiemilchernährung übergeht, aber an Stelle der kohlehydrat- und kalorienreichen Nahrung, die wir im vorigen Falle empfahlen, eine kalorienarme Brühe mit Gries oder Haferflocken verabfolgt.

In späteren Monaten wird man beim Absetzen den Übergang zur Vollmilch vermeiden müssen und mit der Menge der Milch nicht über ½ Liter am Tage herausgehen dürfen: z. B. morgens und abends durch die Flasche je 200 g ½ Milch (oder auch ⅔ Milch) mit Mehlsuppe und Zucker, vormittags Zwieback, in Wasser aufgebrüht, mit Zusatz von 100 g Milch, mittags nur Gemüse, nachmittags Griesbrühe.

Welche Behandlung die *Durchfälle der Brustkinder mit exsudativer Diathese* zu erfahren haben, ist bereits oben eingehend geschildert worden (S. 154 bzw. S. 90).

Auch bei künstlicher Ernährung begegnet man dem doppelten Typ der Kinder mit exsudativer Diathese — dem fetten und dem mageren, nur läßt sich hier nicht so deutlich auseinanderhalten, was bei dem Ernährungserfolg durch die Veranlagung und was durch die Ernährung verschuldet ist. Wo Kinder mit exsudativer Diathese langsam zunehmen, da begnüge man sich mit der Tatsache, daß wenigstens eine gewisse Zunahme besteht, je älter sie werden, desto befriedigender gestaltet sich auch ihre körperliche Entwicklung. Irgendwie an der Nahrungszusammensetzung etwas zu ändern, empfiehlt sich nicht, nur wo sich ein sicherer Milchnährschaden herausbildet, ist nach den Regeln der Kunst zu verfahren. — Bei dem anderen Typ, den fetten Kindern, suche man von vornherein, ehe noch stärkere Hauterscheinungen sich zeigen, die Nahrungsmengen nach Möglichkeit einzuschränken — ein Bemühen, das leider meistens an dem mangelnden Verständnis der Eltern scheitert. Unbedingt aber ist die Einschränkung der Nahrungsmengen zu fordern, wenn Ekzeme auftreten und sich ausbreiten, oder wenn sich die Anfänge eines Status lymphaticus zeigen. Man braucht die Kinder nicht abnehmen zu lassen, aber man muß sie für einige Zeit zum Gewichtsstillstand bringen. Das erreicht man, indem man die Milch einschränkt und durch Kohlehydrate ersetzt, wobei jedoch Sorge zu tragen ist, daß durch die letzteren nicht von neuem Zunahmen verursacht werden. Hier bewährt sich wieder die frühzeitige Zufütterung von Brühe mit Gries oder Haferflocken und von Gemüse.

Wenn man ein Kind vor sich hat, dessen Eltern sich gar nicht bestimmen lassen, dasselbe knapp zu halten, so muß man sich damit helfen, daß man morgens, mittags und abends dem Kinde seine bisherige Nahrung gibt, aber vormittags und nachmittags eine Flasche Tee einschaltet.

Zur besonderen Ernährungs-Behandlung des Säuglingsekzems ist von Finkelstein eine „Ekzemsuppe“ angegeben, die ähnlich wie die Eiweißmilch hergestellt wird. Die Milch wird gelabt, und Kaseingerinnsel und Molke werden getrennt. Ersteres wird mehrmals durch ein Sieb gestrichen, mit $^1/_{10}$—$^1/_5$ der Molke wieder versetzt, das übrige der Molke bleibt unbenutzt, und wird durch Wasser oder Haferschleim ersetzt. — Diese Ekzemsuppe ist eine etwas gefährliche Behandlung. Will man sie anwenden, so richte man sich genau nach den Vorschriften Finkelsteins. (Therapeutische Monatshefte 1912, S. 34.)

Arzneiliche Behandlung: Es hieße das Wesen der exsudativen Diathese schlecht verstehen, wollte man sich allein auf die Ernährungstherapie verlassen; sondern die Behandlung der Katarrhe der oberen Luftwege und die örtliche Behandlung der Ekzeme spielt eine ebenso große Rolle wie jene. Denn ehe die Ernährungstherapie wirken kann, braucht es eine gewisse Zeit, und wollte man so lange die Hände in den Schoß legen, so würde man nicht lange behandelnder Arzt des Kindes bleiben. Beides — Allgemeinbehandlung und örtliche Behandlung — muß Hand in Hand gehen.

Die Behandlung der Schleimhautkatarrhe bei exsudativer Diathese deckt sich mit der der Respirationserkrankungen überhaupt. Die Behandlung der Hypertrophie der lymphoiden Organe ist bisher eine rein diätische — wir können uns hier also auf die Behandlung der exsudativen Hauterscheinungen beschränken.

I. Milchschorf.

Bei beginnendem trocknen Aufsprung der Wangen fettet man sie mit Borsalbe oder mit Schleichschem Creme (mit Bor) ein. Bei stärkerer Rötung gebraucht man Zinkpaste oder Schleichschen Creme (mit Zink), abends aufgestrichen, ohne Verband, oder eine Tumenol-Trockenpinselung:

Tumenol 3,0
Glycerin, Zinc oxyd
Talc Aq. dest āā ad 150,0
S. Schutteln

Bei Juckreiz:

Ol. Rusci. 1,0
Past. zinc. 100,0.

Bei ausgebreitetem, zerkratztem und nässendem Gesichtsekzem verwendet man Tumenolsalbe:

Tumenol 15,0
Past. zinc. 150,0
Naftalan ad 200,0.

Ist das Ekzem infiziert, stark gerötet und eitrig belegt, so macht man erst einige Tage feuchte Umschläge mit essigsaurer Tonerde, dann geht man zur Tumenolsalbe über, und gebraucht zum Schluß Teerzinkpaste und Hautcreme.

Bei multiplen, impetiginösen Stellen verwendet man Tumenol oder Ung. rubr. sulfurat.

Wenn die Kinder fiebern, so sind Verbände zu widerraten, es kann unter abschließenden Verbanden zum plotzlichen „Ekzemtod“ kommen. Überhaupt heilen die Ekzeme am besten, wenn man sie offen behandelt, d. h. die Kinder so anbindet, daß sie nicht kratzen können, und die Medikamente ohne Verband auf die Haut aufträgt.

II. Gneis.

Wenn Kinder zu Gneis neigen, ist ihnen der Schädel täglich mit Viljacreme oder mit Byrolin, auch mit Borsalbe einzufetten. Durch Waschen allein lassen sich die Gneisschuppen nicht entfernen.

Bei vernachlässigten, dicken, trockenen Kopfschuppen trägt man für 1 oder 2 Tage Vaselin flav. + Emplast. litharg. $\overline{aa}$ auf, und schabt den Hauttalg, wenn er erweicht ist, mit dem Spatel oder Löffelstiel ab. Auf die dann bloßliegende, meist stark gerötete Kopfhaut wird für einige Tage Zinkpaste oder Teerzinkpaste aufgetragen, bis sie abgeblaßt ist. Dann läßt man sie mit Salbe oder Creme regelmäßig pflegen, wie oben angegeben.

Ist der Gneis infiziert, nässend, eitrig und borkig belegt, so muß der Schädel rasiert werden. Wo er näßt, wird er täglich mit

Arg. nitr. 1,0
Spir. aether. ad 100,0

gepinselt und mit Tumenolsalbe verbunden. Follikuläre Abszesse werden mit der Pinzette geöffnet und mit Argentum verätzt. Sobald die Haut unter Tumenol trocken geworden ist, geht man zur Zinkpaste usw. über.

Die Kopfverbände schützt man vor dem Abreißen seitens des Kindes, indem man von der Mutter ein Häubchen aus Leinwand nähen läßt, das über den Schädel gezogen und unter dem Kinn zugebunden wird, so daß nur das Gesicht frei bleibt.

Im Krankenhaus ist die Behandlung wiederum viel einfacher. Hier bindet man die Kinder fest an, daß sie nicht kratzen können, läßt im übrigen alle Verbände weg, erweicht die Borken durch Öl oder Hebrasche Salbe, laßt sie darunter auch heilen und bringt zum Schluß durch Teerzinkpaste die Haut zum Abblassen.

III. Intertrigo.

Stark nässender I n t e r t r i g o der Gelenkbeugen, der Ohren und des Halses wird bis zum Schwinden der Entzündungserscheinungen feucht verbunden, später mit Arg. nitr. betupft und mit Tumenol behandelt. Ist er trocken geworden, so gebraucht man solange Teerzinkpaste oder Resorzin:

Resorcin. 5,0
Zinc. oxyd.
Vaselin $\overline{aa}$ 25,0
Lanolin ad 100,0,

bis die infiltrierte Haut weich geworden ist.

Am unangenehmsten ist der Intertrigo der Genitoanalgegend und die sich daran schließenden Ekzeme, die auf der an sich schon empfindlichen Haut durch den Reiz von Kot, Urin, Schweiß und gleichzeitigem, häufigem Waschen entstehen. Solange die Haut nur gerötet ist, läßt man die Kinder möglichst oft trocken legen, und nicht mit Wasser, sondern mit Öl säubern, hinterher mit Zinkpaste bestreichen und darauf noch pudern. Näßt das Ekzem, so wird es mit Arg. nitr. betupft und danach erst mit Zinkpaste bestrichen. Bei stärkeren Graden hört man mit den täglichen Bädern ganz auf und gibt dafür bei Neigung zum Nässen Eichenrinden- oder Tannin-, bei Seborrhöe Kleienbäder.

Bei Erythrodermie werden die Borken und Krusten durch Einfetten mit Borsalbe oder Öl beseitigt und die dann freiliegende hochrotgefärbte Haut mit Eichenrindenbädern und Teerzinkpaste behandelt. Das muß viele Wochen lang geschehen, bis endlich die Haut zum Abblassen gebracht ist.

Sehr schwer heilt der Intertrigo hinterm Ohrläppchen. Am besten hilft hier gelbe Augensalbe oder weiße Präzipitatsalbe bei gleichzeitigem Vermeiden des Waschens.

IV. Strophulus.

Gegen die juckenden Strophulus- und Prurigoeruptionen verordnet man:

β-Naphthol 0,5
Spirit. qu. sat.
Vaseline ad 50,0
M. f. u. S. Dünn aufstreichen

oder eine 5—10proz. Bromokollsalbe. Auch Betupfen mit 5proz. Mentholspiritus, mit 5proz. Thigenollösung, mit Essigwasser und Zitronenscheiben lindert den Juckreiz. Von Bädern gebraucht man solche mit Eichenrinde oder übermangansaurem Kali.

Bäder.

Eichenrinde: 2 Pfund Eichenrinde werden mit 4 Litern Wasser angesetzt und 1 Stunde lang gekocht; die Abkochung wird auf 4 Weinflaschen verteilt. Davon setzt man je eine dem Bade zu. Man gibt diese Bäder 2—3mal in der Woche (Holzbadewanne).

Tanninbäder: Man verschreibt Tannin in Päckchen von je 20 g und läßt davon eins dem Bade zusetzen.

Kleienbäder: 3—4 Hände Weizenkleie werden in einen Beutel gefüllt, mit 1 Liter kalten Wassers aufgesetzt, $^1/_2$—1 Stunde gekocht und dann (mit Beutel) ins Bad geschüttet (auf den Boden des Kochtopfes legt man Holzstücke, damit sich die Kleie nicht ansetzt).

Bader von übermangansaurem Kali: 10 g übermangansaures Kali werden in einer Flasche ın Wasser aufgelöst, und davon wird soviel ins Badewasser geschüttet, daß dasselbe burgunderrot gefärbt ist. Das Kind wird ziemlich lange im Bade gelassen. Seine Haut färbt sich nach einigen Bädern dunkelbraun (Holzbadewanne).

Sonstige Behandlung.

Die innere Behandlung beschränkt sich auf Schlafmittel, durch die man stark vom Juckreiz geplagte Säuglinge in Schlaf bringen muß:

Sol. chloralhydıat. 2,0 . 100,0
1—2—3 Teeloffel am Abend

oder Veronal 0,15 pro dosi.

Arsen gebraucht man in Form der Dürckheimer Maxquelle, täglich 1 Teelöffel über viele Wochen hin.

In jüngster Zeit sind zur Behandlung der exsudativen Hauterscheinungen Einatmungen von Amylnitrit — 3 bis 10 Tropfen während 20 bis 50 Sekunden hindurch — empfohlen worden. (Berend-Budapest.)

Unbedingt notwendig ist es, Kinder mit Ekzemen am Kratzen zu hindern. Die Fingernägel sind zu beschneiden, über die Hände werden Strümpfe oder kleine Fausthandschuhe gezogen. In die Jackenärmel werden Korsettstäbe oder Pappschienen oder gestärkte Manschetten eingenäht. Wenn die Kinder im Bett liegen, werden die Hände am Bettgeländer festgebunden.

Ganz vortreffliche Erfolge haben wir in einzelnen Fällen mit einer vorsichtigen Bestrahlung der Ekzeme mit künstlicher Höhensonne erzielt. Es eignen sich dazu vornehmlich stark juckende pruriginöse Ausschläge, nächst dem die Erythrodermie und die übrigen nässenden intertriginösen Ekzeme.

Eine unangenehme Begleiterscheinung der exsudativen Hauterscheinungen bei Säuglingen sind Furunkel. Ihnen ist die größte Beachtung zu schenken. Wenn sie bloß vereinzelt auftreten, so bedeckt man sie mit essigsaure Tonerde- oder Quecksilberpflaster und läßt sie darunter aufgehen. Bei zahlreichen muß man täglich eröffnen und tamponieren. Alle andern Methoden — Schwitzpackungen mit folgendem Sublimatbad, Vakzinebehandlung u. dgl. — sind unsicher. Die

Behandlung mit Terpentineinspritzungen verbietet sich bei Säuglingen, da Terpentin schwere Nierenentzündungen hervorruft.

II. Rachitis.

Vorkommen: Die „englische Krankheit" ist eine in unseren Gegenden außerordentlich verbreitete Krankheit. Sie befällt etwa 80% aller Kinder und tritt in der Zeit vom 2. Monat bis zum vollendeten 2. Lebensjahr auf. Das Vorzugsalter ist das 2. Lebenshalbjahr.

Sie kommt als Rachitis tarda und Rachitis adolescentium auch späterhin noch vor.

Herkommen: Sie entsteht auf Grund einer angeborenen Veranlagung, wahrscheinlich infolge eines gegenüber der Norm herabgesetzten Kalkgehaltes des kindlichen Organismus (Czerny).

Ihre Entstehung wird durch eine Reihe von begünstigenden Momenten gefördert. Als solche sind bekannt:

1. Die Ernährung und die Ernährungsstörungen. Es ist eine unbestrittene Tatsache, daß die Rachitis durch eine unzweckmäßige Ernährung heraufgeführt, und anderseits wieder durch rein ernährungstherapeutische Maßnahmen geheilt werden kann. Bei überfütterten Kindern ist sie außerordentlich häufig, namentlich bei solchen, die frühzeitig mit unverdünnter Milch ernährt werden und Erscheinungen von Milchnährschaden aufweisen. Atrophische Kinder dagegen neigen im allgemeinen nicht sehr dazu. Weiter schafft aber auch die künstliche Ernährung an sich schon einen günstigen Boden für die Rachitis. Brustkinder sind — verhältnismäßig — immun. Wenn sie erkranken, spielen andere Dinge mit.

2. Frühgeburt. Wenn die Rachitis infolge eines angeborenen Kalkmangels entsteht, so muß sie sich am ehesten bei frühgeborenen Kindern bemerkbar machen. Denn die Einlagerung des Kalks, überhaupt der Salze, in den kindlichen Organismus vollzieht sich hauptsächlich in den letzten 2—3 Monaten des fötalen Lebens. Wird diesem Vorgang durch eine vorzeitige Geburt ein allzu frühes Ende bereitet, so muß notwendigerweise ein gewisses Defizit an

Kalk im Körper entstehen. Und in der Tat erkranken frühgeborene Kinder fast ausnahmslos an rachitischen Erscheinungen (vgl. S. 78).

3. Erbliche Belastung.

4. Allgemeine hygienische und klimatische Faktoren. Rachitis kommt im Sommer fast gar nicht zur Beobachtung, dagegen weist im Winter beinahe jedes Kind, das in ärztliche Behandlung tritt, eine blühende Rachitis auf. Worauf diese Erscheinung beruht, ist noch nicht aufgeklärt.

Auch Kultur und allgemeine Lebenshaltung begünstigen ihre Entstehung. Naturvölker sind frei von Rachitis, wenn sie aber unter kultivierte Verhältnisse kommen, der „Domestikation" teilhaftig werden, so erkranken sie doppelt schwer. Daher findet man z. B. bei den Negern Afrikas keine Rachitis, wohl aber bei denen der amerikanischen Staaten.

Auch bei Tieren kann sich unter dem Einfluß der Domestikation eine „Rachitis" entwickeln, so bei den wilden Tieren der Menagerien und bei Jagdhunden, die dauernd an die Kette gelegt werden.

Erscheinungen und Verlauf: Unter dem Einfluß dieser Momente kommt es nun zur Rachitis, die wir als Allgemeinerkrankung auffassen müssen, obwohl unter ihren Symptomen diejenigen von seiten des Skelettsystems weitaus im Vordergrund stehen.

1. Die beginnende Rachitis. Zuerst zeigen sich Allgemeinsymptome, die mit einer gewissen Regelmäßigkeit immer wiederkehren und deshalb als Prodromalsymptome der Rachitis angesehen werden dürfen. Es sind vornehmlich Erscheinungen nervöser Art, vor allem vasomotorische: Neben vieldeutigen wie gesteigerter Unruhe, Unzufriedenheit, leisem Schlaf, hochgradiger Empfindlichkeit beim Berühren und Untersuchen findet sich ein auffallender Dermographismus der Haut: Überall hinterläßt die palpierende Hand rote Flecken, beim Schreien füllen sich die Schädelvenen strotzend an, der Körper färbt sich blaurot und ist im Nu mit feuchtem Schweiß überzogen. Auch in der Ruhe fällt der ungewöhnliche Grad des Schwitzens auf. Jedes Kind schwitzt beim Trinken und im Schlaf. Bei Rachitikern aber ist das ganze Kopfkissen in weitem Umkreis um den Schädel herum mit Schweiß durchtränkt. — Handelt es sich um Kinder, die schon sitzen oder stehen

konnten, so berichten die Eltern, daß sie jetzt weder Neigung noch Kraft dazu besitzen. Ein derartiger Untersuchungsbefund, noch dazu in einem der Wintermonate erhoben, läßt mit ziemlicher Gewißheit auf eine beginnende Rachitis schließen.

2. Leichte Grade der Rachitis. Von Knochensymptomen erscheint als erstes die Kraniotabes, worunter man die bei rachitischen Kindern am Hinterkopf auftretende Erweichung der Schädelknochen versteht. Man stellt sie fest, indem man beide Hände flach an die Schläfen legt und mit den Fingerspitzen die Gegend der Lambdanaht abtastet. Sie findet sich entweder beiderseits oder nur rechts oder links, jedenfalls auf der Seite, auf der das Kind zu liegen gewohnt ist. Ferner macht die Verkleinerung der Fontanelle halt, ihre Ränder werden weich, und es beginnt ein langsames Wiedergrößerwerden. Zu gleicher Zeit tritt am Brustkorb der Rosenkranz auf, womit man die Auftreibung der Rippen an der Knochenknorpelgrenze bezeichnet, und ebenso kommt es zu Epiphysenanschwellungen an den Hand- und Fußknöcheln.

Zu diesem Zeitpunkt werden die Kinder am häufigsten zum Arzt gebracht. Aus der Vergrößerung der Fontanelle und den „doppelten Gliedern“ (den Epiphysenschwellungen) stellt eine erfahrene Mutter schon selbst die Diagnose auf „englische Krankheit“. Wird der Krankheitszustand aber nicht erkannt, so nimmt die Knochenerkrankung immer schlimmere Grade an, und es werden auch andere Organsysteme mit in das Krankheitsbild hineinbezogen.

3. Schwere Rachitis. a) Am Schädel: Die Kraniotabes greift so um sich, daß auch die übrigen Schädelknochen erweichen, und der Kopf die Beschaffenheit eines prallen Gummiballes annimmt. Hydrozephalus leichteren Grades gesellt sich hinzu und treibt die weichen Schädelnähte auseinander. Die Fontanelle wird „uferlos“. Ihr endgültiger Verschluß wird bis weit ins 2. Lebensjahr hinaus verschoben. Während am Hinterkopf die Erweichung der Schädelknochen besteht, kommt es vorn auf der Stirne zur Verdickung der Tubera frontalia und dadurch zum Caput quadratum.

b) Im Gesicht: Im Gesicht des rachitischen Kindes springen die Jochbeine und der untere Rand des Unterkiefers hervor, während sich die Alveolarfortsätze nach innen neigen. Dadurch wird der Platz für die Zähne eingeengt und späteren Anomalien der Zahnstellung Vorschub geleistet. Kennzeichnend für Rachitis ist die Verzögerung und die Unregelmäßigkeit des Zahndurchbruches. Die Zähne brechen nicht paarweise durch, wie normal, sondern kommen einzeln. Sie sind außerdem häufig mürbe, geriffelt, zackig durch Vorsprünge, gelblich verfärbt und leicht kariös.

c) Brustkorb. Am Brustkorb gesellt sich zum Rosenkranz die rachitische „Hühnerbrust". Die Seitenwände des Brustkorbes flachen sich ab, am Rücken kommt es zur Skoliose oder Kyphoskoliose. Die untere Thoraxapertur biegt sich nach außen um.

d) Becken: Am Becken bilden sich die im späteren Alter für das weibliche Geschlecht so verhängnisvollen rachitischen Veränderungen des Beckenringes.

e) Glieder: An den Gliedern finden sich neben den bereits genannten Epiphysenanschwellungen sehr bald Verbiegungen der Diaphysen, die durch Muskelzug zustande kommen. Auch Kontinuitätstrennungen kommen vor, doch sind eigentliche Frakturen nicht häufig, charakteristisch sind vielmehr bei der Rachitis Infraktionen der Knochen. Es entstehen Coxa vara, O-Beine, X-Beine u. dergl. Die Phalangen der Finger werden rundlich verdickt und werden zu Perlschnurfingern.

Diese Veränderungen an den Knochen brauchen nicht das ganze Skelettsystem in gleicher Stärke zu befallen, sondern es kommt häufig vor, daß nur eine schwere Schädelrachitis besteht, während am übrigen Körper sich die Veränderungen in mäßigen Grenzen halten. Und ebenso können in anderen Fällen nur der Brustkorb oder auch nur die Glieder besonders stark beteiligt sein.

Der Allgemeinzustand der Kinder ist stets mitbeteiligt. Am wenigsten bei Brustkindern, bei denen allerdings die Rachitis auch nur in der leichtesten Form aufzutreten pflegt. Soweit es sich um künstlich genährte Kinder handelt, sind es oft fette, blasse, pastöse Säuglinge. Die Muskulatur ist immer schlecht entwickelt, weich, schlaff, von geringem Tonus. Die Gelenkbänder sind nachgiebig und gestatten eine abnorme Exkursionsfähigkeit der Glieder. Der Turgor ist mangelhaft, ihre Rundung erhalten die Weichteile nicht durch straffe Hautdecken, sondern durch überflüssiges Fett. All dies trägt zur Entstehung der Kyphosen, der Plattfüße, der X-Beine, des rachitischen „Froschbauches" bei.

Die Verdauungsorgane zeigen keine der Rachitis eigentümlichen Erscheinungen. Es kann natürlich jedes rachitische Kind nebenbei auch noch einen Durchfall bekommen, aber die vielfach als besondere Symptome beschriebenen „rachitischen Darmstörungen“ haben nichts mit Rachitis zu tun. Die Ernährungsstörungen, namentlich die Nährschäden, haben eine große ätiologische Bedeutung, aber keine symptomatologische.

Am meisten ist das Nervensystem mit beteiligt: rachitische Kinder sind in ihrer Stimmung stark beeinträchtigt. Schon beim bloßen Anblick des Arztes, überhaupt eines Fremden, noch mehr beim Anfassen, fangen sie ängstlich an zu schreien, und das hat zu der Annahme geführt, daß sie an Knochenschmerzen litten. Durch die Erkrankung zur ständigen Rückenlage gezwungen, erfährt ihr geistiger Horizont keine große Ausdehnung, und sie bleiben deshalb an Intelligenz hinter gleichaltrigen, normalen Kindern zurück. Häufig finden sich bei ihnen Geruchs- und Geschmacksstörungen. In früheren Zeiten rechnete man auch einen Teil der spasmophilen Erscheinungen, z. B. den Stimmritzenkrampf, zur Rachitis. Wenngleich das auch heute nicht mehr geschieht, so ist doch das Zusammentreffen von Rachitis mit Spasmophilie ein außerordentlich häufiges Vorkommnis.

Es werden noch gewisse andere Erscheinungen bei rachitischen Kindern beobachtet, ohne daß man aber bisher weiß, ob man sie als Teilerscheinungen oder als zufällige Begleiterscheinungen des rachitischen Prozesses auffassen soll. Dazu gehört z. B. die Milzvergrößerung und die Anämie.

Begleiterscheinungen: Die gefährlichsten Begleiterscheinungen der Rachitis sind Respirationserkrankungen. Die Lunge arbeitet beim rachitischen Kind an sich schon unter erschwerten Bedingungen. Bei jedem Tiefertreten des Zwerchfells zur Einatmung geben die weichen Rippen nach; dadurch wird die Durchlüftung der Lunge so ungenügend, daß die Kinder ständig unter Lufthunger leiden. Sobald nur ein mäßiger Katarrh hinzukommt, treten schwere Einziehungen am Zwerchfellansatz auf, gar nicht zu denken an Keuchhusten oder Kapillärbronchitis, die für ein Kind mit schwerer Rachitis Komplikationen mit fast tötlicher Prognose darstellen.

Eine eigenartige Beobachtung kann man bei manchen Rachitikern machen: ein einförmiges andauerndes Hin- und Herrollen des Kopfes auf dem Kissen, den sogenannten Spasmus rotatorius, der sich mit einem Nystagmus kombinieren kann. Beides hat seinen Grund (ähnlich wie der Nystagmus der Bergleute) darin, daß über bzw. hinter dem Kopf der Kinder sich ein glanzender Gegenstand befindet, meist das Fenster oder ein Spiegel, den sie sehen wollen. Aus den Versuchen, den Kopf dorhin zu drehen, entsteht der Spasmus, der sich, wenn er noch nicht lange besteht, durch Umstellen des Bettes — so daß die Kinder den Gegenstand sehen — leicht beseitigen läßt, in anderen Fällen aber wochenlang anhält, einer Behandlung aber natürlich nicht bedarf.

Ferner gibt es einzelne Kinder, die neben gewissen rachitischen Symptomen eine hochgradige Neigung zu Knochenbrüchen, nicht bloß Infraktionen, sondern wirklichen Frakturen aufweisen. Zuweilen bestehen 5, 6 Brüche an verschiedenen Knochen zu gleicher Zeit, und im Laufe der Erkrankung folgen sich wohl 20—30 Frakturen hintereinander. Derartige Fälle, die meist mit erheblichen Intelligenzdefekten der Kinder einhergehen, pflegt man unter dem Namen der „Osteopsatyrosis" von der Rachitis abzutrennen.

Die Diagnose der englischen Krankheit ist bei der Fülle der Erscheinungen nicht schwer. Trotzdem können manchmal Zweifel entstehen und deshalb sei darauf hingewiesen, daß eine leichte Krümmung der Tibien nach außen physiologisch ist, daß auch der „Weichschädel" bei neugeborenen und jungen Kindern nichts mit Rachitis zu tun hat. Letzterer sitzt auf der Höhe des Scheitels, während die Kraniotabes sich an der Lambdanaht findet. Er heilt auch ohne Behandlung.

Bei starken Knochenschmerzen infolge Extremitätenrachitis kann man verführt sein, Barlowsche Krankheit zu diagnostizieren.

Unter der falschen Flagge der Rachitis segeln meist auch die selteneren Wachstumsstörungen im Kindesalter: Myxödem, Mongolismus und Mikromelie.

Die Prognose ist bei sachgemäßer Behandlung gut. Selbst von schweren Knochenverbiegungen bildet sich vieles bis zum Schulalter noch zurück. Die O-Beine verschwinden zu einem großen Prozentsatz, ebenso die Kyphosen, nur die Skoliosen bleiben bestehen und erinnern im Verein mit der Hühnerbrust, dem rachitischen Becken, dem Caput quadratum, der Hypertrophia cerebri und manchem anderen an das alte Leiden im Säuglingsalter.

Getrübt wird die Prognose durch hinzutretende Atmungserkrankungen und Infektionen wie Masern und Keuchhusten, die ihrerseits wieder die obern Luftwege in Mitleidenschaft ziehen.

Pathologisch-anatomische Veränderungen bei Rachitis.

Normalerweise erfolgt das Dickenwachstum des Knochens dadurch, daß durch periostale Apposition neugebildeter Knochen aufgelagert wird, während zugleich von der Markhöhle her eine Resorption alten Knochens stattfindet.

Bei der Rachitis ist die Knochenapposition gestört, und es wird nur weiches, kalkloses, „osteoides" Gewebe gebildet. Die Resorption von der Markhöhle hingegen geht ruhig weiter oder ist sogar gesteigert.

Das Langenwachstum erfolgt so, daß an der Epiphysengrenze Säulen von Knorpelzellen auftreten, die durch die sogenannte Knorpelgrundsubstanz voneinander getrennt sind. In der letzteren vollzieht sich die vorläufige Verkalkung, durch welche der Knochen an dieser Stelle einen gewissen Halt bekommt. Von der Diaphyse her kommt den Knorpelzellsäulen ein Markraum entgegen, in dem die ersteren untergehen, und sich die Knochengrundsubstanz bildet, welche nun endgültig verkalkt, während die vorläufige Verkalkung schwindet.

Bei Rachitis finden sich starke Abweichungen von diesem physiologischen Verlauf des Knochenwachstums. Zunächst tritt an der Epiphyse eine abnorm starke Knorpelwucherung oder -quellung auf — das, was wir klinisch als Epiphysenverdickung nachweisen.

Ferner hört die vorläufige Verkalkung auf, dadurch geht die Reihenstellung und die Ordnung der Knorpelzellsäulen verloren. Weiterhin verlieren dadurch die Markräume ihre Richtung, und schließlich bleibt auch die endgültige Verkalkung des Knochens aus. Das Ergebnis ist die, schon makroskopisch nachweisbare, oft bis zu einer Art Osteomalazie gesteigerte Biegsamkeit und Weichheit des rachitischen Knochens.

Pathogenese.

Um die Pathogenese der Rachitis zu erklaren, sind zahlreiche Theorien aufgestellt worden, auf die weiter einzugehen hier nicht der Ort ist.

Sie nehmen alle ihren Ausgang von der durch chemische Untersuchungen festgestellten Tatsache, daß der rachitische Knochen kalkärmer ist als der normale (der Kalkgehalt beträgt bei normalen Knochen nach Brubacher 5,42 %, bei rachitischen 2,98 %).

Es ist am naheliegendsten, diesen Kalkmangel darauf zurückzuführen, daß der Säugling zu wenig Kalk in der Nahrung zugeführt bekommt. Diese Möglichkeit ist denn auch vielfach erörtert worden, und experimentelle Untersucher halten noch jetzt vielfach daran fest. Die Kliniker aber haben sie aus zwingenden Gründen stets abgelehnt. Zunächst ist die durch kalkarme Fütterung bei Tieren künstlich erzeugte Knochenerweichung keine „Rachitis". Ferner führt die Fütterung mit der kalkarmen Frauenmilch beim Säugling nicht nur nicht zu Rachitis, sondern gewährt im Gegenteil den größten Schutz davor, denn Brustkinder erkranken nur ausnahmsweise. Außerdem sieht man die schwersten Grade der Rachitis gerade dann, wenn die Kinder mit der kalkreichsten Nahrung, die wir haben, nämlich mit unverdünnter Milch in großen Mengen, ernahrt werden. Somit ist die Annahme eines primären Kalkmangels als Ursache der Rachitis abzulehnen.

Viel verständlicher erscheint die Entstehung der Rachitis, wenn wir einen sekundären Kalkmangel annehmen, d. h. eine Kalkverarmung des Körpers durch eine pathologisch gesteigerte Ausscheidung. Auf diese Weise dürften sich z. B. alle diejenigen Fälle erklären lassen, bei denen sich die Rachitis im Anschluß an einen Milchnährschaden entwickelt. Wie früher erwähnt, besteht bei letzterem sehr häufig eine negative Kalkbilanz, es wird mehr Kalk ausgeschieden, als in der Nahrung vereinnahmt wird. Bleibt diese erhöhte Ausscheidung über Wochen und Monate bestehen, so muß es schließlich zur Kalkverarmung des Organismus kommen. Diese Erklärung wird den klinischen Tatsachen am meisten gerecht, obwohl sie natürlich noch vieles andere ungeklärt läßt. Sie gibt z. B. keinen Aufschluß darüber, weshalb es im Sommer so wenig und im Winter so viel Rachitis gibt.

Wie Stoffwechseluntersuchungen gelehrt haben, beginnt die Erkrankung lange, bevor sie klinisch feststellbar wird. Der Stoffwechsel läuft schon längst in abnormen Bahnen, und das Kind erscheint uns immer noch gesund. Es braucht eben eine gewisse Zeit, bis die Knochenveränderungen eine solche Größe erreicht haben, daß sie der Diagnose zugänglich sind.

Ein zweites wichtiges Ergebnis der chemischen Untersuchungen ist, daß der Knochen (und die Muskulatur) des Rachitikers auch wasserreicher wird als der normale. Diese Tatsache ist sehr beachtenswert. Denn wie wir an anderer Stelle schon auseinandergesetzt haben, steht der Wassergehalt des Körpers in Beziehung zu seiner Immunität. Je wasserreicher die Gewebe, desto geringer die Immunität. Möglicherweise ist hierauf die Tatsache zurückzuführen, daß rachitische Kinder viel öfter und viel schwerer an Infektionen erkranken als normale Säuglinge.

Die Behandlung der Rachitis.

Die Rachitis ist ein sehr dankbarer Gegenstand der Behandlung. An erster Stelle steht die

Ernährungsbehandlung.

Wenn Rachitis bei Brustkindern auftritt, so sind zuerst etwaige Fehler in der Ernährung abzustellen: Die Zahl der Mahlzeiten ist auf 5 zu beschränken, und alle unkontrollierbare Zufütterung von Zwiebäcken, Keks u. dgl. ist zu verbieten. Weiter geht man schon frühzeitig von der ausschließlichen Frauenmilchernährung ab und leitet eine Zwiemilchernährung ein. Wenn es nötig ist, füttert man schon im 3. oder 4. Lebensmonat eine künstliche Mahlzeit hinzu: am besten eine dünne Haferflockensuppe, die durch die Flasche verabfolgt wird.

20 g Haferflocken werden in 250 g Brühe mit Suppenkräutern gekocht, etwas gesalzen und durch ein ziemlich grobes Sieb geschickt.

Bei älteren Kindern gibt man statt dessen schon im 5. Monat Grießbrühe und Gemüse. Das Kind ganz abzusetzen, wäre falsch. — Bei diesem Kostwechsel gehen im Laufe eines Monates die rachitischen Erscheinungen zurück.

Bei frühgeborenen Kindern, die ja erfahrungsgemäß auch sehr leicht an Rachitis erkranken, beginnt man ebenfalls frühzeitig, im 4. oder 5. Monat, mit der Zufütterung einer Suppenmahlzeit, auch dann, wenn noch keine ausgesprochenen rachitischen Erscheinungen bestehen.

Bei künstlich genährten Kindern ist wiederum in erster Linie die Ernährung festzustellen und gemäß den im Kapitel 1 gegebenen Anweisungen zu berichtigen.

Wo ein offensichtlicher Nährschaden besteht, ist er kunstgemäß zu behandeln. Meist wird es sich um einen Milchnährschaden handeln, und in diesen Fällen genügt die Richtigstellung der Nahrung: Einschränken der Milch, Ersatz durch Kohlehydrate, nötigenfalls durch Malzsuppe — oft schon ganz allein, um die Rachitis zur Heilung zu bringen.

In schwereren Fällen wird man auch hier schon im 5. Monat mit der Beifütterung von Haferflockensuppe, Grießbrühe und Gemüse beginnen.

Die Gewichtsentwicklung des Kindes wird durch diesen Wechsel der Nahrungsform natürlich mitbeeinflußt. Es kann zu Abnahmen kommen, die ja leicht erklärlich und bedeutungslos sind — auf die man die Eltern aber vorbereiten muß, da sie andernfalls bei der vielfach herrschenden Überschätzung des Wägungsergebnisses das Vertrauen derselben zu der Kunst des Arztes erschüttern können.

Arzneiliche Behandlung.

Erhalten die Kinder eine nach ihrem Gewicht und Alter richtige Ernährung, und macht sich trotzdem eine Rachitis bemerkbar, so genügt es, ihnen zweimal täglich 1 Teelöffel Phosphorlebertran zu geben. Überhaupt empfiehlt es sich, bei künstlich genährten Kindern in allen Fällen vom Phosphorlebertran Gebrauch zu machen.

Es mag aber ausdrücklich betont sein, daß der Lebertran nur dann hilft, wenn zugleich auch die Ernährung geregelt wird. Eine bloße Nahrungsregelung — ohne Lebertran — kann in vielen Fällen Erfolg haben. Aber eine bloße Lebertranverabreichung ohne Nahrungsregelung hat nie Erfolg. Die Verordnung des Lebertrans geschieht nach folgender Vorschrift:

Phosphor 0,01
Ol. jec. aselli 100,0.
M.D.S. 1 Teelöffel morgens und abends

Größere Mengen zu geben, ist unnütz, da sie erfahrungsgemäß nicht besser helfen, sondern unbenützt im Stuhlgang wieder erscheinen.

Der Lebertran ist ein seit alten Zeiten verwendetes Volksheilmittel. Die heute übliche Verbindung mit Phosphor geht auf Untersuchungen zurück, die Wegner auf Veranlassung Virchows (1872) unternahm, und die ergaben, daß im Blute kreisender Phosphor einen fermentativen Reiz auf die osteogenen Gewebe ausübe — Untersuchungen, die von späteren Autoren zwar nie bestätigt werden konnten, gleichwohl den Gebrauch des Phosphors bei rachitischen Knochenerkrankungen begründeten. Das wirksame Prinzip ist wahrscheinlich nicht der Phosphor, sondern der Lebertran, der ein für den Säugling vortrefflich ausnutzbares Fett darstellt. Man könnte den Phosphor deshalb auch ruhig weglassen, immerhin ist es üblich, Phosphorlebertran zu verwenden, weil man sich vorstellt, daß der Phosphor vielleicht auf die nervösen Erscheinungen bei Rachitis einen günstigen Einfluß ausübt.

Durch Stoffwechselversuche ist festgestellt, daß man durch Zugabe von Phosphorlebertran eine Steigerung der Kalkretention erzielen kann, sofern die Nahrung an sich zweckmäßig zusammengesetzt ist.

Der Lebertran ist mehrere Wochen lang zu geben. Die Heilung der Rachitis erfolgt so, daß zuerst sich das eigene Befinden der Kinder bessert, und nach etwa 3—4 Wochen auch der Hinterschädel merklich härter zu werden beginnt.

Nur wenige Kinder nehmen ihn ungern. Der angebliche Widerwille besteht nur in der Phantasie der Eltern, bei denen sich mit dem Wort Lebertran der Begriff alles Schlechtschmeckenden verbindet. Wo ihn die Kinder anfangs verweigern, schüttet man $^1/_2$ Teelöffel davon in den Mund und gibt schnell die Flasche hinterher.

Mit der Zeit gewöhnen sich alle daran, und für ältere Säuglinge bildet er späterhin geradezu eine Leckerei.

Die Ersatzmittel, insbesondere die Scottsche Emulsion, besitzen nicht die Wirkung des Lebertrans und sind als minderwertig nicht zu gebrauchen.

Die Verabfolgung von Kalkpräparaten bei Rachitis ist nutzlos. Dagegen soll durch gleichzeitige Darreichung von Kalk und Lebertran die Heilung beschleunigt werden:

Rp.:	Calcii phosph. tribasic. puriss.	10,0
	Ol. jec. aselli	100,0

M. D. S. 2mal tägl. 1 Teelöffel. Vor dem Gebrauch schütteln! (Schloß.)

Im übrigen beschränkt man sich darauf, dem rachitischen Kind wie jedem anderen chronisch kranken gute äußere Verhältnisse zu schaffen: Man bringt es viel in die frische Luft, badet es täglich, wenn es geht zweimal. Bei starken Schweißen wendet man spirituöse Abreibungen mit Kampher- oder Naphtholspiritus an.

Die früher viel gebrauchten Salzbäder sind nur bei fetten Kindern ohne Ekzeme anwendbar (1 Pfund Staßfurter Salz oder 1/2 Pfund Mutterlaugensalz auf ein Bad, letzteres zweimal in der Woche verabfolgt).

Kuren an der See oder im Hochgebirge zur Heilung der Rachitis sind überflüssig. Die Rachitis heilt unter kunstgerechter Behandlung im traurigsten Proletarierhaushalt. Wenn sie nicht heilt, so trägt die Nachlässigkeit in der Befolgung der ärztlichen Anordnungen die Schuld, aber nicht die äußern Verhältnisse. Unter diesen Umständen ist es widersinnig, Kinder aus der Stadt wegzuschicken und den Badeärzten anzuvertrauen, die wohl von Balneo- und Klimatotherapie etwas verstehen, aber von Säuglingsernährung keine Ahnung haben.

Was die Pflege rachitischer Kinder weiter anbetrifft, so soll man vermeiden, sie viel herumzutragen, insbesondere soll man sie nicht immer auf ein und demselben Arm sitzen lassen. Im allgemeinen sollen sie auf harter Roßhaarmatratze ohne Kopfkissen liegen. Wenn sie sich aber von selbst aufsetzen, so braucht man das nicht zu verhindern. Für ältere Kinder mit Rachitis eignet sich der Epsteinsche Schaukelsessel.

Bei rachitischen Infraktionen sind alle Verbände wegzulassen, sie heilen ohne dieselben viel schneller. Viele Kinder, auch solche mit leichter Rachitis, tragen Plattfüße davon und lernen dann wohl stehen, aber lange Zeit nicht gehen. Ihnen läßt man feste hohe Schnürstiefel mit breiten, ziemlich hohen Absätzen und Einlagen machen.

III. Anämie.

Die Anämien des Säuglingsalters unterscheiden sich von denen der spätern Zeit dadurch, daß sich bei ihnen sehr schnell die embryonale Art der Blutbildung wieder herstellen kann.

Im embryonalen Leben vollzieht sich die Blutbildung in den Blutinseln des Mesoderms, sodann in der Leber und in geringerem Maße auch in der Milz und den Drüsen. Nach der Geburt übernimmt das Knochenmark die Blutbildung; wenn es erkrankt, treten die genannten anderen Organe wieder in Tätigkeit.

Beim Neugeborenen beträgt die Zahl der roten Blutkörperchen 5—7 Mill., darunter meist einige kernhaltige. Die höheren Werte finden sich bei den Kindern, die spät abgenabelt sind. Die Zahl der weißen Blutkörperchen beträgt bis zu 30000, darunter 19% Lymphozyten, 70% Neutrophile,

8% Mononukleäre und Übergangsformen, 2% Eosinophile. Der Hämoglobingehalt beträgt mehr als 100%.

Schon im Laufe der zweiten Lebenswoche stellen sich die für das eigentliche Säuglingsalter geltenden Verhältnisse her: rote Blutkörperchen 4—5 Mill., weiße Blutkörperchen 10—14 000, davon Lymphozyten 51%, Neutrophile 28—34%, Mononukleäre und Übergangsformen 12%, Eosinophile 4%, Hämoglobingehalt 60—100%.

Infolge des Rückfallens in die embryonale Art der Blutbildung nähert sich die Säuglingsanämie in ihrem Blutbild der späteren perniziösen Anämie. Sie ist aber andererseits wieder leicht von dieser abzugrenzen durch die stets vorhandene Leukozytose, wie auch durch den in allen schwereren Fällen nie vermißten Milztumor. Wirkliche perniziöse Anämie kommt im ersten Lebensjahr nicht vor, ebensowenig eine Leukämie.

Blutarmut ist selten beim Säugling. Es gibt zwar sehr viele blasse Kinder im ersten Lebensjahr. Aber schon die regelrecht gefärbten Schleimhäute belehren darüber, daß es sich bei ihnen nicht um eine wahre Blutarmut, sondern nur um eine angiospastische Blässe der äußern Hautdecken handelt.

Eine wirkliche Blutarmut findet sich bei Brustkindern, die lange Zeit hindurch — 1 Jahr und darüber — ausschließlich mit Frauenmilch ernährt worden sind, ferner bei Frühgeburten und Zwillingskindern. Sie findet sich auch bei künstlich genährten Säuglingen, die einseitig, namentlich mit Milch, gefüttert sind, und sie tritt schließlich im Gefolge von chronischen Infektionen wie Tuberkulose, Lues u. a. auf.

Ganz schwere Fälle sieht man indessen auch bei künstlich genährten Kindern des 2. Lebenshalbjahres, die öfters an Ernährungsstörungen gelitten haben, bei denen sich aber keine groben Ernährungsfehler, auch keine Infektionen oder sonst organische Erkrankungen weiter nachweisen lassen, und die gleichwohl an auffallend schweren Graden von Blutarmut erkranken.

Befund: Bei der Untersuchung anämischer Kinder findet sich eine starke Blässe der Haut und der Schleimhäute. Die Haut ist wachsfarben mit einem Stich ins Gelbliche, namentlich die Ohren schimmern im durchfallenden Licht blaßgelblich durch. Es besteht eine Neigung zu Hautblutungen, schon das Beklopfen mit dem Perkussionshammer zum Auslösen des Kniereflexes wie auch jedes feste Anfassen des Kindes hinterläßt blaue Flecke. Das äußere Aussehen des Kindes hat etwas Pastöses an sich, in schwereren Fällen finden sich deutliche Ödeme der Haut. Die Muskeln sind schlaff, das Fettpolster ist oft gut entwickelt. Am Herzen finden sich Geräusche, die bei eintretender Besserung wieder verschwinden. Fast immer ist die Milz, oft auch die Leber vergrößert. Allgemeine Drüsenschwellungen fehlen, etwaige Nackendrüsen pflegen von abgelaufenen Rachenkatarrhen herzurühren, auch tastbare Leistendrüsen haben keine große Bedeutung, da sie bei Säuglingen überhaupt sehr häufig vergrößert zu fühlen sind.

Die Zahl der roten Blutkörperchen ist meist herabgesetzt, manchmal bis auf Werte von 1 Mill. und darunter. Poikilozytose, Anisozytose, Dellenbildung, ferner Polychromasie und Auftreten zahlreicher kernhaltiger roter Blutkörperchen werden beobachtet. Die weißen Blutkörperchen pflegen vermehrt zu sein, aber selten über 30000. Darüber hinaus wird eine Vermehrung der weißen Blutkörperchen nur durch gleichzeitige Infektionen (Pyelitis, Katarrhe der obern Luftwege und dergl.) bewirkt. Die Vermehrung betrifft hauptsächlich die Lymphozyten, daneben auch die großen Mononukleären und Übergangsformen. Die Neutrophilen sind in unkomplizierten Fällen vermindert. Dei Hämoglobingehalt ist herabgesetzt, oft bis auf Werte von 20%. Es kommt auch vor, daß sich nur eine Herabsetzung des Hämoglobingehaltes — ohne gleichzeitige wesentliche Verminderung der Zahl der roten Blutkörperchen — findet.

Diejenigen Falle von Sauglingsanämie, die durch das Auftreten eines ungewöhnlich großen Milztumors gekennzeichnet sind, wurden früher unter dem Namen der „**Anaemia pseudoleucaemica infant. von Jaksch** als eine selbständige Krankheit angesehen. Diese Anschauung ist aber heute wohl allgemein verlassen — zugunsten jener andern, die auch in der Anaemia pseudol. nur eine sekundäre Erscheinung erblickt.

Die Milz reicht hier als harter Tumor bis über den Nabel heraus. Ihre Umrisse sind oft durch die Bauchdecken erkennbar. Auch ein weicher Lebertumor findet sich. Der Umfang des Leibes ist vergrößert, oft diejenige Erscheinung, die die Kranken zuerst zum Arzt führt. Nebenher besteht die oben beschriebene Anämie mit ihrer dem Kindesalter eigentümlichen, bald mehr, bald weniger starken Ausschwemmung von Jugendformen der Blutkörperchen, wie Normoblasten, Megaloblasten, auch von Myeloblasten und Myelozyten.

Zu dieser hochgradigen Milzvergrößerung führt die Anämie in den Fallen, wo sie durch Erkrankungen bedingt ist, die an sich schon mit Vergrößerung der Milz einherzugehen pflegen, namlich bei Syphilis, Tuberkulose, Typhus,

Malaria, ferner bei Rachitis und bei der mit Hyperplasie der lymphoiden Organe verlaufenden Form der exsudativen Diathese.

Die Grundkrankheit ist oft nicht gleich erkennbar, und so steht denn der mächtige Milztumor zunächst im Mittelpunkt des Krankheitsbildes. Meist sieht man sich aber bald vor die Notwendigkeit gestellt, die ursprüngliche Diagnose: Anaemia pseudoleucaemica umzuändern in: Tuberkulose mit Anämie und großem Milztumor oder dergl. Grundsätzliche Verschiedenheiten zwischen der oben beschriebenen Säuglingsanämie und dieser leztgenannten Form sind nicht vorhanden. Wo wirklich welche zu sein scheinen, sind sie nur gradueller Art. Das ist der Grund gewesen, weshalb man dem Krankheitsbild seine frühere selbständige Stellung genommen hat.

Pathogenese: Die Blutarmut ist zum Teil durch die Anlage, zum Teil durch die Ernährung verschuldet.

Unsere Ansichten über ihr Zustandekommen gehen auf die Bungeschen Untersuchungen zurück, durch die bekanntlich festgestellt wurde, daß neugeborene Tiere — gewissermaßen um den auffallend geringen Eisengehalt der Muttermilch auszugleichen — einen Eisenvorrat in der Leber mit auf die Welt bringen. Sobald dieser Vorrat erschöpft ist, fangen die Tiere instinktiv an, grünes Gemüse zu fressen. Daher fressen z. B. Meerschweinchen, die über einen solchen Vorrat überhaupt nicht verfügen, sofort von Geburt an eisenreiches grünes Gemüse. Bei Kaninchen dauert es etwa 3 Wochen, bis das mitgebrachte Eisen aufgebraucht, und das Tier damit auf die Zufuhr grünen Futters angewiesen ist. Beim menschlichen Saugling schließen wir aus klinischen Erfahrungen, daß der Zeitpunkt, an dem man zufüttern muß, etwa mit $^1/_2$ bis $^3/_4$ Jahr gekommen ist. Erhält das Kind aber darüber hinaus ausschließlich Frauenmilch weiter, so wird es anamisch.

Derselbe Fall einer Eisenverarmung des Körpers muß natürlich eintreten, wenn durch einen angeborenen Fehler in der Zusammensetzung des Körpers der Eisenvorrat ungenügend groß ist und sich daher zu früh erschöpft.

Auf diese Art und Weise läßt sich das Zustandekommen der Anämie recht gut erklären, aber man darf natürlich nicht vergessen, daß es damit noch keineswegs bewiesen ist.

Auch bei einseitiger Kuhmilchernährung kann Anämie entstehen. Man beobachtet sogar die schwersten Formen bei künstlich genährten Säuglingen. Ex juvantibus muß man schließen, daß in diesen Fällen die Milch nicht nur zu eisenarm ist — denn sonst müßte die Zulage von grünem Gemüse ja helfen, was nicht der Fall ist —, sondern, daß sie geradezu schädigend auf die Blutbildung einwirkt. Man darf nicht neben der Milch Gemüse geben, sondern man muß sie weglassen und dafür eisenhaltige Nahrung zuführen.

Die Diagnose der Anämie gründet sich auf die Blutuntersuchung, die nach Bedarf durch die Wassermannsche und die Pirquetsche Reaktion zu ergänzen ist.

Die Prognose ist, wenn nicht interkurrente Erkrankungen hinzutreten, im allgemeinen gut, auch die Milzvergrößerungen können sich vollkommen zurückbilden.

Behandlung: Prophylaktisch ist bei Kindern, die erfahrungsgemäß zu Anämie veranlagt sind — also z. B. bei Frühgeburten — früher als sonst mit der Zufütterung gemischter Kost zu beginnen.

Besteht die Anämie schon, so ist die Milch stark herabzusetzen und zugleich gemischte, eisenreiche Kost zuzufüttern, z. B.: morgens $^1/_2$ Milch, $^1/_2$ Haferkakao und Zucker, 200 g; vormittags: Zwiebäcke in Wasser aufgebrüht oder Obst (geschabte Bananen), beides mit dem Löffel gefüttert; mittags: Brühsuppe mit Gries, Reis, Graupen oder Fruchtsuppe mit Mondamin, Gries, Sago, hinterher Gemüse, unter welches Fleisch (Schabefleisch, gemahlener roher Schinken, Kalbs- oder Hühnerleber, Kalbsmilch, alles fein zerkleinert, Leberwurst, Mettwurst) oder Fleischsaft gemengt ist; nachmittags: Zwiebäcke in Wasser oder Mondamin- oder Griesbrei mit Fruchtsaft, Apfelreis; abends: Haferkakao mit Milch.

Auf diese Weise ist die Milch leicht auf $^1/_4$ l eingeschränkt.

In einzelnen Fällen sind Injektionen defibrinierten (und auch undefibrinierten) Blutes gemacht worden.

Dazu entnimmt man einem gesunden Menschen 30 ccm Blut steril aus der Armvene, fängt es in einem sterilen, mit Glasperlen versehenen Glaskolben auf und defibriniert es durch Schutteln innerhalb 10 Minuten. Das defibrinierte Blut wird sofort (5—10 ccm) in die Gluteen intramuskular injiziert, und die Injektionen, wenn nötig, mehrmals wiederholt.

Wenn man nebenher Medikamente geben will, so verwendet man Eisen: Ferrum carbon. sacchar. oder Ferratin, zweimal täglich eine Messerspitze, oder Arsen: Dürckheimer Maxquelle, täglich 1 Teelöffel, besser beides nacheinander, als zu gleicher Zeit.

IV. Die neuropathische Diathese.

„Unter der Bezeichnung der Psycho- und Neuropathie fassen wir alle angeborenen Anomalien zusammen, deren Grundlage eine gesteigerte oder verminderte Reaktionsfähigkeit bestimmter Gebiete des Nervensystems bildet.“ (Czerny.)

Aus diesem großen Gebiete heben sich mehrere Erkrankungsformen heraus, die auf dem gleichen Grund — eben der neuropathischen Anlage — erwachsen, im übrigen aber selbständige und sehr gut umschriebene Krankheitsbilder vorstellen, als welche sie auch im folgenden abgehandelt werden:

1. Die Neuropathie sens. strict.
2. Die Spasmophilie.
3. Pylorospasmus und habituelles Erbrechen.

Die Neuropathie.

Nervöse Kinder gibt es schon im ersten Lebensjahre. Sie sind sogar durchaus nicht selten, und beanspruchen das hohe Interesse des Arztes.

Es sind immer Kinder, die von nervösen, oft schwer psychopathischen Eltern abstammen.

Sie machen sich schon am ersten Lebenstage durch ihre Unruhe unangenehm bemerkbar. Normale Kinder schlafen — sofern sie nicht krank sind — die ersten 24 Stunden ihres Lebens fast vollkommen durch, die Neuropathiker aber melden sich früh und verlangen schon am 1. Tage eine Ausnahme von jener Regel, daß Kinder in den ersten 24 Stunden keine Nahrung haben sollen. Ihnen muß man wenigstens etwas Tee bewilligen. Sie behalten auch späterhin ihre Unruhe bei, die von den Eltern natürlich immer als Hunger gedeutet wird, namentlich wenn sich zugleich herausstellt, daß die Körpergewichtszunahme (infolge der Unruhe des Kindes und des dadurch gesteigerten Energieverbrauchs) hinter derjenigen anderer, normaler Kinder zurückbleibt. Noch ein zweites Moment pflegt von den Eltern als ungenügendes Sättigungsgefühl ausgelegt zu werden: während normale Kinder nach den Mahlzeiten einschlafen, werden neuropathische Säuglinge nach der Mahlzeit unruhig, schlafen nicht ein und beruhigen sich erst, wenn sie am Finger saugen können, oder wenn man ihnen einen Schnuller gibt, oder wenn sie aufgenommen, gewiegt oder herumgetragen werden. Schlafen sie dann endlich ein, so ist ihr Schlaf oft unterbrochen durch ausfahrende Bewegungen der

Arme oder durch Aufwachen bei geringfügigen Geräuschen. Wenn ein normales Kind schläft, so können sich Erwachsene, die im Zimmer sind, ruhig laut unterhalten, ohne daß das Kind erwacht, aber ein nervöser Säugling ist sofort munter. Es fehlt diesen Kindern nicht bloß das *Schlafbedürfnis*, sondern auch die *Schlaftiefe*. Im wachen Zustand fällt ihre *Schreckhaftigkeit* auf: wenn jemand an ihr Bett tritt, so fahren sie zusammen. Im übrigen sind sie sehr *empfänglich für Gesichts- und Gehörsempfindungen*, rege aufmerksam, frühreif, schnell gewöhnt an Unterhaltung und Gewartetwerden — auch stets darauf bedacht, auf kein Zugeständnis, das man ihnen in dieser Beziehung einmal gemacht hat, wieder gutwillig zu verzichten. Infolgedessen entwickeln sie sich schnell zu kleinen Haustyrannen, um die sich bald der ganze Haushalt dreht.

Zu der fehlerhaften Anlage gesellt sich meist eine ebenso fehlerhafte Erziehung seitens der Eltern, die als nervöse Menschen ja auch gewöhnlich nicht über viel zielbewußtes Handeln und Willensstärke verfügen.

Körperlich betrachtet, sind nervöse Säuglinge meist magere, hypertonische Kinder, von guter Muskulatur, aber von mangelhaftem Fettpolster. Ihre statischen Fähigkeiten entwickeln sich frühzeitig, sie heben bald den Kopf, lernen meist früher stehen als sitzen. Bei Erregungen angenehmer oder unangenehmer Art tritt häufig Laryngismus stridulus auf. Viele zeigen gewohnheitsgemäßes Erbrechen, fast alle die Begleiterscheinung exsudativer Diathese schwereren Grades.

Es leuchtet ohne weiteres ein, daß bei derartig „sensiblen" Kindern alle Reaktionen in vergrößertem Maßstab ausfallen, und daß man demgemäß alle Erscheinungen immer erst auf ihren wirklichen Wert zurückführen muß.

Neuropathische Kinder sind von Geburt auf an Regelmäßigkeit im Trinken und Schlafen zu gewöhnen. Namentlich darf ihnen nachts keine Nahrung gereicht werden, sonst melden sie sich alle Nächte. Bei ihrem Hang zur Frühreife ist ihre geistige Entwicklung eher etwas zu hemmen, als zu fördern, man halte absichtlich Gesichts- und Gehörsreize von ihnen fern. Sind sie allzu unruhig, so darf man ihnen gewisse, unschädliche Zugeständnisse machen, vorausgesetzt, daß dieselben tatsächlich bessernd auf die Unruhe wirken, so kann man ihnen z. B. den Schnuller gestatten.

Aber dann nur solche mit Hornplatte und Ring, die ihnen nicht immer aus dem Munde fallen. Mit Zucker gestopfte Schnuller sind selbstverständlich ein Unfug.

Man kann ihnen auch statt vierstündlich versuchsweise alle drei Stunden Nahrung geben. In gesunden Tagen muß man den mannigfachen Erscheinungen, die sie bieten, mit einer gewissen Sorglosigkeit begegnen, also der Unruhe, dem Erbrechen, das sich nicht selten bei derartigen Kindern findet, der mangelhaften und sprunghaften Gewichtszunahme, der Verstopfung und den Durchfällen bei Brusternährung. Man vermeide jedenfalls ein allzuvieles Behandeln (vergl. S. 88).

Auch in Erkrankungsfällen darf man nicht in eine Überschätzung der Symptome, die man vorfindet, verfallen. Aber anderseits muß man sich gerade bei solchen sensiblen Kindern der größten Sorgfalt befleißigen, auf alles gefaßt sein, und die Voraussage immer etwas vorsichtiger stellen als bei konstitutionell normalen Kindern.

Die spasmophile Diathese.

Kein Lebensalter neigt so zu krampfartigen Erscheinungen wie die erste Zeit der Kindheit. Und in dieser ist es wieder das 1. und 2. Lebenshalbjahr, in dem die Krämpfe vorzugsweise auftreten. Sie sind in diesem Zeitraum so häufig, daß man eine Zeitlang überhaupt nichts Krankhaftes darin sah, sondern sie als eine beinahe physiologische Erscheinung, die durch noch ungenügend funktionierende Hemmungsvorrichtungen des Großhirns bedingt war, auffaßte. Von dieser Ansicht ist man allerdings wieder abgekommen, und man steht heutzutage allgemein auf dem Standpunkt, daß Krämpfe unter allen Umständen eine pathologische Erscheinung sind.

Aus der Summe der Säuglingskrämpfe hebt sich nun eine Gruppe hervor, die nach der Häufigkeit ihres Auftretens die wichtigste, und zugleich klinisch die am besten umschriebene ist, nämlich die der spasmophilen Krämpfe.

Unter spasmophiler Diathese der Säuglinge verstehen wir eine Konstitutionsanomalie, die durch eine meßbare (mechanische und) elektrische Übererregbarkeit des Nervensystems erkennbar ist, und welche eine pathologische Disposition für gewisse partielle und allgemeine, klonische und tonische Krämpfe schafft (Thiemich).

Herkommen: Die Krämpfe und die ihnen gleichzusetzenden übrigen Erscheinungen erwachsen auf dem Boden der angeborenen neuro- und psychopathischen Konstitution.

Sie werden durch gewisse begünstigende Momente ausgelöst. Solche sind:

1. Die Ernährung. Brustkinder zeigen nie spasmophile Erscheinungen, nur künstlich genährte Kinder erkranken daran. Die bloße Tatsache der künstlichen Ernährung reicht hin, bei spasmophil veranlagten Kindern Krämpfe auszulösen.

2. Ernährungsstörungen. Bei anderen Kindern bedarf es, um die Anlage in Erscheinung treten zu lassen, gewisser Fehler in der Ernährung: quantitativer (wie Überfütterung), qualitativer (wie einseitiger Milch- oder Mehlernährung). Auch akute Ernährungsstörungen führen eine Spasmophilie herauf.

3. Die Jahreszeit. Die spasmophilen Krämpfe zeigen die merkwürdige Eigentümlichkeit, daß sie immer nur im Winter und Frühjahr auftreten. Im Sommer schwinden sie gänzlich. Ihr Auftreten verläuft in einer Kurve, deren Höhepunkt zwischen Weihnachten und Ostern liegt.

4. Fieberhafte Erkrankungen beliebiger Art: Grippeinfektionen, Lungenentzündungen und dergl.

5. Das Lebensalter. Das Alter, in dem die spasmophilen Erscheinungen aufzutreten pflegen, ist die Zeit vom 3. Lebensmonat bis zum Ende des 2. Lebensjahres. Wenn Kinder unter 8 Wochen an Krämpfen erkranken, kann man Spasmophilie meist ohne weiteres ausschließen.

Eine Späteklampsie, die bei Kindern nach dem 3. Jahre auftritt, ist von Thiemich beschrieben. Auch eine entsprechende Erkrankung der Erwachsenen kommt vor.

6. Eine ererbte und familiäre Veranlagung.

Keine Rolle für die Entstehung der Krämpfe spielen aber, wie ausdrücklich betont sein mag, der Zahndurchbruch und die Würmer.

Erscheinungen und Verlauf: Der Symptomenkomplex der spasmophilen Diathese ist bei den erkrankten Kindern nicht immer vollzählig vorhanden. Die Regel ist sogar, daß ein oder das andere Symptom fehlt. Aber ein einziges davon ist schon hinreichend, das Kind als spasmophil zu kennzeichnen:

1. Die Eklampsie (die „Zahnkrämpfe" des Volksmundes, auch als Gichter oder Fraisen bezeichnet). Darunter versteht man Krämpfe, die mit Bewußtseinsverlust verlaufen, mit einem tonischen Krampf der Gesichts- und Extremitätenmuskulatur beginnen, dann in klonische Zuckungen übergehen und nach einigen Minuten von selbst aufhören. Es bleibt dann bei dem einen Anfall, oder aber er wiederholt sich öfters, zuweilen gehäuft bis zum Status eclampticus. Ein Unterschied in der Form der Krampfanfälle gegenüber dem epileptischen Insult besteht nicht, nur fehlt der bei letzterem meist nachfolgende Schlaf.

2. Der Laryngospasmus (Spasmus glottidis, Stimmritzenkrampf). Beim Stimmritzenkrampf treten anfallsweise — entweder aus vollem Wohlbefinden heraus oder bei seelischen Erregungen wie Schreien, Schreck, Weinen — behinderte und deshalb tönende „ziehende" oder „juchzende" Atemzüge auf, die zu schweren Erstickungserscheinungen und tiefer Zyanose des Gesichts führen, oftmals auch in einen allgemeinen eklamptischen Anfall übergehen können. Auch sie wiederholen sich gehäuft.

3. Die Tetanie. Als dritte Form von Krämpfen treten die unter dem Namen der Tetanie (Arthrogryposis, Karpopedalspasmen) bekannten Zwangshaltungen der Hände und Füße auf (Abb. 16). Es entsteht dabei an den Händen eine Zwangsstellung, die man als „Pfötchenstellung" oder „Geburtshelferhand" bezeichnet, während an den Füßen, die seltener als die Hände befallen werden, die Zehen adduziert und zugleich plantarwärts gezogen werden, so daß es zu einem Hohlfuß kommt. Bei längerem Bestehen treten an den Hand- und Fußrücken Ödeme auf. Die Krampfstellung hält sich stunden- bis tagelang und bereitet den Kindern sichtlich Schmerzen.

In hergebrachter Weise pflegt man die Tetaniestellung der Hände und Füße auch als „manifeste" Tetanie zu bezeichnen, wahrend man fur die Trias der jetzt folgenden Symptome den Namen der „latenten" Tetanie gebraucht.

4. Das **Trousseau**sche Phänomen. Willkürlich läßt sich eine Tetaniestellung bei spasmophilen Kindern dadurch hervorrufen, daß man die Nervenstämme im Sulcus bicipitalis internus des Oberarmes einige Minuten lang komprimiert oder den Arm mit einer Staubinde straff umschnürt.

5. Das **Chvostek**sche Fazialisphänomen. Beim Beklopfen der Wange in der Fossa canina unterm Jochbein tritt eine blitzartige Zuckung der vom Fazialis versorgten Muskulatur des Mundwinkels und der Nase bis zum inneren Augenbrauenwinkel hinauf ein. Bei sehr gesteigerter Erregbarkeit läßt sich das Fazialisphänomen schon durch bloßes Bestreichen der Wange hervorrufen (Schultzesches Phänomen). Beides — Fazialisphänomen und Trousseausches Phänomen — sind die Zeichen der gesteigerten **mechanischen** Erregbarkeit der Nerven.

Das Fazialisphänomen läßt sich nur auslösen, wenn das Kind die entsprechenden Muskeln nicht selbsttätig innerviert. Will man also beim schreienden Kind auf mechanische Übererregbarkeit der Nerven untersuchen, so muß man einen andern Nerven als den Fazialis wählen, z. B. den Peroneus, den man etwas unterhalb des Wadenbeinköpfchens trifft, und der mit einem schnellen Zucken des Fußes nach oben und außen antwortet.

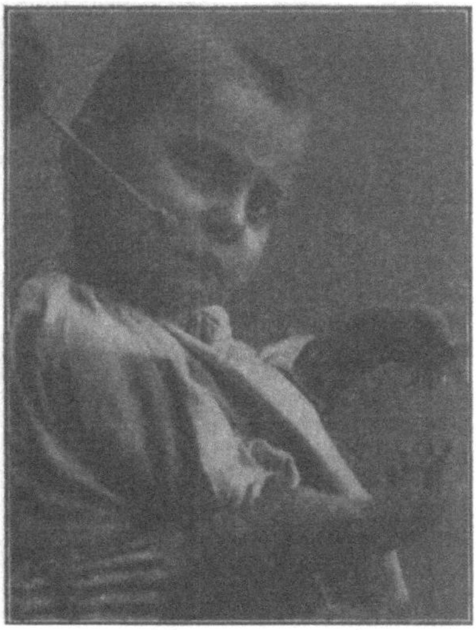

Abbildung 16. **Manifeste Tetanie**
Der Perkussionshammer ruht auf der Stelle, von der aus man das Fazialisphänomen auslöst

6. Das **Erb**sche Phänomen. Das konstanteste Symptom ist die elektrische Übererregbarkeit des Nervensystems.

Dieses Phänomen ist zuerst von Erb bei der Tetanie der Erwachsenen gefunden und dann durch die Kinderärzte (Escherich u. a.) auch als für das Kindesalter gültig festgestellt worden. Durch weitere systematische Untersuchungen von Thiemich und Mann wurde es zu einem ausgezeichneten, diagnostischen Hilfsmittel für die Spasmophilie des Kindesalters ausgebildet. So ist es eigentlich das Band geworden, das die früher als selbständige Krankheiten aufgefaßten Erscheinungen der Eclampsia infantum, des Laryngospasmus, der Tetanie usw. zu einer geschlossenen klinischen Einheit, der heutigen Spasmophilie, zusammenfügte.

Das gesunde Kind weist, am Nerv. medianus geprüft, etwa folgende Zuckungswerte auf:

K.S.Z. = 1,41
A.S.Z. = 2,24
A.Ö.Z. = 3,63
K.Ö.Z. = 8,22

Ein Kind mit spasmophiler Übererregbarkeit dagegen z. B.:

K.S.Z. = 0,70
A.S.Z. = 1,15
A.Ö.Z. = 0,95
K.Ö.Z. = 2,23 (Thiemich).

Diese Werte sind natürlich nicht feststehend, sondern sie schwanken je nach dem Grad der Übererregbarkeit, nach der Tageszeit, an der man prüft und nach verschiedenen anderen, weniger wichtigen Momenten. Aber sie lassen ganz bestimmte, gesetzmäßige Veränderungen erkennen, die für das übererregbare Kind charakteristisch sind:

1. Bei normalen Kindern ist die K.Ö.Z. immer größer als 5 M.-A.

Bei Übererregbaren hingegen beträgt sie weniger als 5 M.-A.

2. Bei normalen Kindern ist die A.Ö.Z. größer als die A.S.Z. Bei Übererregbaren ist sie kleiner.

In praxi begegnet die Spasmophilie dem Arzt in verschiedener Form. Zu einem Teil werden die Kinder wegen Krämpfen gebracht, zum andern wegen Stimmritzenkrampf oder wegen der eigentümlichen Tetaniestellung der Hände, und bei einem dritten Teil wird ganz zufällig bei einer aus anderen Gründen vorgenommenen Untersuchung ein Fazialisphänomen entdeckt. Allen aber ist, wenn man darauf prüft, die elektrische Übererregbarkeit zu eigen. Wird dann eine entsprechende Behandlung eingeleitet, so werden die meisten Fälle prompt beeinflußt, andere verhalten sich ganz refraktär. Bei ihnen steigern sich die Krampfanfälle bis zum schwersten Status eclampticus, die Stimmritzenkrämpfe folgen unaufhörlich aufeinander. Zu dem inspiratorischen Laryngospasmus gesellt sich die gefährliche Form der „exspiratorischen Apnoe". Das schlimmste Ereignis ist ein „plötzlicher Herztod", der bei spasmophilen Kindern hin und wieder beobachtet wird, und im Anschluß an einen dieser Atemkrämpfe auftritt, oder ganz unbemerkt erfolgt, in typischer Weise nach einer Mahlzeit, die das Kind noch ganz vergnügt eingenommen hat (Herztetanie — Ibrahim).

Komplikationen: Wie anfangs erwähnt, werden die spasmophilen Krämpfe oft erst durch andere Erkrankungen — Ernährungsstörungen, Infektionen — hervorgerufen. Also meistens sind sie es, die als Komplikationen höchst unerwünschter Art sich zu anderen Krankheiten hinzugesellen und deren Prognose verschlechtern (Pertussis).

So sind von Lederer unter dem Namen der „Bronchotetanie" schwere Erscheinungen von seiten der Lungen beschrieben worden, die auf Dauerspasmen der Bronchialmuskulatur beruhen sollen und infolgedessen zu Atelektasenbildung und zum Auftreten eines Ödems in den Alveolen führen. Die Kinder zeigen die hochgradige Atemnot einer spastischen Bronchitis mit Nasenflügelatmen und Einziehungen am Brustkorb. Zugleich besteht an umschriebener Stelle eine Dämpfung mit verschärftem, bronchialklingendem Atmen und spärlichen Rasselgeräuschen, über anderen Teilen der Lunge Tympanie, so daß man glaubt, eine Lungenentzündung vor sich zu haben. Aber das Röntgenbild zeigt nur eine Verschleierung des Lungenfeldes, jedoch keinerlei Vernichtungsherde, auch die Sektion läßt solche vermissen.

Ungemein häufig ist das Zusammenfallen von spasmophiler Diathese mit Rachitis. Viele Autoren sind deshalb auch geneigt, zwischen beiden engere Beziehungen anzunehmen, in dem Sinne, daß sie vielleicht beide auf demselben Boden erwachsen.

Diagnose: Bei der Häufigkeit der Spasmophilie im Säuglingsalter lohnt es sich schon, wenn man es sich zur Gewohnheit macht, jeden Säugling, den man untersucht, auf Fazialisphänomen zu prüfen. Es kommt im Säuglingsalter nur bei Spasmophilie vor und ist für die gesteigerte mechanische Erregbarkeit der Nerven beweisend. Letztere ist natürlich auch an anderen Nerven, z. B. am Peroneus oder Radialis leicht nachweisbar. Am bequemsten ist sie aber am Fazialis zu prüfen, nur ist die Vorbedingung dazu, daß das Kind seine Gesichtsmuskeln nicht innerviert, also nicht schreit. Stimmritzenkrampf kommt ebenfalls nur bei Spasmophilie vor. Vor der Verwechslung mit dem sogenannten „Wegbleiben" der Kinder schützt der Nachweis anderer spasmophiler Symptome (Fazialisphänomen). Die Tetaniestellung hingegen kann sich auch bei organischen Gehirnerkrankungen finden.

Auf Trousseausches Phänomen zu prüfen, ist für die Praxis nicht empfehlenswert, weil die Kinder dabei zu schreien anfangen, Stimmritzenkrampf und im Anschluß daran allgemeine Krämpfe bekommen können, die dann leicht dem Arzt zur Last gelegt werden können.

Am vieldeutigsten ist das Symptom der Krämpfe, weil diese beim Säugling aus allen möglichen Gründen auftreten können. Der Nachweis sonstiger spasmophiler Symptome leitet auch hier auf die richtige Spur.

Will man in späteren Jahren einen Rückschluß auf die Natur irgendwelcher Säuglingskrämpfe machen, so gibt die Feststellung der früher erwähnten begünstigenden Momente den besten Anhalt: Krämpfe, die im Sommer aufgetreten sind, bei Brustkindern, im Alter von weniger als 2 Monaten, sind aller Wahrscheinlichkeit nach keine spasmophilen gewesen.

Den besten Beweis für die spasmophile Natur der Erscheinungen bildet der Nachweis der elektrischen Übererregbarkeit.

Man prüft dieselben mit dem galvanischen Strom. Dazu setzt man die indifferente, breite Elektrode auf die Brust des Säuglings und die kleine, differente auf die Reizstelle des N. medianus an der Kleinfingerseite des Unterarmes und stellt, mit kleinen Strömen beginnend, die Minimalzuckung fest. Ausschlaggebend ist der Wert für die K.Ö.Z., auf deren Prüfung man sich beschränken kann: Ist sie kleiner als 5 M.-A., so besteht Übererregbarkeit.

Im wesentlichen also gründet sich die Diagnose der Spasmophilie auf den Nachweis eines oder des anderen der hier genannten Symptome. Im Zweifelsfalle wird man die elektrische Untersuchung zu Rate ziehen, deren Ergebnis die größte Beweiskraft besitzt.

Prognose: Die Voraussage ist immer mit Vorbehalt zu stellen. In einzelnen Fällen lassen sich die Erscheinungen leicht, in anderen Fällen nur vorübergehend und manchmal gar nicht beseitigen. Eine gute Richtschnur gibt im allgemeinen das Verhalten der elektrischen Übererregbarkeit ab.

Die Prognose für das spätere Leben ist insofern gut, als ein Übergang der eklamptischen Krämpfe in epileptische — entgegen der Ansicht mancher Neurologen — bisher nicht beobachtet worden ist.

Aber in anderer Hinsicht ist die Prognose etwas getrübt: nur ein Teil der Kinder bleibt im späteren Leben ganz normal, ein zweiter Teil zeigt die Symptome der Nervosität des Kindesalters: leidet an Kopfschmerzen, nächtlichem Aufschrecken, Bettnässen, Tic, Schreckhaftigkeit, Stottern und dergl. mehr. Und ein dritter Teil weist starke geistige Mängel auf, die sich durch schlechtes Fortkommen in der Schule zu erkennen geben. Einzelne der Kinder kommen gar nicht in der normalen Schule fort, sondern müssen der Hilfsschule über-

wiesen werden, die meisten lernen erst nach dem 2. Lebensjahr sprechen, viele erst im 4. oder 5. Jahre. In dieser Hinsicht ist die Prognose also doch ziemlich ungünstig.

Pathogenese: Die Untersuchungen über die Entstehung der Spasmophilie haben sich nach zwei Richtungen hin bewegt:

Die einen suchten sie in Störungen des Stoffwechsels: Gregor war der erste, der die Beeinflußbarkeit der kindlichen Krampfe durch die Art der Nahrung feststellte: Setzt man bei einem an Krämpfen leidenden Kind die Nahrung aus und läßt es hungern, so schwinden die Krämpfe. Verabfolgt man ihm danach seine frühere Nahrung weiter, so treten die Krämpfe sofort wieder auf, gibt man ihm dagegen Frauenmilch, so treten sie nicht wieder auf.

Dieses nahezu gesetzmaßige Verhalten beeinflußte den Gang der späteren Untersuchungen in maßgebender Weise Von der festgestellten ungünstigen Wirkung der künstlichen Nahrung ausgehend, suchte man mehr und mehr einen bestimmten Anteil der Nahrung ausfindig zu machen, bis sich schließlich diese Bemühungen zu der Annahme verdichteten, daß im Kalk der schädliche Stoff zu erblicken sei — eine Annahme, die indes noch weit davon entfernt ist, als bewiesen zu gelten

Die andere, besonders von Escherich geförderte Anschauung geht dahin, die tetanoiden Symptome des Säuglings in Beziehungen zur Tetania parathyreopriva zu setzen.

Bekanntlich laßt sich durch Exstirpation der Nebenschilddrüsen (Epithelkörperchen, Glandulae parathyreoideae), wie sie unbeabsichtigt zuweilen bei Kropfoperationen vorkommt, eine typische Tetanie erzeugen, deren Ursache in dem Ausfall der Epithelkörperchenfunktion zu suchen ist. Und so wurde denn auch die Frage erörtert, ob nicht vielleicht beim Säugling ebenfalls ein Ausfall der Nebenschilddrüsenfunktion (infolge anatomischer oder funktioneller Schädigung der Drüse) bestehe, und hier die spasmophilen Erscheinungen hervorrufe. Indes ist auch in dieser Richtung noch keine Klärung erfolgt, so daß die Pathogenese der Spasmophilie vorlaufig als unaufgeklärt anzusehen ist.

I. Ernährungsbehandlung.

Behandlung: Bei latenter Spasmophilie, also in den Fällen, in denen Fazialisphänomen, elektrische Übererregbarkeit und Trousseausches Phänomen, aber noch keine krampfartigen Erscheinungen bestehen, muß die Behandlung bestrebt sein, das Ausbrechen der letzteren zu verhüten. Das geschieht am sichersten dadurch, daß man das Kind auf Frauenmilchernährung überführt.

Tritt beim Absetzen eines Kindes von Frauenmilch auf Kuhmilch ein Fazialisphänomen auf, so ist zur ausschließlichen Frauenmilchernährung zurückzukehren. Wenn das nicht möglich ist, soll man wenigstens bei Zwiemilchernährung bleiben, und neben der Frauenmilch Haferschleim oder Haferflockenbrühe, keine Kuhmilch, geben. Auch früh-

zeitige Beifütterung von Grießsuppe und Gemüse ist empfehlenswert. Nebenher gibt man als Medikament Phosphorlebertran.

Ist man gezwungen, das Kind weiterhin künstlich zu ernähren, so sind seine Nahrungsmengen stark einzuschränken. Man muß sogar für einige Zeit auf Gewichtszunahmen verzichten. Ist die Nahrung nach irgendeiner Richtung hin unzweckmäßig, so muß sie nach den in Kapitel 1 gegebenen Vorschriften richtig gestellt werden. Weiter gibt man schon frühzeitig Gemüse und Griessuppe hinzu. Als Medikament dient wieder Phosphorlebertran.

Tritt Stimmritzenkrampf auf, so läßt er sich in leichten Fällen durch Einschränken der Nahrung, Phosphorlebertran, nötigenfalls durch Zugabe von Kalkpräparaten zum Rückgang bringen. Stärkere Stimmritzenkrämpfe sind zu behandeln wie eklamptische Anfälle.

Bei Krampfanfällen ist der Darm durch ein sicher wirkendes Abführmittel (2 Teelöffel Rizinusöl) zu entleeren, und auf 24 Stunden alle Nahrung auszusetzen. Das Kind erhält nur Tee mit Saccharin zu trinken. Danach stehen zwei Wege offen: der sichere ist die Frauenmilchernährung, bei der die Übererregbarkeitssymptome langsam abzuklingen pflegen, und zu dem man sich immer entschließen sollte, wenn die Krämpfe im Beginn der ungünstigen Jahreszeit, also schon im Herbst, auftreten und befürchten lassen, daß sie sich den ganzen Winter über hinziehen.

Weniger sicher ist die künstliche Ernährung, die mit aller Vorsicht zu leiten ist. Auf die Teediät läßt man für 2 Tage lang Haferschleim folgen, dann weitere 2 Tage $^1/_3$ Molke + $^2/_3$ Schleim + Zucker + Phosphorlebertran; dann erst geht man zu $^1/_3$ Milch, $^2/_3$ Schleim + Zucker + Phosphorlebertran über. Bei wiederauftretenden Krämpfen kann man die Mehldiät bis 8 Tage ausdehnen, was man namentlich in denjenigen Fällen ruhig tun darf, in denen die Kinder vorher mit reichlichen Mengen Milch gefüttert worden sind. Länger als 8 Tage soll man aber nicht ausschließlich Mehl geben.

Andererseits wird man in den Fällen, in welchen die Spasmophilie im Gefolge eines Mehlnährschadens auftritt, natürlich nicht noch weiter tagelang ausschließlich Mehl geben. Sondern da fügt man nach dem ersten Aussetzen der

Nahrung am dritten Tag danach wieder Milch ($^1/_3$) zum Haferschleim hinzu und bleibt ruhig dabei. Die Erfahrung lehrt, daß in solchen Fällen bei Zufuhr einer gewissen Milchmenge die Krankheit sich schneller bessert, als wenn man weiter Mehlkost gibt.

Bei persistierender Spasmophilie ist es notwendig, lange Zeit bei dieser knappen Ernährung zu bleiben. Man reichert sie dann durch Hinzufügen von Hühnerfleisch- oder Rindfleischgelee, von Plasmon, Nährhefe oder Ei (in Puddings) mit Stickstoff an, gibt auch frühzeitig Gemüse und Suppen hinzu.

II. Symptomatische Therapie.

Im eklamptischen Anfall erhält das Kind am besten ein Chloralklistier: Sol. chloral. hydrat. 5,0:100,0 Aq. dest., davon 2 Teelöffel mittels einer kleinen Klistierspritze körperwarm in den Darm eingeführt. Die Gesäßfalten werden so lange zusammengepreßt, bis das Kind unter den Händen des Arztes eingeschlafen ist, was nach etwa 3 Minuten zu geschehen pflegt. Wenn es nach 2 bis 3 Stunden erwacht, erhält es etwas Tee zu trinken, dem man von derselben Chlorallösung 1 Teelöffel zugesetzt hat. So verfährt man den ganzen Tag hindurch und hält das Kind in ständigem, leichtem Chloralschlaf. Für die folgenden Tage verordnet man 3mal 1 Teelöffel Chloral. Unterdes pflegt die Ernährungsbehandlung zu wirken, und das Chloral wird damit überflüssig.

Genau so verfährt man beim Stimmritzenkrampf, nur ist hier noch größerer Wert darauf zu legen, daß das Kind vor allen seelischen Erregungen geschützt wird. Wenn sich die gefürchteten Anfälle von „exspiratorischer Apnoe“ einstellen, sind die Eltern anzuweisen, daß sie beim „Wegbleiben“ des Kindes die Zunge vorziehen oder mit dem Finger tief in den Rachen fahren müssen, um den Würgreflex auszulösen und dadurch Atemzüge herbeizuführen. Oder man läßt dem Kind kaltes Wasser ins Gesicht spritzen, auch kräftig auf die Gesäßbacken schlagen oder man läßt es unter den spritzenden, kalten Strahl der Wasserleitung halten.

Werden die spasmophilen Erscheinungen durch das Fieber einer hinzutretenden Erkrankung ausgelöst, so ist die Körperwärme durch fortgesetzte kalte Wickel herunterzudrücken und ständig unter 38° C zu halten.

Von den Arzneien, die die Übererregbarkeit beseitigen sollen, steht an erster Stelle der Phosphorlebertran. Sein Gebrauch gründet sich darauf, daß Spasmophilie sich sehr häufig mit Rachitis vergesellschaftet, und man eine Besserung der spasmophilen Erscheinungen beobachtet, sobald die Rachitis sich bessert. Außerdem nimmt man an, daß der Phosphor selbst einen Einfluß auf die nervösen Erscheinungen ausübe. Man gibt ihn in denselben Mengen wie bei Rachitis: 2mal täglich 1 Teelöffel. Nur bei milchfreier oder -armer Ernährung steigert man die Menge auf 4—5 Teelöffel am Tage, wodurch man den Kindern eine nicht geringe Menge Kalorien zuführt.

Andere Arzneien, die bei Spasmophilie hauptsächlich in Frage kommen, sind die Kalksalze:

Calc. chlorat. sicc. 10,0
Liq. am. anis. 2,0
Saccharin 0,2
G. arabic. 1,0
Aqu. dest. 200,0
D. S. 2stündlich 1—2 Teelöffel.

Calciumbromid 20,0
Aq. dest. ad 300,0.
Dreimal täglich 1 Teelöffel.

Auch andere Kalksalze, z. B. Calc. lact., sind gegeben worden. Sie sind stets in großen Dosen, 4—6—8 g täglich, anzuwenden.

Von Magnesiumsulfat gibt man tägl. 15—20 ccm einer 8proz. Lösung subkutan.

Bei jeder Behandlung gibt es Fälle, die sich schlecht beeinflussen lassen und erst abheilen, wenn die günstigere Jahreszeit kommt. Bei gehäuften Krämpfen — Status eclampticus — muß man zur Lumbalpunktion und zu Morphiuminjektionen, 1 oder 2 mg pro dosi, greifen.

Pylorospasmus.

(Pylorustenose. Hirschsprung 1887.)

Der Pförtnerkrampf ist ein sehr augenfälliges Krankheitsbild des Säuglingsalters. Er befällt vorzugsweise Brustkinder, namentlich solche neuropathischer Abstammung, ohne aber natürlich künstlich genährte Säuglinge ganz zu verschonen.

Er kommt in den einzelnen Ländern verschieden häufig vor, wenigstens sind die weitaus meisten Falle aus den germanischen Ländern (und Nordamerika) beschrieben worden. — Bei Erwachsenen ist ein ähnliches Krankheitsbild von Maier und Landerer unter dem Namen der „Stenosis pylori congenita" beobachtet worden.

Herkommen: Die Ursache der Erkrankung bildet eine hochgradige krankhafte Verengerung des Magenpförtners.

Früher herrschte die Meinung vor, daß es sich um ein angeborenes organisches Leiden, um einen echten Pylorustumor handele. Spater stellte man sich auf einen mehr dualistischen Standpunkt: Man hielt einerseits an der organischen Natur der Verengerung fest, erachtete aber auch das Vorkommen rein funktioneller — krampfartiger — Verengerungen für möglich. In den letzten Jahren hat sich die Annahme von dem überwiegend spastischen Ursprung des Leidens immer mehr Geltung verschafft.

Erscheinungen und Verlauf: Der Pylorospasmus zeigt sich sehr bald nach der Geburt, schon in der 2, 3. oder 4. Lebenswoche. Er beginnt regelmäßig mit Erbrechen, das zuerst wie ein harmloses Speien aussieht, aber bald stärkere Grade annimmt und aller Behandlung trotzt. Schnell entwickeln sich dann die übrigen Erscheinungen hinzu: Im Vordergrund derselben steht in allen Fällen das unstillbare Erbrechen. Es erfolgt entweder unmittelbar während des Trinkens oder gleich nach der Mahlzeit oder stundenlang hinterher. Nicht selten wird in großem Schwall die gesamte Mahlzeit wieder zurückgegeben. Je nach der Aufenthaltsdauer im Magen ist die Milch unverändert oder geronnen. Auch aus leerem Magen wird wasserklare, stark saure Flüssigkeit erbrochen. Die Untersuchung der Magenfunktion ergibt, daß eine Herabsetzung der Magenentleerung und eine Hypersekretion besteht.

Mit dem Erbrechen verknüpft sich eine sichtbare Peristaltik des Magens, die für die klinische Diagnose des Pylorospasmus von ausschlaggebender Bedeutung ist. Bald nach dem Trinken beginnt die Unruhe in der Magengegend, unaufhörlich kommen Kontraktionswellen unter dem linken Rippenbogen hervor und verlaufen nach rechts hinüber. Je dünner die Bauchdecken, desto stärker bäumt sich die Magenwand, so daß hohe Buckel entstehen. Die starken Kontraktionen verursachen den Kindern sichtlich Schmerzen. Denn sie werden, sobald die Peristaltik beginnt, unruhig, krümmen sich und fangen an zu schreien.

Je nach dem Grade der Pylorusstenose kommt es zur mehr oder weniger starken Unterernährung mit entsprechender Abmagerung. Die Bauchdecken sind straff eingezogen wie beim Hungerbauch, nur das Epigastrium ist stark aufgetrieben. Die Stuhlentleerung stockt aus Mangel an kotbildender Substanz (Pseudoopstipation), die Urinmenge vermindert sich. Die Nahrungsaufnahme leidet unter einer merkwürdigen Trinkscheu: Einesteils hat man den Eindruck, daß die Kinder immer Hunger hätten, sie saugen unaufhörlich an den Fingern, fassen gierig die Flasche oder die Brustwarze, lassen sie aber nach einigen Schlucken wieder los, wie von einem Widerwillen gegen die Nahrung ergriffen.

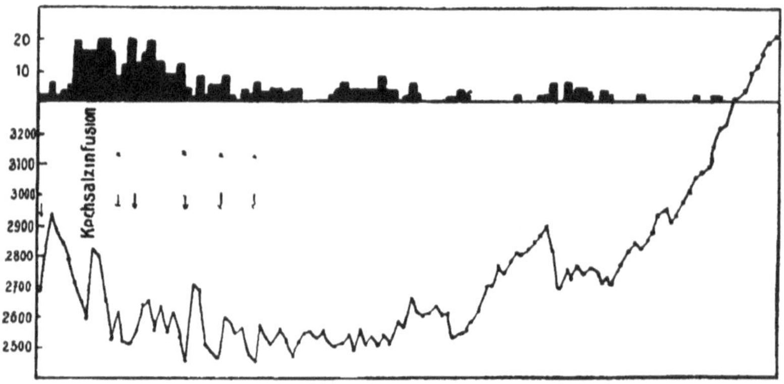

Abbildung 17. **Pylorospasmus.**

4 Wochen alter Säugling. Wegen akuter Ernährungsstörung eingeliefert, zeigte er in der Klinik wohl heftiges Erbrechen, aber keinen Durchfall. Wurde in den ersten Tagen als Ernährungsstörung behandelt, bis die andauernde Obstipation und die explosive Art des Erbrechens den Verdacht auf Pylorospasmus erweckte, der sich auch als begründet herausstellte. Bei Frauenmilchernährung weiter stürmisches Erbrechen und Gewichtsabnahmen, die nur durch Kochsalzinfusionen (↓) ausgeglichen werden konnten, bei konsistenter Kost (Vollmilch + Mondamin) Heilung.

Die oberen Quadrate geben die Häufigkeit des Erbrechens an.

Ein seltener Befund ist die Erweiterung des Magens, die jedoch häufig erst bei Besserung des Leidens beobachtet wird, und der tastbare Pylorustumor.

Der Verlauf eines Pylorospasmus ist sehr langwierig. Vom Beginn des Erbrechens bis zum Wiederanstieg des Gewichtes vergehen etwa 6—8 Wochen. In dieser langen Zeit magern die Kinder bis zum äußersten ab. Immer mehr nähern sie sich der sog. Questschen Zahl, also der Grenze der Lebensfähigkeit. Durch hinzutretende Komplikationen wird die Aussicht noch mehr getrübt. So schwindet schließlich jede Hoffnung auf Besserung. — Aber in dieser höchsten Not tritt gewöhnlich der Umschwung ein: das Erbrechen wird seltener, das Gewicht bleibt stehen, die Nahrungsmengen vergrößern sich — kurz, es beginnt die Heilung. In der weitaus größeren Anzahl bleiben die Kinder am Leben, und sofern nicht durch unvorsichtige Dosierung der Nahrung ein Rückfall hervorgerufen wird, bessert sich der Zustand von Tag zu Tag. Am allerlängsten von allen Symptomen bleibt die sichtbare Magenperistaltik bestehen.

Allerdings kann die Besserung, die mit dem Aufhören des Erbrechens beginnt, auch einmal trügerisch sein und das Ende einleiten. Wenn Kinder mit Pylorospasmus sterben, so pflegt ebenfalls immer erst das Erbrechen aufzuhören. Aber in diesem Fall bessern sich die andern Symptome nicht, sondern das Gewicht fällt weiter ab, vor allem erhebt sich die Temperatur zu fieberhafter Höhe, und es entwickelt sich das Bild der alimentären Intoxikation, unter der die Kinder zugrunde gehen.

Bei der Sektion findet sich dann eine krampfhafte Verengerung des Pylorus mit Hypertrophie der Muskulatur, sowohl des Magenpförtners wie auch der Magenwand.

Komplikationen: Die Komplikationen, die den an Pförtnerkrampf erkrankten Kindern gefährlich werden können, sind Respirationserkrankungen, Dekubitusgeschwüre und Furunkulose. Vereinzelt sind auch Duodenalgeschwüre beobachtet worden.

Die Prognose ist günstiger, als es der so schwere Krankheitsverlauf vermuten läßt. Die Sterblichkeit ist bei Brustkindern sehr gering, 5—10%, bei künstlich genährten etwas höher. Auch die Prognose für das spätere Leben ist gut. Es ist kein Fall bekannt geworden, in dem sich späterhin der Krampf des Pylorus wiederholt hätte, nicht selten entwickeln sich die bis zum äußersten abgemagerten Kinder später zu ausgesprochen dicken Kindern.

Die Diagnose stützt sich auf den Nachweis der sichtbaren Magenperistaltik.

Wenn sie oft gar nicht oder sehr selten gestellt wird, so liegt das daran, daß viele Ärzte den Säugling bei der Untersuchung gar nicht ganz entkleiden lassen. Wer es sich zur Regel macht, bei jedem Kinde mit Erbrechen auch die Magengegend zu besichtigen, dem kann die Peristaltik nicht entgehen. Und selbst, wenn sie wirklich bei der ersten Untersuchung nicht bemerkt wird, so muß zum mindesten die Erfolglosigkeit der Behandlung des Erbrechens dazu führen, an die Möglichkeit eines Pylorospasmus zu denken und wiederholt nach seinen Symptomen zu fahnden.

Die Peristaltik ist schlecht zu erkennen, wenn die Kinder die Beine bewegen und die Bauchmuskeln anspannen. Man faßt sie deshalb an den Beinen an und schaltet durch leichte schaukelnde Bewegungen das selbsttätige Anspannen der Bauchmuskeln aus.

Behandlung. Wenn Brustkinder an Pylorospasmus erkranken, so läßt man sie an der Brust, legt sie in den üblichen langen Pausen von 4 Stunden an, kürzt ihnen aber die Trinkzeit so weit, daß möglichst kein Erbrechen mehr ausgelöst wird.

Im Besonderen geht man so vor, daß man zunächst durch eine Spülung den Magen entleert und ihn 4 Stunden lang ganz in Ruhe läßt. Dann legt man das Kind an, und läßt es nach der Uhr trinken, beim ersten Mal nur 2 Minuten, wenn danach kein Erbrechen erfolgt, 3 Minuten, dann 4 Minuten usw. Auf diese Weise kann man fast bis auf einige Gramm ermitteln, wo die Grenze der Verträglichkeit liegt. Sobald sich Erbrechen einstellt, geht man mit der Nahrungsmenge wieder etwas zurück und bleibt nun bei dieser Menge. Erweist sie sich — bei täglichen Wägungen — als ausreichend, um weiteren Körpergewichtsabnahmen Einhalt zu tun, so verhält man sich hinsichtlich der Ernährung am besten rein abwartend und begnügt sich mit irgendwelchen symptomatischen Maßnahmen. Die letzteren darf man namentlich im Privathaus nie vernachlässigen: auf die Magengegend werden vor jeder Mahlzeit heiße trockene Tücher oder warme Säckchen mit Kamillenblüten, auch feuchtwarme Prießnitz- oder Breiumschläge (Kartoffelbrei, Leinsamen, Grütze) gelegt, die schmerzstillend und krampflindernd wirken sollen. Täglich bekommt das Kind einen hohen Einlauf von körperwarmem Tee oder physiologischer Kochsalzlösung oder Karlsbader Mühlbrunnen, wodurch ihm etwas Flüssigkeit zugeführt wird. Auch per os kann man Karlsbader Mühlbrunnen, vor jeder Mahlzeit 2—3 Teelöffel geben. Von Medikamenten gebraucht man:

Tinct. thebaica 1,0	Cocain. muriat. 0,01	Extr. Belladonn. 0,02 : 100,0
Tinct. Valerian. 10,0	Atropin. sulfur. 0,001	dreistündlich 1 Teelöffel.
vor jeder Mahlzeit (5mal	Aqu. dest. 200,0	Novocain 0,05 : 100,0
täglich) 5 Tropfen.	vor jeder Mahlzeit 1 Teel.	dreistündlich 1 Teelöffel.

Sind hingegen die bei dieser Art Behandlung dem Kinde zugeführten Nahrungsmengen so ungenügend, daß weitere bedenkliche Abnahmen erfolgen so kann man versuchen, ein oder zwei Mahlzeiten Frauenmilch durch

Buttermilch zu ersetzen. Die ausschließliche Ernährung mit Buttermilch versagt beim Pylorospasmus fast immer, indem sie stärkeres Erbrechen hervorruft, aber in Zwiemilchernährung mit Frauenmilch leistet sie sehr gute Dienste und bringt oft die Gewichtsverluste zum Stehen, ohne das Erbrechen zu verschlimmern. Ist dieses Vorgehen aber nicht bereits nach einigen Tagen von Erfolg gekrönt, dann tut man gut, zu ausschließlicher Frauenmilchernährung zurückzukehren, aber zu der per os verabfolgten Frauenmilch noch Frauenmilchklistiere zuzufügen, die gut behalten und scheinbar auch gut ausgenützt werden.

In vielen Fällen scheint eine hochgradige Überempfindlichkeit der Magenschleimhaut zu bestehen. Denn selbst die kleinsten Mengen Frauenmilch werden durch heftiges Erbrechen sofort zurückgegeben. Manche dieser Kinder zeigen die Eigentümlichkeit, daß sie zwar die erste Nahrungsmenge restlos erbrechen, aber eine zweite, sofort hinterher verabfolgte, sogar größere Menge, bei sich behalten. Dieses Mittel ist so probat, daß es sich empfiehlt, in allen Fällen wenigstens einen Versuch damit zu machen.

Auch Heubner empfiehlt, unbekümmert um das Erbrechen, das Kind in der üblichen Weise, also vierstündlich anlegen und nach Belieben trinken zu lassen. Etwas von dem Genossenen werde doch immer behalten und reiche wenigstens hin, das Kind vor dem Verhungern zu schützen.

In anderen Fällen fährt man wieder besser, wenn man nach Ibrahims Vorschlag statt der seltenen Mahlzeiten zahlreiche kleinere verabfolgt: z. B. stündlich 10 g abgespritzte Frauenmilch, wenn nötig auf Eis gekühlt.

Ungleich schwieriger ist die Behandlung künstlich genährter Säuglinge, weil bei ihnen das Erbrechen gewöhnlich nicht gleich richtig gedeutet, sondern mit Aussetzen der Nahrung und Herumprobieren mit ungeeigneten Mischungen behandelt wird. Sie kommen deshalb fast immer in einem bereits viel schwerer geschädigten Zustand in die Behandlung.

Theoretische Überlegungen haben dazu geführt, eine fettarme Nahrung zu empfehlen. In der Tat bleibt das Fett am längsten im Magen. Aber in praxi lassen die üblichen fettarmen Nahrungsgemische — Buttermilch, Malzsuppe — meist im Stich oder verschlimmern gar noch das Erbrechen.

Nach unserer eigenen Erfahrung fährt man am besten, wenn man eine möglichst konzentrierte Nahrung in kleinen Mengen gibt. Wir verwenden Vollmilch, die mit Mondamin kurz aufgekocht wird, so daß ein ziemlich dicker, beim Abkühlen gallertiger Brei entsteht. Hierzu kommt auf 100 g ein Teelöffel Nährzucker. Diese Mischung wird mit dem Teelöffel verabfolgt. Alle Viertelstunden erhält das Kind 1—2 Teelöffel. Selbst junge Kinder gewöhnen sich schnell an diese Art Fütterung, so daß man ihnen im Laufe eines Tages ziemlich große Mengen davon beibringen kann. Ein Teil wird zwar wieder erbrochen, immerhin bleibt genügend im Magen, um wenigstens das Leben zu fristen, namentlich wenn man für sonstige Flüssigkeitszufuhr sorgt. Wenn sich das Erbrechen bessert, vergrößert man die Nahrungspausen und gibt möglichst wieder alle 4 Stunden.

Sehr wichtig ist es, diese abgemagerten Kinder mit Pförtnerkrampf gut zu wärmen. Wir legen in der Klinik alle in Wärmkästen.

Durch tägliche hohe Einläufe, sowie durch Kochsalzinfusionen führt man ihnen Flüssigkeit zu. Bei den letzteren läßt man etwa 200 ccm Wasser körperwarm unter die Rückenhaut oder in die Gegend der Brustwarzen, wo die faltige Haut der Achselhöhle Platz genug für das Wasser gewährt, einlaufen. Prompt steigt darauf das Körpergewicht. Am 3. oder 4. Tage ist das Wasser wieder abgegeben, und das Gewicht wieder auf seiner alten Höhe angelangt, dann gibt man eine neue Infusion.

Die nach den Infusionen eintretenden Fiebersteigerungen sind bedeutungslos. An Stelle der Infusionen kann man auch — doch mit weniger sicherem Erfolg — Tropfklistiere anwenden.

Nützlich ist es, alle 3—4 Tage durch eine Magenspülung die angestauten Nahrungsreste aus dem Magen zu entleeren. Man spült erst mit körperwarmem Wasser die Nahrungsreste heraus und schickt dann einige Male kühles Wasser hinterher, was erfahrungsgemäß einen günstigen Einfluß auf die Überempfindlichkeit der Magenwand ausübt. Tägliche Magenspülungen bringen meist keinen Nutzen, immerhin kann man einen Versuch damit machen.

Nebenbei verwendet man die früher erwähnten Hilfsmittel der Therapie: Umschläge, Medikamente, Karlsbader Mühlbrunnen.

Als ultima ratio bleibt beim Pförtnerkrampf die Operation. Es sind eine ganze Anzahl von Operationsmethoden angegeben worden. Die empfehlenswerteste ist die von Rammstedt: Durchtrennung der Pylorusmuskulatur bis zur Schleimhaut, ohne diese selbst zu verletzen und ohne die Wundränder zu vernähen. Will man operieren lassen, so soll man es frühzeitig tun, spätestens wenn das Kind bis auf 3—400 g oberhalb der Questschen Zahl angelangt ist.

Einige Falle von Pförtnerkrampf sind durch Pylorussondierung geheilt worden. Beim gesunden Säugling kommt man ohne große Schwierigkeit mit einem entsprechend langen, dünnen Gummikatheter durch den Magenpförtner, aber bei Kindern mit klinisch sicherer Pylorusstenose ist es uns nie gelungen.

Gewohnheitsgemäßes Erbrechen bei Säuglingen.

Erbrechen tritt bei Säuglingen in mannigfacher Weise auf. Mit dem einfachen „Speien“ beginnend, leitet eine fast lückenlose Entwickelung zu den schwereren Graden, dem unstillbaren Erbrechen und dem Pylorospasmus hinüber.

Die Ursache liegt teils in rein äußeren Gründen, teils in der Menge und Beschaffenheit der Nahrung, teils aber auch in der Veranlagung des Kindes, d. h. in seiner neuropathischen Konstitution begründet.

Soweit äußere Dinge in Frage kommen, ist es vor allem eine fehlerhafte Technik des Fütterns, die am Erbrechen des Kindes Schuld trägt: entweder wird die Flasche schlecht gehalten, oder das Loch im Sauger ist zu groß, oder das Kind wird, wenn es getrunken hat, unnötig bewegt, herumgetragen, geschaukelt und dergl.

In allen übrigen Fällen liegt die Ursache des Erbrechens mehr oder weniger im Kinde selbst:

I. In Gemeinschaft mit Durchfällen tritt es bei akuten Ernährungsstörungen auf. Auf diese Fälle braucht hier nicht eingegangen zu werden.

II. Es findet sich weiter bei Säuglingen — Brustkindern sowohl wie künstlich genährten — die überfüttert werden. Das ganze Aussehen der Kinder deutet schon an, daß bei ihnen quantitative Fehler Schuld an dem Erbrechen tragen. (Vergl. S. 86.)

III. Bei anderen Kindern ist es die Beschaffenheit der Nahrung, insbesondere das Nahrungsfett, das das Erbrechen bedingt. Die Kinder werden richtig ernährt, speien aber trotzdem nach jedem Trinken. Doch erreicht das Brechen nie so hohe Grade, daß die körperliche Entwickelung der Kinder dadurch beeinträchtigt wird. Wenn sie älter werden und auf die — fettärmere — Kuhmilch abgesetzt werden, hört auch das Erbrechen auf. Noch deutlicher tritt die Rolle des Fettes hervor, wenn es sich um künstlich ernährte Kinder handelt. Wird bei ihnen die Milch mit Rahm versetzt, oder wird z. B. Lebertran hinzugegeben, so erbrechen sie heftig, wird die Milch abgerahmt oder durch Buttermilch ersetzt, so hört das Erbrechen auf.

Wo es sich in diesen Fällen um Brustkinder handelt, beschränkt man sich darauf, regelmäßig das Gewicht zu verfolgen. Solange Zunahmen eintreten, verhält man sich am besten abwartend. Das gleiche Verhalten empfiehlt sich auch bei künstlich genährten Säuglingen. In Zeiten, wo das Erbrechen allzu heftig wird, gibt man vor jeder Mahlzeit 3—4 Teelöffel Mühlbrunnen oder macht warme Umschläge auf die Magengegend oder rahmt die Milch etwas ab, indem man sie in frischem Zustand etwa eine Stunde lang in einer flachen Schüssel stehen läßt und die obere Schicht abschöpft.

In all diesen Fällen spielt das Erbrechen mehr die Rolle einer unangenehmen Beigabe: es steigert den Wäscheverbrauch und ruft Ekzeme am Hals, Hinterkopf, Ohr, und wohin sich sonst noch das Erbrochene ergießt, hervor. Einen bedrohlichen Charakter nimmt es aber nicht an. Das tritt erst bei den jetzt folgenden Fällen ein:

IV. Es gibt Kinder, die von Geburt an speien, zunächst nur hin und wieder und in mäßigem Grade, bald aber regelmäßig und so ausgiebig, daß ein beträchtlicher Teil ihrer Nahrung zurückgegeben wird, und ihr körperliches Gedeihen darunter leidet. Sie magern ab, bzw. bleiben mager und trotzen jeglicher Behandlung. Es taucht infolgedessen stets der Verdacht auf, ob nicht ein Pylorospasmus dahinter stecke, aber dieser Verdacht findet keine Bestätigung. Es handelt sich um ein nervöses Erbrechen.

Solche Kinder sind sehr leicht zu erkennen, ihr ganzes Wesen ist das des Neuropathikers: schreckhaft, unruhig, von leisem Schlaf, mit starker Hautschrift, die Muskulatur in ständiger Spannung, die Bauchdecken bretthart, so daß die Umrisse der M. recti sich plastisch abzeichnen. Und an der allgemeinen Reizbarkeit nimmt offenbar auch der Magen teil, so daß schon die normale Nahrung Brechreiz erregend wirkt.

Die Behandlung solcher Kinder ist eine sehr undankbare Aufgabe, weil jede Art Behandlung ohne Erfolg bleibt, und weil sich das Leiden bis weit ins zweite Lebenshalbjahr hineinziehen kann. Bei künstlicher Ernährung gehen eine ganze Anzahl unter fortschreitender Verschlimmerung des Erbrechens zugrunde. Bei Brustkindern enthält man sich am besten jeglicher eingreifenden Behandlung, beschränkt sich auf Medikamente und Umschläge und vertröstet die Eltern auf die Zeit, wo die Kinder so alt sind, daß sie festere Kost vertragen, bei der dann meist Besserung eintritt. Diese Art Behandlung wird einem oft dadurch erleichtert, daß in manchen Familien alle Kinder als Säuglinge „gespieen" haben, und die Eltern sich deshalb leichter damit abfinden.

Auch bei künstlicher Ernährung sucht man die Kinder unter Verzicht auf alle Gewichtszunahmen möglichst in jenes Alter hinüberzubringen, wo sie feste Nahrung vertragen. Durch Medikamente (vergl. Pylorospasmus) erzielt man in manchen Fällen Besserung. Nimmt an einzelnen Tagen das Erbrechen überhand, so schaltet man an Stelle einer Milchmahlzeit eine Flasche mit Tee ein. Gelegentlich bessert sich das Erbrechen, wenn man vor der Mahlzeit Chloralhydrat gibt: Sobald die Kinder dann anfangen einzuschlafen, wird ihnen die Flasche gereicht, die sie schnell austrinken, um sofort in Schlaf zu fallen, ohne zu erbrechen.

Entsprechend seiner Entstehung handelt es sich bei den nervösen Formen des Erbrechens nicht nur um ein sehr hartnäckiges Leiden, sondern es neigt auch zu Rückfällen in späteren Jahren. Nicht selten hört man bei Schulkindern mit nervösem Erbrechen, daß sie bereits als Säuglinge gespieen hätten.

V. Schließlich beobachtet man noch eine andere Gruppe von Speikindern. Sie haben mit den eben genannten das Gemeinsame, daß sie im Längenwachstum wie in der Gewichtsentwickelung zurückgeblieben sind. Aber es fehlt ihnen die Hypertonie, die die vorigen auszeichnete, sie haben im Gegenteil etwas a t o n i s c h e s an sich. Es sind kümmerliche, blasse Kinder mit geringem Fettpolster, schlechtem Muskeltonus und Hautturgor. Wenn man sie aufsetzt, knicken sie in sich zusammen. Ihr Erbrechen ist ein ruckweises Aufstoßen von Mageninhalt, von dem ein Teil wieder verschluckt wird, während das übrige aus den Mundwinkeln herausläuft und dem Kind so verloren geht.

Diese Art von Erbrechen kann sich noch stundenlang nach der Mahlzeit wiederholen. Es wird auch als **Rumination**-Wiederkäuen bezeichnet. In manchen dieser Fälle ist auch Magensteifung und -peristaltik beobachtet worden. Stets handelt es sich um schwer neuropathische Säuglinge.

Unter all diesen Fällen befinden sich viele, die als harmloses Speien bei einem überfütterten Kind begonnen haben, durch weiteres, unsinniges Überfüttern zum unstillbaren Erbrechen geworden sind und schließlich in dieser Art enden.

Bei Behandlung mit Frauenmilch und kleinen Mahlzeiten, die eben hinreichend sind, die Gewichtsabnahmen aufzuhalten, tritt nach Wochen eine Besserung des Erbrechens ein. Es hört schließlich ganz auf, und danach fangen die Kinder wieder an zu gedeihen. Ist man gezwungen, sie künstlich zu ernähren, so empfiehlt sich am meisten die Verabreichung einer breiigen Kost (vergl. Pylorospasmus).

Ernährungsstörungen durch angeborene Fehler im Bau des Körpers.

Hirschsprungsche Krankheit (Megacolon).

Als Hirschsprungsche Krankheit wird die angeborene oder in frühester Kindheit entstandene hochgradige Erweiterung des Dickdarmes bezeichnet. — Sie ist keine sehr häufige Erkrankung.

Herkommen: Die Ursachen der Erweiterung des Darmes sind:

1. umschriebene Spasmen oder Lähmungen des unteren Kolons;
2. mechanische Behinderungen der Darmpassage wie: Abknickung des Darmes, Spornbildung der Darmwand und dergl.
3. In sehr seltenen Fällen handelt es sich um eine primäre Erweiterung des Dickdarmes, also um eine Mißbildung, wie sie in entsprechender Weise auch

sonst noch im Verdauungstraktus, z. B. als angeborene Erweiterung der Speiseröhre, beobachtet wird.

Eine Anlage zu solchen Passagestörungen wird dadurch geschaffen, daß die Flexura sigmoidea beim Kind viel länger und beweglicher ist als beim Erwachsenen und daher viel leichter Verlagerungen erfahren kann. Ferner finden sich schon normalerweise an bestimmten Stellen des unteren Kolons Verengerungen des Darmrohrs, so beim Übergang des Kolon descendens in die Flexur und am Übergang der Flexur in das Rektum. An diesen Stellen — namentlich an der letztgenannten — kommt es denn auch vorzugsweise zur Abknickung. Die Folge davon ist die Kotstauung, dann die Erweiterung der Darmteile oberhalb der Verengerung und die kompensatorische Hypertrophie der Darmwand.

Daraus ergeben sich folgende klinische Symptome:

1. eine schwere Verstopfung;
2. eine Vergrößerung des Leibes, die durch Kot und Gase bedingt ist und geradezu monströse Formen annehmen kann;
3. eine sichtbare Peristaltik. Von Zeit zu Zeit — entweder von allein oder beim Bestreichen der Bauchhaut — steift sich eine mächtige, vom Becken bis ins Epigastrium reichende Darmschlinge.

Diese Erscheinungen können von Geburt an bestehen. Die Kinder werden mit unverhältnimäßig großem Abdomen geboren, und das Kindspech wird sehr spät ausgestoßen. Nach und nach bilden sich die genannten Kardinalsymptome nebst anderen begleitenden Erscheinungen heraus: die Auftreibung des Leibes führt zur Hochdrängung des Zwerchfelles und zur Dyspnoe. Es tritt Abmagerung ein, Blässe, schlechtes Befinden der Kinder, in fortgeschrittenen Stadien stellen sich Ödeme auf den Hand- und Fußrücken ein. Bei einzelnen Kindern beobachtet man ileusartige Anfälle von Erbrechen und Kollapsen.

Hinsichtlich der Stuhlentleerung herrscht im allgemeinen der Zustand der Verstopfung vor. Aber von Zeit zu Zeit erfolgt doch selbständiger Stuhlgang. Es gibt auch Fälle, in denen täglich Stuhl entleert wird, und in anderen kommt es sogar zeitweise zu Durchfällen. Namentlich im Endstadium der Hirschsprungschen Krankheit sind Durchfälle nichts seltenes.

Der Verlauf einer Hirschsprungschen Krankheit ist ein ausgesprochen chronischer. Ein Teil der Kinder wird alt damit, ein zweiter wird so gebessert, daß er als geheilt erscheint, ein dritter Teil geht zugrunde: an Erschöpfung, an anderweitigen Erkrankungen, an Darmgeschwüren und Perforation der Darmwand mit hinzutretender Peritonitis.

Diagnose: Die Diagnose stützt sich auf die genannten 3 Hauptsymptome der Hirschsprungschen Krankheit, die aber nicht immer gleichmäßig stark ausgeprägt zu sein brauchen. Sie hat bei Brustkindern die gewohnheitsgemäße Verstopfung, bei künstlich genährten Säuglingen die Obstipation bei Milchnährschaden auszuschließen. Der „Froschbauch" des Rachitikers wird nur selten mit Hirschsprungscher Krankheit verwechselt werden. Schwierigkeiten hingegen macht es oft, die tuberkulöse Peritonitis und gewisse Neubildungen (kongenitale Zysten, Mesenterialtumoren) auszuschließen. Gegenüber den letzteren zeigt der „Tumor" bei Hirschsprungscher Krankheit eine charakteristiche Eindrückbarkeit und das Gersunysche Klebephänomen. Die tuberkulöse Peritonitis ist durch eine positive Pirquetsche Reaktion, durch Konglomerattumoren und meist auch durch einen Erguß erkennbar.

In allen Fällen muß der Darm vom After her möglichst hoch hinauf ausgetastet werden. In mehreren der bekannt gewordenen Fälle wurde 6—7 cm über dem Sphinkter das Hindernis gefühlt.

Ebenso ist in jedem Falle eine Sondierung des Darmes vorzunehmen. Man gebraucht dazu eine weiche Darmsonde. In einer gewissen Höhe stößt man gewöhnlich auf ein Hindernis, das manchmal ohne jede Mühe, manchmal erst bei wiederholten Versuchen überwunden wird. Sobald die Sonde das Hindernis passiert hat, gehen in manchen Fällen Gase ab, und der Leibumfang verkleinert sich in meßbarer Weise. Durch Lufteinblasen läßt sich der Darm wieder so weit füllen, daß die Umrisse des erweiterten Dickdarmteiles durch die Bauchdecken sichtbar werden. Der Sitz der Verengerung läßt sich mit Hilfe der Röntgenaufnahme feststellen. Zu diesem Zweck entleert man erst den Dickdarm mit Hilfe der Sonde nach Möglichkeit, füttert dann das Kind mit etwa 200 g Mondaminbrei + 10 g Bism. carbon. und macht an den nächsten Tagen Röntgenaufnahmen, um das Fortschreiten des Wismutbreies bis zur Stelle der Darmverengung zu verfolgen.

Behandlung: Die Behandlung der Hirschsprungschen Krankheit kann auf Medikamente größtenteils verzichten.

Nur wo die Annahme eines spastischen Darmverschlusses gerechtfertigt erscheint, kann man Belladonna oder Opium versuchen.

Extr. Belladonn. 0,005
Ol. cacao 2,0.
M. f. supp. tägl 1 Zäpfchen

Sitzt die Stenose so tief, daß sie für den Finger erreichbar ist, so kommt auch eine vorsichtige Dehnung in Frage.

Bei Abknickung des Darmes führt man täglich, am besten in Bauchlage des Kindes, die Sonde ein, entleert die Darmgase und spült alle 2—3 Tage mit Seifenwasser auch den Kot heraus. Angeblich soll es auch gelingen, durch Füllung des erweiterten Kolonteiles mit Wasser den Darm aufzurichten, so daß der Knick verschwindet, und die Passage für einige Zeit frei wird. Bei niedrigem Sitz der Stenose gelingt es manchmal, mit dem Finger den abgeknickten Darmteil aufzurichten. Auch eine Dauerdränage vermittels einer Sonde läßt ich monatelang unterhalten.

In allen Fällen ist der Erfolg der Behandlung ein recht wenig befriedigender. Deshalb muß man sich bald, jedenfalls noch bei gutem Allgemeinbefinden des Kindes, überlegen, ob man nicht operieren lassen soll. Von den mannigfachen Operationsmethoden kommt wohl nur die Ausschaltung des erweiterten Darmteils in Frage.

Der Gebrauch von Abführmitteln ist überflüssig.

Örtliche Erkrankungen des Magendarmkanals außer den Ernährungsstörungen.

Soor. (Schwämmchen, Schule, Voß, Heb, Mehlmund usw.) Bei jedem Säugling, auch beim ganz normalen, finden sich Soorpilze im Mund. Aber erst wenn das Kind krank wird, können sie so wuchern, daß sie mit bloßem Auge erkennbare Kolonien bilden, die die ganze Mundhöhle mit weißen, dichten Belägen auskleiden. Das Auftreten des Soors ist also immer erst eine Begleiterscheinung anderer Erkrankungen. Er braucht daher eigentlich auch nicht behandelt zu werden. Sein Auftreten legt aber nahe, nach der ursprünglichen Krankheit, namentlich nach Fehlern in der Ernährung, zu suchen. Wird die eigentliche

Erkrankung behandelt, so verschwindet auch der Soor. Begünstigt wird sein Auftreten durch leichte Verletzungen der Schleimhaut infolge Mundauswischens. Letzteres ist infolgedessen grundsätzlich zu verbieten.

Will man — um die Eltern zu beruhigen — etwas tun, so streut man Borsäurepulver mit Sacch. auf einen sauberen Gazetupfer, und läßt das Kind daran saugen (Borsäureschnuller) oder man stäubt mit einem Haarpinsel mehrmals am Tage Natr. bicarb. dem Kinde auf die Zunge und in die Backentaschen.

Bei Gingivitis und Stomatitis bepinselt man die Schleimhaut des Kiefers, der Wange, des Gaumens und der Zunge mit

Tinct. Ratanhiae
Tinct. myrrhae āā.

Die Aphthenbläschen bei Stomatitis werden 1mal täglich mit 1% Arg. nitr.-Lösung betupft, im übrigen wird mit dem Haarpinsel oder mit einem Pulverbläser pulv. Borsäure oder auch Jodoform + Borsäure āā in die Backentaschen eingestäubt.

Als Bednarsche Aphthen werden die Geschwüre bezeichnet, die durch Verletzung der Schleimhaut mit dem Fingernagel bei rohem Mundauswischen an beiden Seiten des Gaumenbogens, wie auch in der Mitte des Gaumens zustande gekommen. Früher eine häufige Erkrankung, sind sie jetzt, wo man den Kindern nicht mehr den Mund zu wischen pflegt, eine seltene Erscheinung geworden. Wenn Säuglinge mit der Angabe gebracht werden, daß sie die Flasche nicht nehmen wollen, trotzdem sie sichtlich Hunger haben, so muß man immer auf Bednarsche Aphthen untersuchen. Man betupft sie mehrmals am Tage mit 1proz. Argent. nitr.-Lösung und läßt zugleich den Kindern die Nahrung nur lauwarm verabfolgen.

Von Absonderheiten der Zunge seien genannt: die Landkartenzunge — Lingua geographica bei Kindern mit exsudativer Diathese, die Makroglossie bei Mongolismus und Myxödem und die „angewachsene Zunge" oder das „zu kurze Zungenbändchen", das die Eltern öfters zu lösen bitten, weil sie befürchten, daß das Kind nicht sprechen lerne. Zu kurzes Zungenbändchen ist nie ein Sprech- (oder Saug-)hindernis. Man kann sich deshalb immer damit begnügen, den Eltern die feste Versicherung zu geben, daß ihr Kind sicher sprechen lernen würde. Einschneiden des Zungenbändchens ist unnötig. Wenn es sich um Kinder jenseits des Säuglingsalters handelt, die eigentlich schon sprechen müßten, so trägt auch da eine angewachsene Zunge nicht die Schuld. Sondern in solchen Fällen handelt es sich meist um imbezille Kinder oder um Kinder mit früheren spasmophilen Krämpfen, welch letztere häufig sehr spät zu sprechen anfangen.

Auf die Absonderheiten der **Zahnung** ist schon an früherer Stelle (S. 32) aufmerksam gemacht worden. Auch im Abschnitt: „Exsudative Diathese" und „Rachitis" ist auf die eigentümlichen Zahnveränderungen hingewiesen worden. Ein auffallend schlechtes, frühzeitig kariöses Gebiß findet man bei idiotischen Kindern.

Krankhafte Erscheinungen, wie Fieber, Krämpfe und dergl., die der Volksglaube mit der Zahnung in Zusammenhang bringt, sind bei ihr nicht zu beobachten.

Geschwüre im Magendarmkanal nach Art der **Ulcera rotunda** haben im Säuglingsalter ihren Sitz im Duodenum, seltener im Magen oder Jejunum.

Invagination der Darmschlingen wird als agonale Erscheinung häufig bei Sektionen gefunden, ist aber im Leben bei Säuglingen sehr selten. Das wichtigste Symptom ist der tastbare, durch die Darmeinschiebung veranlaßte Tumor in der rechten oder linken Unterleibsgegend. Der Stuhl ist substanzlos, blutig oder blutigschleimig. Das Allgemeinbefinden ist im Beginn meist nicht sehr beeinträchtigt, der Leib weich und der Tumor gut zu fühlen. Aber sehr bald kommt es zu schmerzhaften Kolikanfällen, die sich in anfallsweisem Weinen äußern, auch zu Brechneigung und später zu Koterbrechen. Gleichzeitig tritt starke Gasauftreibung des Leibes auf, die den Tastbefund verwischt. Jeder Versuch einer innern Behandlung verbietet sich, die Behandlung ist rein chirurgisch.

Analrhagaden treten als zirkulär gestellte Einrisse am After auf, meist bei Säuglingen mit Milchnährschaden, bei denen beim Durchpassieren des harten, massigen Stuhles die Schleimhaut aufspringt. Man betupft sie mit 1proz.

Höllensteinlösung und sorgt für häufigen dünnbreiigen Stuhl (Malzsuppe).

Mastdarmvorfall wird durch starken Stuhldrang infolge langdauernder Durchfälle hervorgerufen. Bei Regelung der Stuhlentleerungen heilt er von allein. Günstig wirken häufige Einläufe oder Kamillenteeklistiere, durch welche die Ampulla recti ohne wesentliche Mitwirkung der Bauchpresse entleert wird. Bei lange bestehendem Vorfall zieht man die Gesäßbacken durch einen Heftpflasterstreifen zusammen und wirkt damit teils mechanisch, teils durch Schaffung eines bedingten Reflexes dem Hervortreten des Vorfalls entgegen. Meist handelt es sich bei den Kindern mit gewohnheitsgemäßem Mastdarmvorfall um neuropathische Individuen (Czerny).

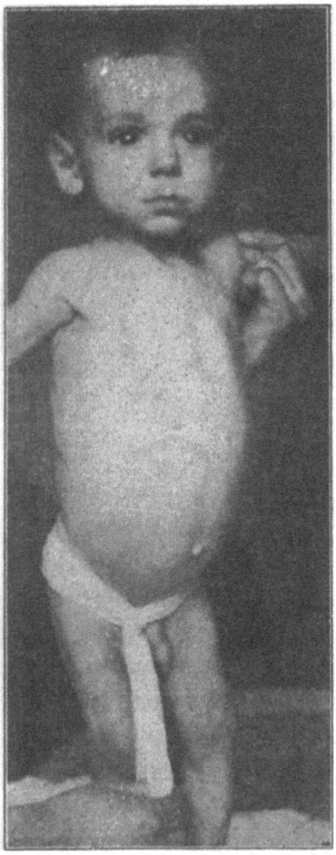

Abbildung 18.

Leistenbrüche sind bei Säuglingen sehr häufig, namentlich bei Frühgeburten. Ein großer Teil davon verschwindet, wenn die Kinder älter werden, insbesondere, wenn sie zu laufen anfangen, und sich infolge des Überganges aus der wagerechten Körperhaltung in die senkrechte der Druck der Bauchpresse mehr gegen den Beckenboden als gegen die vordere Bauchwand richtet. Bei magern Kindern verschwindet sie oft, wenn sich Fett in den Bauchdecken einlagert. Begünstigt wird die Heilung dadurch, daß man den Bruch durch ein Bruchband zurückhalten läßt. Bei Säuglingen benutzt man Wollbruchbänder: Aus einer daumendicken Lage weißer Kastorwolle wird eine Schlinge um den Leib des Kindes gelegt, so daß der Knoten derselben als Pelotte wirkt. Das freie Ende wird durch die Beine gezogen und auf dem Kreuz wieder an die Wollbinde angeknüpft (Abb. 18).

Angeborener Verschluß der Gallengänge.

Der angeborene Verschluß der großen Gallengänge führt zu einem schweren Ikterus der Kinder, die entweder schon damit geboren werden, oder erst nach einigen Tagen gelb werden. Dementsprechend sind die Stuhlentleerungen sofort — auch das Mekonium — farblos, oder sie nehmen erst nach einiger Zeit ein acholisches Aussehen an. Im Harn findet sich reichlich Gallenfarbstoff. Bei längerem Bestehen nimmt die Gelbsucht einen Stich ins Grünliche an, die Leber vergrößert sich, desgleichen die Milz.

Die Kinder bleiben monatelang am Leben, erliegen schließlich aber zufälligen Infektionen oder hinzutretender hämorrhagischer Diathese. Nur ein Kind, das im wesentlichen von Buttermilch gelebt hatte, sahen wir im 4. Lebensjahr wieder.

Thymushyperplasie.

Die Bestimmung der Thymusdrüse nähert sich mit dem Beginn des extrauterinen Lebens ihrem Ende. Sie verkleinert sich von der Geburt an immer mehr und schwindet schließlich in den Entwicklungsjahren vollkommen. Sie füllt beim Säugling den Raum hinter dem Manubrium sterni aus und nimmt an den Freuden und Leiden des Körpers innigsten Anteil: sie hypertrophiert, wenn die Kinder gemästet werden, und atrophiert, wenn schwere Ernährungsstörungen und andere zehrende Erkrankungen mit dem Besitzstand des Körpers aufräumen.

Thymushyperplasie im Verein mit Milztumor, Vergrößerung der Darmfollikel und Tonsillen findet sich bei der als Status lymphaticus bezeichneten Form der exsudativen Diathese. Sie besitzt insofern eine hohe praktische Bedeutung, als die damit behafteten Kinder an einem plötzlichen Tode — Thymustod — zugrunde gehen können.

Einfache Vergrößerung der Thymusdrüse kommt angeboren vor. Sie wird meist nur zufällig entdeckt, denn sie macht in der Regel keine klinischen Erscheinungen. Man findet nur eine „parasternale“, links vom Brustbein gelegene, der Herzfigur aufsitzende Dämpfung, über der zuweilen ein verschärftes, fast bronchial klingendes Atmen hörbar ist.

Nur in Ausnahmefällen führt die vergrößerte Thymus zur Behinderung der Atmung. In diesen Fällen zeigen die Kinder manchmal schon gleich nach der Geburt eine Neigung zu Asphyxien und röchelnder Atmung. Bei anderen fehlen derartige Erscheinungen, dafür besteht ein ständiger Stridor, d. h. ein rauhes Atmen, das von einem leichten Zischen begleitet ist, bei Erregungen sich steigert und nie ganz schwindet, auch im Schlafe nicht. Unter gewissen Umständen, z. B. bei Erkrankungen der Luftwege, vor allem aber bei ungünstiger Lagerung des Kopfes, der allzusehr nach hintenüber oder zu sehr nach vorn auf die

Brust gebeugt wird, kann es zu schweren, tödlich endenden Asphyxien kommen.

Wenn die Thymushyperplasie keine Erscheinungen macht, braucht man sie auch nicht zu behandeln. Bei Trachealstenosen wendet man die Röntgenbehandlung an, die schon nach ein- oder zweimaliger Bestrahlung eine deutliche, im Röntgenbilde zu kontrollierende Verkleinerung der Drüse mit Besserung der Beschwerden herbeiführt. (10 X, 12 Minuten, 2 mm Alumin.-Filter, Foc.-Hautdistanz = 20 cm. 2 M.A. Wehnelt 8.) Eine chirurgische Behandlung der Thymushyperplasie ist zu widerraten.

IV. Abschnitt.

Die Krankheiten des Säuglingsalters.

Fötale Erkrankungen.

Schon während seines fötalen Lebens kann ein Kind von einer ganzen Reihe von Erkrankungen befallen werden. So kommen z. B. Geschwülste jeder Art vor, auch an Infektionen, wie Tuberkulose, Syphilis, Malaria, Pocken kann der Fötus erkranken. Absonderheiten der äußeren Körperform, wie Mongolismus, angeborenes Myxödem, „Kurzgliedrigkeit" (Mikromelie, Chondrodysthrophia foet.) und „angeborene Knochenbrüchigkeit" (Osteogenesis imperf., Osteopsathyrosis foet.) haben ihre z. T. noch unbekannte Entstehung im fötalen Leben.

Am wichtigsten sind aber die fötalen Entzündungen, weil sie — zusammen mit den Entwicklungshemmungen — zu Veränderungen führen, die im späteren Leben eine große klinische Bedeutung haben. Sie schaffen die Atresien des Ösophagus (bei denen das untere Ösophagusstück meist eine Verbindung zwischen Magen und Luftröhre herstellt), auch solche des Magens (meist am Pförtnerteil desselben), des Duodenums, wie überhaupt des ganzen Darms. Fötale Peritonitis kann später beim Säugling der Grund chronischen Erbrechens sein. In den Lungen finden sich angeborene Bronchiektasen, im Gehirn fötale Encephalitis, am Herzen schafft die fötale Endokarditis im Verein mit Entwicklungshemmungen die „angeborenen Herzfehler". In der Leber und den Gallenwegen führen fötale Erkrankungen dazu, daß schon beim Neugeborenen Gallensteinbildung auftritt, oder daß sich Atresien und Stenosen der Gallengänge bilden (S. 205.)

Chronische Infektionen des Säuglings.

Angeborene Syphilis.

Die Syphilis kann vom Säugling vor der Geburt, in der Geburt und nach derselben erworben werden. In den ersten beiden Fällen spricht man von Lues congenita, im letzteren von Lues acquisita.

Die letztgenannte Form ist beim Säugling so selten, daß sie hier außer Betracht bleibt.

Herkommen: Als Erreger gilt die (1905) von Schaudinn und Hoffmann entdeckte Spirochaete pallida. Die Übertragung der Infektion von Mutter auf Kind geschieht durch die syphilitisch erkrankte Plazenta.

Erscheinungen und Verlauf: Ein Teil der luetisch erkrankten Kinder stirbt in utero ab und wird totfaul ausgestoßen.

Ein zweiter Teil wird lebend geboren — teils zu früh, teils ausgetragen — und bringt offenkundige luetische Erscheinungen: Milztumor, Pemphigus, Knochenerkrankungen mit auf die Welt.

Ein dritter Teil erscheint zunächst als gesund, erkrankt aber im Laufe der 2 ersten Lebensmonate unter syphilitischen Erscheinungen.

Die Gründe, die die Kinder zum Arzt führen, sind

1. Veränderungen auf der äußeren Haut und den Schleimhäuten, so die Coryza luetica, die sich anfangs in einem trockenen Schnüffeln, später in einem stark infiltrierenden und sezernierenden Schnupfen kund tut, und ein schweres Saug- und Atemhindernis bildet. Durch Übergreifen auf Perichondrium und Periost kommt es zur Sattelnase. An den Lippen bilden sich blutende, das Lippenrot überschreitende Rhagaden. Auf der Zunge entstehen linsengroße Flecke. An den Augenbrauen und auf dem Schädel tritt Alopezie ein. Um Mund und Nase herum und auf der Stirn kommt es zu ausgedehnten diffusen Hautinfiltrationen, bei denen die Haut eine lederartige Härte und eine eigentümliche fahlgelbe Färbung, „wie schwacher Milchkaffee oder wie die Finger des Zigarettenrauchers", annimmt. Später kommt es auch an anderen Körperstellen: an den Fußsohlen, an den Handtellern, an der Innenseite der Schenkel bis zum Gesäß hinauf, am Kinn und an den Wangen zu gleichartigen Infiltrationen, über denen die Haut fleischfarben, glatt und glänzend, wie lackiert aussieht. Daneben finden sich umschriebene Syphilide: Pemphigus, meist angeboren oder sehr frühzeitig sich entwickelnd, mit charakteristischem Befallensein der Handteller und Fußsohlen, makulöse und papulöse Exantheme von fahlgelber oder bräunlicher, oft wenig intensiver Färbung, auch squamöse und pustulöse Formen kommen vor. An den Fingernägeln bilden sich Paronychien. Sind die Hautausschläge bereits abgeklungen, so fällt eine starke Blässe der Hautdecken auf, die auf einer wirklichen Anämie beruht.

Die meisten dieser Hautveränderungen kommen — vom Pemphigus abgesehen — erst nach der Geburt zum Vorschein. Hingegen handelt es sich bei den Erkrankungen der Eingeweide und Knochen um Affektionen, die meist schon zur Fötalzeit entstanden sind und nun noch in das extrauterine Leben hineinragen.

II. Viszerale Erscheinungen. Ein wohl nie vermißtes Symptom ist der Milztumor. Diffuse interstitielle Hepatitis führt zur Vergrößerung der Leber, die mit Ikterus und Aszites einhergehen kann. Der Harn enthält fast immer Eiweiß, Zylinder und rote Blutkörperchen. Luetische Veränderungen am Herzen kommen vor, sind klinisch aber nicht festzustellen. Lungensyphilis findet sich gewöhnlich nur bei lebensunfähigen Kindern (weiße Pneumonie). Auffallend ist bei syphilitischen Kindern der Tiefstand des Nabels.

III. Von den Veränderungen am Zentralnervensystem erwähnen wir den Hydrocephalus lueticus und die Pachymeningitis haemorrhagica. Außerordentlich häufig findet sich eine Neuritis optica — ein Symptom, dem beim Säugling zur Verwertung bei der Diagnose wenig praktische Bedeutung zukommt.

Am makroskopisch intakten Gehirn neugeborener luetischer Kinder läßt die histologische Untersuchung bemerkenswerte Veränderungen erkennen, die im spateren Leben vielleicht nicht ganz ohne Bedeutung sind: man sieht an den Meningen und, von diesen auf das Gehirn übergreifend, an der Rinde Veränderungen nach Art einer Meningo-Enzephalitis, ferner im Gehirn selbst Läsionen der Gefäße, umschriebene kleine enzephalitische Herde und diffuse Erkrankungen der Gehirnsubstanz, also Veranderungen, die der Ausgangspunkt weiterer pathologischer Erscheinungen werden können.

IV. Knochenerkrankungen. Erkrankungen der Knochen finden sich außerordentlich häufig, brauchen aber keine klinischen Erscheinungen zu machen. Sie treten entweder als Osteochondritis luetica (Wegner) oder als Periostitis auf. Die erstere bevorzugt, wenn sie klinisch in Erscheinung tritt, die untere Epiphyse des Humerus und führt hier zur spindelförmigen Anschwellung des Ellenbogengelenkes. Der Arm wird infolgedessen geschont, und es wird eine Lähmung vorgetäuscht: die Parrotsche Paralyse. In der Nähe von Gelenken, die traumatischen Reizen ausgesetzt sind, wie z. B. dem Schultergelenk, kann es infolge von Osteochondritis zu Epiphysenlösungen, zu Spontanfrakturen am oberen Diaphysenende, auch zum Zusammenbruch des ganzen Gelenkkopfes kommen. — Die Periostitis zeigt sich am Schaft der langen Röhrenknochen und umgibt diese mantelartig mit einer dicken Schale neugebildeter Knochensubstanz. Die Knochen fühlen sich daher walzenförmig rund und verdickt an. — An den kurzen Knochen der Finger kommt es zur Phalangitis. Am Schädel treten Resorptionsvorgänge ein und schaffen scharfbegrenzte Löcher in den Schädelknochen. Häufiger noch kommt es zu Appositionsvorgängen und zu Knochenauflagerungen, die sich vorzugsweise auf den Stirnhöckern einstellen. Tritt dann noch ein leichter Hydrozephalus hinzu, so bildet sich eine abnorm hohe — „olympische" Stirne heraus.

Der Ausbruch des luetischen Exanthems geht häufig mit einem längerdauernden, remittierenden Fieber zwischen 37° und 38° einher (Abb. 19).

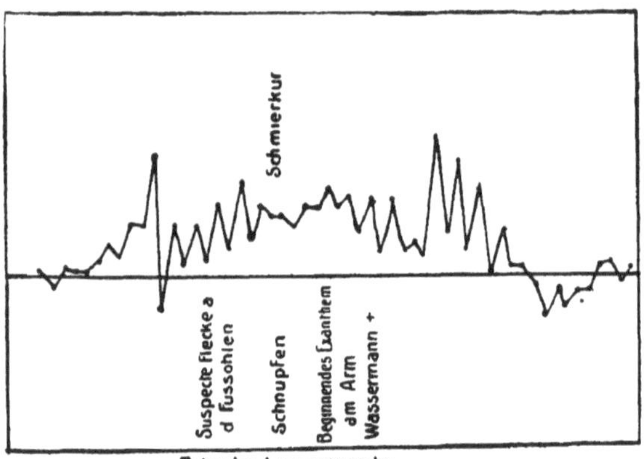

Fieber bei Lues congenita.

Abbildung 19.

Diagnose: Die Diagnose einer kongenitalen Syphilis, deren Hauterscheinungen auf der Höhe stehen, ist kaum zu verfehlen. Sie macht aber große Schwierigkeiten, wenn die Symptome wenig ausgesprochen sind, wenn z. B. nur ein Schnüffeln oder nur eine etwas vergrößerte Milz festzustellen ist.

Die Familienvorgeschichte ist hinsichtlich vorgekommener Fehlgeburten mit Rücksicht auf die heutzutage viel geübten Abtreibungen nur mit Vorsicht zu benutzen. Eine typische luetische Vorgeschichte pflegt so zu lauten, daß zunächst nur Fehlgeburten in frühen Schwangerschaftsmonaten erfolgten, daß dann Frühgeburten kamen und schließlich, wenn die Infektion der Eltern jahrelang zurücklag, ausgetragene Kinder geboren wurden.

Die Frage, ob nicht bei der Geburt oder bald nachher ein Ausschlag beim Kind bestanden habe, wird vielfach von den Eltern verneint, und zwar oft guten Glaubens. Denn es kommen in der Tat Fälle vor, in denen der Ausschlag ganz fehlt oder so wenig ausgesprochen ist, daß er übersehen wird.

In vielen dieser wenig ausgesprochenen Fälle ist die Erkennung der Lues eine reine Erfahrungstatsache. Wer viele Kinder mit kongenitaler Lues gesehen hat, pflegt in solchen Fällen den „Eindruck" zu haben, daß eine Lues vorliegt, und die Wassermannsche Reaktion gibt ihm meist Recht.

Zur Unterscheidung von ähnlichen Symptomen nichtluetischer Provenienz pflegt man anzuführen, daß luetische Rhagaden das Lippenrot überschreiten, und daß luetische Hautinfiltrate an solchen Stellen sitzen, an denen chemische oder traumatische Reize nicht einzuwirken pflegen, während z. B. intertriginöse chronische Ekzeme, die oft wie Kondylome aussehen, in der Genitoanalgegend sitzen, wo sie unter dem Einfluß von Schweiß, Kot und Urin entstehen.

Niemals darf eine Lingua geographica als luetisch angesehen werden. Auch die Dermatitis exfoliativa und die Erythrodermie haben nichts mit Lues zu tun. Die Erbsche Lähmung des Armes beim Neugeborenen ist schon durch die Zeit ihres Auftretens von der Parrotschen Paralyse zu unterscheiden.

Die größte Sicherheit hinsichtlich der Diagnose gibt der Spirochätennachweis und die Wassermannsche Reaktion.

Um die Spirochaten nachzuweisen, nimmt man mit der Platinöse etwas Wundsekret aus einer Rhagade ab oder schabt mit dem Messer über einer Papel die oberflächlichen Epithelschichten ab, so daß Reizserum heraustritt. Dieses wird auf dem Objektträger mit 1 oder 2 Ösen flüssiger Tusche vermischt, dann mit einem Deckgläschen in dünner Schicht wie ein Blutpräparat ausgestrichen. Lufttrocken mit der Ölimmersion betrachtet, zeigt das Präparat auf dunklem Grunde helle Spirochaten.

Zur Wassermannschen Reaktion entnimmt man 5 ccm Blut aus der Armvene oder einer Schädelvene des Kindes oder vermittelst des Schröpfkopfes. Im allgemeinen empfiehlt sich das letztere: Nach Abreiben der Haut mit 5proz. Thymolspiritus setzt man einen Schnepper auf, am besten auf den Rücken, und schlagt eine Anzahl von Schnittwunden, aus denen man mit Hilfe einer Saugglocke genügend Blut gewinnt.

Auch die Röntgenuntersuchung liefert sehr augenfällige Befunde: bei der Osteochondritis tritt an der Epiphysenlinie ein intensiver strichförmiger Schatten auf, der nach der Diaphyse hin glatt oder gewellt verläuft, nach der Epiphyse hin durch kleine Ausläufer gezackt erscheint. Dem Schatten benachbart treten diaphysenwärts im Schaft des Knochens Aufhellungen auf. Bei der sog. Epiphysenlösung zeigt das Röntgenbild, daß es sich viel häufiger um Brüche am Ende der Diaphyse handelt als um eigentliche Epiphysenlösungen. Unterarm- und Unterschenkelknochen lassen häufig eine Verlängerung eines der beiden erkrankten Knochen erkennen.

Bei Periostitis syphilitica wird der Knochen beiderseits von einem mehr oder weniger dicken, strukturlosen Schatten begleitet.

Die Prognose hängt von der Schwere der Erkrankung, der Zeit ihres Auftretens, vom Zustand des Kindes und auch von der elterlichen Infektion ab. Je frischer die Erkrankung der Eltern, desto schwerer die Erscheinungen beim Kinde. Solche, die schon mit syphilitischen Erscheinungen geboren werden, oder bei denen sie sich mit großer Schnelligkeit entwickeln, frühgeborene oder ernährungsgestörte Kinder, selbstverständlich auch nachlässig behandelte, geben eine schlechtere Prognose. Dasselbe gilt für Kinder mit viszeraler Lues.

Im übrigen ist die Lues des Kindes ein dankbarer Gegenstand der Behandlung. Bei unzureichender Behandlung kommt es jedoch bereits im 1. Lebensjahre wieder zu Rückfällen.

Die Prognose für das spätere Leben ist keineswegs schlecht. Sofern eine genügende Behandlung stattfindet, bleiben die Kinder körperlich wie geistig gesund.

Behandlung: Die Behandlung einer kongenitalen Lues beim Kind schließt notwendigerweise auch eine Behandlung der Eltern in sich. Denselben soll man die Diagnose „Syphilis" sagen, auch die Wassermannsche Reaktion bei ihnen anstellen und sie veranlassen, sich einer fachärztlichen Behandlung zu unterziehen.

Ein luetisches oder daraufhin verdächtiges Kind ist möglichst seiner Mutter anzulegen. Denn die Mutter ist auch immer selbst syphilitisch, auch wenn sie angeblich nie Erscheinungen dargeboten hat. Selbst ein negativer Ausfall der Wassermannschen Reaktion besagt nichts dagegen, denn erfahrungsgemäß genügt eine provokatorische Salvarsaninjektion, um die Wassermannsche Reaktion positiv zu gestalten.

Wenn eine stillende Frau mit Salvarsan injiziert wird, geht letzteres durch die Frauenmilch auch teilweise auf das Kind über.

Eine gesunde Amme zu einem luetischen Kinde zu nehmen, ist nicht erlaubt.

Zur Behandlung der Kinder stehen mehrere Mittel zur Verfügung:

I. Salvarsan. Neosalvarsan 0,15 (= 0,1 Salvarsan).

II. Quecksilber:

per os:

Hydrarg. jodat. flav. 0,01
Sacch. 0,5
M.F.P. D.T.D. VII.
täglich ein Pulver,

perkutan:

Ung. Hydrarg. cin.
Lanolin. ãã 0,5
in chart. cerat. Dos. VI.
täglich ein Päckchen einreiben

oder:

Ung. Hydrarg. c. Resorb
1 Originaltube
täglich 1 g einreiben,

subkutan, bzw. intramuskulär:

Hydrarg. bichlor. corros.
Natr. chlorat. ãã 0,2
Aq. dest. 10,0
zweimal wöchentlich 1 Teilstrich der Pravazspritze einspritzen.

Vor Beginn jeder Behandlung ist der Harn zu untersuchen und festzustellen, ob er eiweißhaltig ist. Letzteres ist keine Gegenanzeige für den Gebrauch von Salvarsan oder Quecksilber.

Zu Neosalvarsaneinspritzungen ist das Pulver in 2 bis 3 ccm frisch destillierten Wassers zu lösen. Die Einspritzung erfolgt in eine durch Fingerdruck gestaute Schädel- oder Halsvene, oder intraglutäal.

In sehr schweren Fällen, z. B. bei Viszeralsyphilis kann die Salvarsaninjektion von einem Ausbruch eines allgemeinen Hautausschlags gefolgt sein und den Tod nach sich führen. Deshalb empfiehlt es sich, in solchen Fällen erst 8 oder 14 Tage Quecksilber zu geben und dann Salvarsan. Überhaupt pflegt man neben Salvarsan immer noch Quecksilber zu verordnen.

Quecksilber innerlich ist die bequemste Darreichung. Bei der perkutanen Anwendung (Schmierkur) reibt man Werktags die Salbe ein und läßt Sonntags baden. Die Sublimatinjektionen gebraucht man bei Patienten, bei deren Eltern man nicht das Zutrauen hat, daß sie Verständnis für die Schwere der Krankheit und für die Notwendigkeit einer ordentlichen Behandlung haben. Der Gebrauch von Sublimatbädern ist wirkungslos.

Eine gründliche Behandlung vollzieht sich so, daß das Kind 4 Wochen lang Salvarsan bekommt, wöchentlich 1 Spritze, nebenher und noch 6 Wochen lang danach Quecksilber erhält. In jedem Vierteljahr wird diese Kur wiederholt — wenn nötig, auch noch das 2. Lebensjahr hindurch.

Neben der innerlichen Behandlung wird man immer auch eine örtliche Behandlung anwenden müssen. Geschwürige Stellen werden mit weißer Präzipitatsalbe bestrichen, blutende Rhagaden mit 1proz. Arg. nitr.-Lösung betupft. Große Sorgfalt muß darauf verwendet werden, daß die Nase des Kindes durchgängig bleibt. Sie ist in der ersten Zeit täglich durch den Arzt selber mit Wasserstoffsuperoxyd (3proz.) und zusammengedrehten Wattepropfen zu reinigen, hinterher mit Präzipitatsalbe einzufetten. Späterhin muß die Mutter vor jedem Anlegen mit Wasserstoffsup. das Sekret entfernen.

Bei Parrotscher Paralyse wird der erkrankte Arm mit Heftpflasterstreifen am Brustkorb festgeklebt.

Tuberkulose.

Tuberkulose ist beim Säugling nicht allzuhäufig.

Herkommen: Sie kann auf verschiedene Art zustande kommen:

1. Durch spermine Übertragung, eine Entstehungsart, die theoretisch möglich ist, aber praktisch kaum in Frage kommt.

2. Durch plazentare Übertragung. Wenn die Plazenta einer schwindsüchtigen Frau tuberkulöse Veränderungen aufweist, so kann es geschehen, daß Bazillen auch in den Körper des Kindes gelangen und hier zu einer kongenitalen Tuberkulose führen. Solche Fälle sind mehrfach beobachtet worden.

3. Durch aerogene Übertragung, wohl die häufigste Art der Ansteckung des Kindes. Die Übertragung erfolgt von der lungenkranken Mutter oder Pflegerin (Kindermädchen) aus durch Küssen, Anhusten und dergl. (Tröpfcheninfektion).

4. Durch alimentäre Übertragung, d. h. durch den Genuß einer tuberkelbazillenhaltigen Milch, überhaupt durch

Verschlucken tuberkulösen Stoffes irgendwelcher Herkunft (Schmutz- und Schmierinfektion).

Erscheinungen und Verlauf: Je nach dem Ort, an dem die Tuberkelbazillen ihre Tätigkeit eröffnen, kommt es nun zu einem — namentlich prognostisch — verschiedenen Verlauf:

I.

Die innere Tuberkulose des Säuglings tritt als angeborene oder als erworbene Tuberkulose auf.

Bei der ersten Form treten schon wenige Wochen nach der Geburt des Kindes die Krankheitserscheinungen auf: die Leber vergrößert sich und ist als scharfkantiger Tumor fühlbar, der Bauchumfang nimmt zu, auch die Milz wird tastbar, auf der Bauchhaut bildet sich ein Netz erweiterter Blutgefäße nach Art eines Caput medusae, in späteren Stadien fühlt man ein Reiben auf der Leberoberfläche, von aufgelagerten Fibrinbelägen herrührend. Es bilden sich erst subfebrile, dann höhere Temperaturen heraus. Das Kind wird sehr blaß, es nimmt nicht mehr zu, schließlich treten Abnahmen ein; periphere Lymphdrüsen werden überall tastbar, kleine Tuberkulide zeigen sich auf der Haut. Man stellt die Pirquetsche Reaktion und auch die Wassermannsche an. Letztere bleibt negativ, erstere dagegen fällt positiv aus. — Wenn das Kind dann nach einigen weiteren Wochen stirbt, finden sich bei der Sektion verkäste Drüsen an der Leberpforte und auch an den übrigen Organen der Brust- und Bauchhöhle Tuberkelknötchen.

Die erworbene Tuberkulose kann in folgender Weise verlaufen: Ein atrophischer Säugling wird zur Untersuchung gebracht, weil er nie recht gediehen sei. Man stellt fest, daß leichte unregelmäßige Temperaturen bestehen. Die Milz ist etwas fühlbar, es finden sich auch vereinzelte, tastbare Drüsen an Stellen, an denen sonst beim Säugling keine zu sitzen pflegen, z. B. am Mundboden, in der Achselhöhle, über dem Schlüsselbein und an der Seite des Brustkorbs. In der Haut entdeckt man eine Folliclis tuberculosa, hanfkorngroße, braunrote, glänzende Stellen. Der Leib ist straff gespannt und etwa meteoristisch aufgetrieben. Die Pirquetsche Reaktion fällt, wenn nicht die Krankheit sehr weit fortgeschritten ist, positiv aus. Unter zunehmender Abmagerung erfolgt der Tod. Bei der Sektion findet sich eine ausgebreitete Tuberkulose der bronchialen und viszeralen Drüsen mit Herden in Niere, Milz, Leber, Lunge.

In wieder anderen Fällen stehen von vornherein pulmonale Erscheinungen im Vordergrund. Es sind ebenfalls atrophische Kinder mit ständigem Husten, oft krampfhafter Art — Bronchialdrüsenhusten — und ständigen katarrhalischen Erscheinungen auf der Lunge, die jedoch nie einen so schweren Grad annehmen, daß man auf den Verdacht einer Tuberkulose käme, wenn man nicht aus der Vorgeschichte wüßte, daß Vater oder Mutter schwer tuberkulös sind. Unter zunehmender Atemnot, zuweilen durch eine hinzutretende Katarrhalpneumonie beschleunigt, erfolgt der Tod. Eine in fortgeschrittenerem Zustand aufgenommene Röntgenaufnahme liefert einen überraschenden Befund: Umschriebene Schatten in der Hilusgegend deuten auf Bronchialdrüsenvergrößerungen hin, körnige Fleckung des ganzen Lungenfeldes läßt eine Miliartuberkulose desselben erkennen, während einige haselnußgroße, verwaschene, streifige Flecke als Kavernen anzusprechen sind, ein Befund, der durch die Sektion dann bestätigt wird. Gute Röntgenbilder sind allerdings wegen der starken Dyspnoe der Kinder selten.

Schließlich gibt es Kinder, die mit ausgesprochenen meningealen Erscheinungen erkranken, mit unstillbarem Erbrechen oder Krämpfen oder leichter Benommenheit, und die in typischer Weise mit einem Anstieg der Temperatur und des Pulses nach dem Ende hin an Meningitis tuberc. zugrunde gehen.

Diagnose: Das, was beim Säugling den Verdacht auf Tuberkulose lenkt, ist gewöhnlich die Familienvorgeschichte des Kindes, d. h. die Herkunft von Eltern mit Lungentuberkulose. Der Verdacht nimmt festere Formen an durch eine positive Pirquetsche Reaktion. Wenn sie negativ ausfällt, so spricht das nicht immer gegen Tuberkulose, denn es kann der schlechte Allgemeinzustand des Kindes daran schuld sein. Milz- und Lebertumor und einzelne Drüsenschwellungen bestärken den Verdacht. Außerordentlich wertvolle Ergebnisse, aber nur in klinisch fortgeschrittenen Fällen, liefert die Röntgenuntersuchung.

Die Prognose ist völlig ungünstig. Eine Behandlung hat demgemäß wenig Sinn. Ut aliquid fiat — gibt man Kreosotlebertran zweimal einen halben Teelöffel, bei Hustenreiz Kodeinsirup abends und morgens einen Teelöffel.

Sehr wichtig ist in diesen Fällen die Prophylaxe, nämlich der Schutz etwaiger späterer Kinder vor der tuberkulösen Ansteckung. Zu diesem Grunde gibt man die folgenden Kinder möglichst bald nach der Geburt zu Verwandten oder in Pflege.

II.

Die äußere Tuberkulose tritt beim Säugling als Spina ventosa, Erkrankung der platten Schädelknochen, Gelenkerkrankungen, ferner als Hauttuberkulose: kalte Abzesse, Folliclis tuberculosa und als tuberkulöse Ohrerkrankung auf. Ihre Prognose ist fast immer gut, zweifelhaft nur bei der Tuberkulose des Ohrs und der Schädelknochen wegen der Möglichkeit eines Übergreifens auf die Meningen.

Die Behandlung ist in allen diesen Fällen eine im wesentlichen abwartende. Man begnügt sich mit Schutzverbänden und wartet im übrigen ab — außer bei der Tuberkulose des Ohres, die der fachärztlichen Behandlung gehört. Von Tuberkulinkuren sehe man ab. Im Sommer bringt man die Kinder nach Möglichkeit ins Freie und in die Sonne. Im Winter bestrahlt man sie mit künstlichem Sonnenlicht (Höhensonne).

III.

Ein dritter Teil von Kindern erweist sich durch den positiven Ausfall der Pirquetschen Reaktion als tuberkulös angesteckt, läßt aber weder im Säuglingsalter noch späterhin irgendwelche Erscheinungen von Tuberkuloseerkrankung erkennen. Die Infektion ruht also bei ihnen irgendwo versteckt in einer Drüse oder sonstwo, und die Kinder selbst sind klinisch gesund. In früherer Zeit glaubte man, wenn ein Säugling eine positive Pirquetsche Reaktion aufweise, handele es sich immer um eine fortschreitende, in absehbarer Zeit zum Tode führende Tuberkulose. Diese Anschauung ist nicht richtig, sondern man muß auch beim Säugling wie beim Erwachsenen unterscheiden zwischen Tuberkuloseinfektion und Tuberkuloseerkrankung. Daher gibt ein positiver „Pirquet“ beim Säugling keinerlei Anlaß zu einer Behandlung ab. Wohl aber sind solche Kinder in erhöhte ärztliche Beobachtung zu nehmen und mit

Sorgfalt vor Infektionen zu schützen, namentlich vor denjenigen, die erfahrungsgemäß am ehesten eine schlummernde Tuberkulose wieder anfachen, nämlich vor Masern und Keuchhusten.

Besonderheiten im Verlauf der akuten Infektionskrankheiten bei Säuglingen.

I. Masern.

Während der ersten 4 Lebensmonate sind Säuglinge gegen Masern fast immun. Späterhin erkranken sie mit derselben Regelmäßigkeit wie ältere Kinder. Der Verlauf der Masern ist häufig abortiv. Es tritt ein wenig charakteristisches, oft ganz unbedeutendes Fieber auf mit entsprechenden, katarrhalischen Erscheinungen von seiten der Luftwege: Schnupfen und Husten, sowie ein spärliches Exanthem, das nach einigen Stunden wieder abgeblaßt sein kann. Solche Fälle werden nur dann als Masern richtig erkannt, wenn sie im Verlauf einer Epidemie auftreten. Sie sind insofern aber gefährlich, als sie den Ansteckungsstoff auf Säuglingsstationen einschleppen können. Namentlich atrophische Kinder zeigen diese abortive Form der Masern.

An sich verlaufen auch typische Masern beim Säugling nicht schwer, aber sie können dadurch einen schweren Verlauf annehmen, daß unangenehme Begleiterscheinungen hinzutreten: Bronchopneumonien, Otitiden, parenterale Ernährungsstörungen, schwere Ekzeme, Masernkrupp. Dadurch gewinnt die Maserninfektion den Charakter einer schweren Erkrankung, und deshalb sind Säuglinge vor der Infektion nach Möglichkeit zu schützen. Nichts ist verkehrter, als die früher viel geübte Sitte, alle Kinder einer Familie zusammenzulegen, damit alle die Masern auf einmal durchmachen.

II. Diphtherie.

An Erkrankungen durch Diphtherie ist das Säuglingsalter weniger beteiligt, als die späteren Kinderjahre. Immerhin kommt die Diphtherie nicht gerade sehr selten zur Beobachtung. Geschwüre an der Vulva bei kleinen Mädchen, die man auf Unsauberkeit oder traumatische Einwirkungen zurückführen zu müssen glaubt, und die nicht heilen wollen, beruhen manchmal auf Diphtherie. Schnupfen bei Säuglingen, auch schon bei neugeborenen, der aller Behandlung trotzt, muß immer Verdacht auf Diphtherie erwecken. Oft tritt die Nasendiphtherie endemisch auf Säuglingsstationen auf (s S. 237). Larynxdiphtherie kündet sich durch Krupphusten an; sie ist häufiger als Rachendiphtherie, welch letztere allerdings bei Säuglingen keine sehr ausgesprochenenen Symptome verursacht und daher vielleicht oft übersehen wird.

In allen Fällen verabfolgt man Diphtherieserum intramuskulär in die Gesäßmuskeln: bei Vulva- und Nasendiphtherie 600 Einheiten, bei Larynx- und Rachendiphtherie, sofern gutes Allgemeinbefinden besteht, 1000, sonst 3000 Einheiten. Bei Nasendiphtherie leistet Serum (1 : 30 phys. Kochsalzlösung), tropfenweise in die Nasenlöcher gegeben, gute Dienste. (Näheres s. S. 238.)

Erkrankt die Mutter eines Brustkindes an Diphtherie, so ist das Kind mit 600 Einheiten zu spritzen, der Mutter aber weiter anzulegen.

III. Windpocken.

Windpocken (Wasserpocken, Schafblattern, Varizellen) verlaufen bei Säuglingen so harmlos wie bei älteren Kindern. Sie gehen bei dem einen Kind mit längerem remittierenden Fieber einher, bei dem anderen verlaufen sie ganz fieberlos. Das Allgemeinbefinden ist in allen Fällen nicht sehr beeinträchtigt, auch die Gewichtskurve wird sehr wenig beeinflußt. Sie sind in den ersten Lebenswochen selten, sollen aber schon bei neugeborenen Kindern beobachtet sein. Außer auf der Haut treten sie auch auf der Schleimhaut des Mundes und des Genitale auf und lassen sich dadurch von ahnlichaussehenden Prurigoeruptionen unterscheiden. Ein eigentümliches, an Variola erinnerndes Aussehen nehmen die Varizellenpusteln bei kachektischen Kindern, besonders bei pastösen Mehlkindern an, sie werden hämorrhagisch und hinterlassen tiefe Geschwüre mit speckig belegtem Grund. Sie hinterlassen eine dauernde Immunität. Ihre Inkubationszeit beträgt 18 Tage.

Durch Verimpfung des Blaseninhaltes läßt sich eine der Kuhpockenimpfung ähnliche Reaktion mit entsprechendem Impfschutz erzielen, wovon bei Endemien auf Säuglingsstationen mit Vorteil Gebrauch gemacht wird.

IV. Keuchhusten.

Keuchhusten ist nächst Masern diejenige Infektionskrankheit, die am häufigsten das Säuglingsalter befällt, wobei jedoch nicht verschwiegen werden darf, daß manche Ärzte wieder das Vorkommen von Keuchhusten bei Säuglingen überhaupt bezweifeln. In der Tat weicht das klinische Bild des Pertussis beim Säugling nicht unwesentlich von dem des älteren Kindes ab. Sein eigentümliches Gepräge erhält der Keuchhusten durch die bekannten Hustenanfälle: aus völligem Wohlbefinden heraus erfogt ein schwerer Hustenanfall, der, wenn er abgeklungen ist, dem Kind einen kurzen Augenblick Ruhe gewährt, um sich dann in gleicher Stärke noch ein zweites Mal zu wiederholen. Diese zweite Attacke, die R e p r i s e, kennzeichnet den Husten als Keuchhusten, und sie ist es, die dem sogenannten Säuglingspertussis fehlt.

In dieser etwas abweichenden Form tritt der Keuchhusten schon bei sehr jungen Säuglingen auf. Angeblich hat man ihn bereits im Alter von 14 Tagen beobachtet. Er führt zu beängstigenden Nebenerscheinungen: Nasenbluten, Blutergüssen in die Augenbindehaut, Geschwürsbildung am Zungenbändchen, wenn die Kinder schon Zahne haben. Er begünstigt das Heraustreten von Nabel- und Leistenbrüchen. Bedrohliche Begleiterscheinungen sind parenterale Ernährungsstörungen, Lungenentzündungen und Meningitis purulenta. Bei spasmophil veranlagten Kindern kommt es zu eklamptischen Krämpfen und Stimmritzenkrampf mit schweren Asphyxien.

Solange Keuchhustenkinder keine schwereren Komplikationen zeigen, bringt man sie möglichst viel ins Freie. Wenn stärkere bronchitische oder gar bronchopneumonische Erscheinungen auftreten, werden sie morgens und abends warm gebadet und erhalten für die Nacht einen feuchtwarmen Brustwickel. Tagsüber läßt man sie im Zimmer, wechselt es aber mehrmals, um es gründlich zu lüften.

Die Kinder müssen vorsichtig gefüttert werden, alle krümeligen Sachen wie Zwiebäcke, Keks usw. müssen ausgeschaltet werden. Die Nahrung muß in kleinen Mengen und immer erst n a c h einem Hustenanfall verabreicht werden.

Die arzneiliche Behandlung leistet am meisten, wenn sie gleich im Beginn des Stadium convulsivum einsetzt. Den besten Erfolg sahen wir vom Thymipin-Golasz, morgens und abends je 1 Tropfen, bei sichtlicher Besserung je 2 Tropfen. Dadurch wird die Zahl der Anfälle ganz erheblich herabgesetzt. Wiederholen sich die Anfälle tagsüber derartig oft, daß die Kinder ganz erschöpft sind, auch die Nahrung verweigern, so gibt man Narcotica, die in herkömmlicher Weise mit Chinin kombiniert werden: Chineonal (Chinin + Veronal) in überzuckerten Tabletten von je 0,1. Davon 6, nach einigen Tagen 4 Tabletten am Tag. Oder:

Aristochin.	0,2		Chinin. muriat.	0,05
Heroin	0,0025		Cod. phosphor.	0,0025
M. f. p. 2—3mal 1 Pulver.			Butyr. cacao. qu. satis	
			ad supp. 2—3mal tägl. ein Zäpfchen	

In manchen Fällen schaffen Räucherungen mit „Vaporin" sichtliche Erleichterung.

Bei Krämpfen sind Lumbalpunktionen empfohlen worden, die indes nur selten Nutzen bringen. Besser ist es, die Kinder durch Chloralklistiere tagelang in halber Narkose zu erhalten. Sind die Krämpfe sicher spasmophiler Natur, so helfen oft einige Tage reiner Mehldiät. Auf jeden Fall ist die Komplikation mit Krämpfen prognostisch wie therapeutisch als sehr ungünstig anzusehen.

V. Seltenere Infektionskrankheiten.

Röteln kommen — außer bei älteren Säuglingen — nicht vor.

Scharlach ist in seltenen Fällen beobachtet worden, z. B. bei Brustkindern, wenn die Mutter auch daran erkrankt war. Im allgemeinen bildet der 6. Lebensmonat die Grenze, unter der er nicht berücksichtigt zu werden braucht. Kurzdauernde scharlachartige Ausschläge kommen im Säuglingsalter aber öfter vor, z. B. nach dem Impfen oder bei hoch fieberhaften Katarrhen der oberen Luftwege.

Mit *Typhus* können Säuglinge schon geboren werden. In diesen Fällen ist immer auch die Mutter selbst krank. Erscheint das Kind als gesund, so kann doch die Widalsche Reaktion bei ihm positiv sein.

Ruhr und *ruhrartige Durchfälle* befallen mit besonderer Vorliebe das Säuglingsalter. Meist treten sie gehäuft in Form von kleinen Haus- oder Anstaltsepidemien auf. Die Übertragung geschieht durch Kot, durch Berührung von kranken Kindern, vielleicht auch durch Fliegen. Es handelt sich entweder um Shiga-Kruse-Ruhr oder um Pseudodysenterie (Flexner), indeß gelingt der Nachweis der Erreger nur in den seltensten Fällen. Der Ausbruch der Erkrankung erfolgt plötzlich unter Entleerung von gehäuften diarrhoischen Stühlen mit blutigen oder blutigeitrigen oder schleimiggallertigen Beimengungen. Im Anfang besteht meist leichtes Fieber, das nach dem Aussetzen der Nahrung gewöhnlich — nicht immer — verschwindet. Die Blutbeimengungen bleiben oft tagelang im Stuhl, auch die Zahl der Stühle kann lange Zeit vermehrt bleiben. Nebenher bestehen alle Erscheinungen der schweren akuten Ernährungsstörung.

Differentialdiagnose: Bei Invagination ist meist ein Tumor zu fühlen, außerdem enthalten die Stühle bald nichts anderes mehr als nur Blut, keine Stuhlreste, welch letztere bei Ruhr immer vorhanden sind. — Schwer kann die Unterscheidung gegenüber parenteralen Durchfällen sein. Bei diesen verschwindet das Fieber aber nicht beim Weglassen der Nahrung. Außerdem bleiben die Blutbeimengungen bei parenteraler Störung niemals so lange erhalten als bei Ruhr. B e h a n d l u n g: Kräftig abführen durch 1—2—3 Teelöffel Rizinusöl. Gleichzeitig Tee und Saccharin, später Schleim, dann Eiweißmilch. Desinfizieren der Wäsche und der Windeln.

Ob *Parotitis* und *akuter Gelenkrheumatismus* bei Säuglingen vorkommen, ist fraglich.

Meist handelt es sich bei G e l e n k e r k r a n k u n g e n im Säuglingsalter — sofern nicht Gonorrhöe oder Tuberkulose vorliegt — um e i t r i g e. Sie können auch zu Metastasen in anderen Gelenken, z. B. der Finger oder der Wirbelsäule, führen. Sobald die Probepunktion Eiter ergibt, ist einzuschneiden. Die Gebrauchsfähigkeit der Gelenke stellt sich immer wieder her.

Malaria tritt angeboren und erworben auf, aber nur in Gegenden, wo Malaria herrscht, bzw. bei Kindern, deren Mütter Malaria haben oder hatten. Sie reagieren außerordentlich prompt auf Chinin. hydrochloric. täglich 1mal 0,2 g.

Erysipelas findet sich schon bei Neugeborenen, bei denen es von der Nabelwunde oder von Geburtsverletzungen ausgeht (vgl. S. 01). Bei älteren Kindern entsteht es meist im Anschluß an zerkratzte Impfpusteln und dergl. Es geht mit hohem Fieber einher, gibt aber immer eine gute Prognose. An den Gliedern kann man sein Fortschreiten durch Heftpflaster oder durch Aufpinseln von Kollodium aufhalten. Im übrigen beschränkt man sich auf feuchte Verbände mit essigsaurer Tonerde.

Von *Meningitis cerebrospinalis* wird das Säuglingsalter vorzugsweise befallen. Die Eintrittspforte stellt wahrscheinlich der Rachen dar, in dessen Schleim die Kokken zuweilen nachweisbar sind. Die K i n d e r e r k r a n k e n i m m e r g a n z p l ö t z l i c h, mit Fieber und Erbrechen oder mit Krämpfen und Bewußtlosigkeit. Die Fontanelle erweist sich als gespannt, die Schädelnähte sind gelockert, die Lumbalpunktion liefert eine t r ü b e F l ü s s i g k e i t, die unter e r h ö h t e m D r u c k steht (über 150), auch dann, wenn nur einige dicke Tropfen hervorquellen, die Eiterkörperchen und i n t r a z e l l u l a r e g r a m n e g a t i v e, zuweilen recht spärlich vorhandene M e n i n g o k o k k e n enthält.

Zum Teil führt die Krankheit innerhalb weniger Tage zum Tode, zum Teil nimmt sie einen mehr chronischen Verlauf und endet gar nicht selten mit Genesung. Es kommen auch abortive Formen vor, die mit sehr geringen meningealen Erscheinungen verlaufen, oft nur dadurch erkannt werden, daß sie während des Bestehens einer Epidemie auftreten, die dann in Heilung ausgehen, aber schwere Störungen der Intelligenz, auch Verlust des Gehörs und damit Taubstummheit nach sich ziehen können.

Bei längerer Dauer der Erkrankung zeigt sich ein unregelmäßiger, mit zeitweiligen Besserungen und erneuten Verschlechterungen einhergehender Fieberverlauf, flüchtige Hautausschläge, auch Durchfälle, Gelenkschwellungen werden beobachtet. In manchen Fällen ist die Wirbelsäule hochgradig rigide und der Opistotonus sehr ausgesprochen, in anderen fehlt beides. Auch das K e r n i g s c h e Z e i c h e n wird häufig vermißt, dagegen fehlt das Brudzinskysche selten. (Bei ruckweisem Vorwärtsbiegen des Kopfes schnelles Anziehen der Beine.) Bei jedem längerem Bestande einer Genickstarre kommt es zur Vergrößerung des Schädelumfanges, die bei etwaiger Heilung bestehen bleibt. Sehr lange erhält sich immer ein Tremor der Hände.

Die Heilung erfolgt in vielen Fallen restlos, in anderen entwickeln sich geistige Störungen oder epileptiforme Erscheinungen.

Ob die Heilung durch Gebrauch von Meningokokkenserum befördert wird, ist ungewiß. Wenn man es anwenden will, läßt man erst durch Lumbalpunktion etwa 10 ccm Lumbalflüssigkeit ab und spritzt dafür 10 ccm Merksches Meningokokkenserum körperwarm vermittels Rekordspritze, die man durch einen kurzen Gummischlauch mit der Lumbalnadel verbindet, ein. Das Becken wird hoch, der Kopf tief gelagert. Die Einspritzungen werden drei- bis viermal wiederholt.

Sonst gibt man große Dosen Urotropin (6mal $^1/_2$ g), Chloralhydrat, heiße Bäder, und sorgt für gute Körperpflege und ausreichende Nahrungsaufnahme.

Impfung.

Nach dem deutschen Impfgesetz von 1874 muß jeder Säugling bis zum Ablauf desjenigen Kalenderjahres geimpft sein, in dem er sein erstes Lebensjahr vollendet.

Ein früherer Termin der Impfung ist nur bei akuter Pockengefahr empfehlenswert.

Ein Hinausschieben der Impfung bis ins 2. Lebensjahr ist bei schwerkranken, ernährungsgestörten Kindern und bei solchen mit schwerer exsudativer Diathese angezeigt. Bei Kindern mit chronischen Hautausschlägen kann man sogar bis zum 3. Lebensjahr warten.

Die beste Jahreszeit ist das Frühjahr und der Herbst.

Technik: Vor dem Impfen ist das Kind am besten ganz, mindestens aber an seinem Oberkörper zu entkleiden und einer genauen Besichtigung zu unterziehen. Finden sich Ausschlage, so ist es zurückzustellen. Andernfalls wird die Außenseite des rechten Oberarmes mit Benzin gesäubert. Alsdann macht man mit einem Impfmesser (beliebiger Konstruktion) 4 seichte Schnitte, je 2 übereinander, etwa in Abständen von 2 cm. Die Schnitte sollen so oberflächlich sein, daß sie nicht bluten, was sich aber bei schreienden, widerspenstigen Kindern nicht immer erreichen läßt. Auf jeden der Schnitte trägt man etwas Lymphe auf und läßt sie eintrocknen. Das Kind sitzt dabei auf dem rechten Arm der Mutter, die mit ihrer linken Hand die rechte des Kindes so lange festhalt, bis die Lymphe eingetrocknet ist. Dann bedeckt man die Impfschnitte mit einem Tupfer, den man mit einem durchlochten Leukoplaststreifen oder einer Binde befestigt und bis zur Nachschau darauf sitzen läßt.

8 Tage später muß das Kind zur Nachschau erscheinen. Die Impfung gilt als erfolgreich, wenn mindestens eine Impfpustel angegangen ist. Ist keine angegangen, so liegt das meist am Impfstoff, und man wiederholt dann am besten die Impfung sofort mit neuer Lymphe.

Die Entwickelung der Impfpusteln ist so, daß 2 oder 3 Tage nach der Impfung die Schnitte sich zu röten beginnen und an den nächsten Tagen eine Papel zeigen, die in der

Mitte eine Delle trägt. Die Papel vergrößert sich etwa bis zum 9. Tage, sie ist anfangs weiß, wird dann immer mehr gelblich und beginnt, sobald sie am 9. Tage ihr größtes Wachstum erreicht hat, einzutrocknen. 3—4 Wochen nach der Impfung fällt sie als trockener Schorf ab und hinterläßt die Impfnarbe.

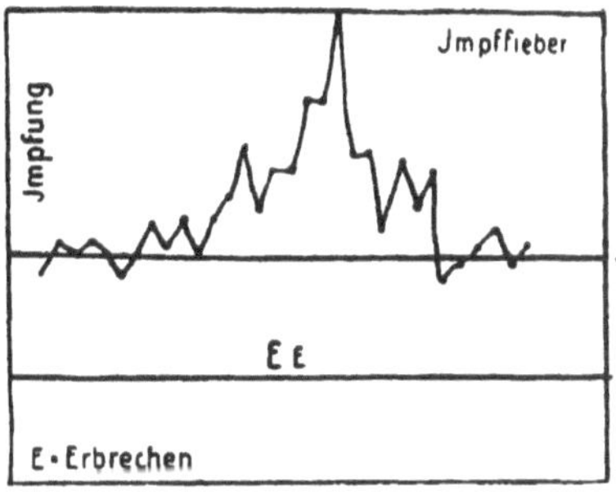

Abbildung 20

Auf der Höhe ihres Wachstums ist sie von einem stark roten, handtellergroßen Hof umgeben (Aula). Die Achseldrüsen sind oft schmerzhaft geschwollen, die Temperatur erhöht, das Allgemeinbefinden gestört, der Appetit liegt darnieder, der Stuhl ist angehalten oder dyspeptisch. Zuweilen erscheint ein scharlachförmiger Ausschlag am ganzen Körper. Nach 2—3 Tagen tritt wieder Wohlbefinden ein.

Durch Zerkratzen der Impfschnitte kann es zur „generalisierten Vakzine" kommen. Dagegen schützt nur ein fester Verband der Impfschnitte, sowie das Ausschalten aller Kinder mit juckenden Ekzemen von der Impfung. Durch Kratzen an den entwickelten Pusteln kann es ferner zur Vereiterung derselben, weiter zur Vereiterung der Achseldrüsen, Wundrose, impetiginösen Ausschlägen und ähnlichem kommen. Deshalb soll man auch bei der Nachschau wieder einen Verband um die Pusteln legen.

Bei starker Reaktion mit Rötung und Schwellung der Schultergegend wendet man Puder, Borsalbe oder Umschläge mit essigsaurer Tonerde an. Solche starken Reaktionen sieht man vorzugsweise bei fetten Kindern. Infolgedessen mache man bei ihnen die Impfschnitte möglichst kurz, oder beschicke nicht alle 4 Impfschnitte, sondern nur 2 mit Lymphe.

Um bei Madchen die Impfnarben zu vermeiden, impft man sie am Oberschenkel. In diesen Fällen ist aber doppelt Sorge zu tragen, daß die Kinder nicht kratzen können.

Irgendwelche Schadigungen durch die Lymphe, wie sie von den Impfgegnern behauptet werden, z. B. Übertragung von Syphilis, sind unmöglich.

Die Dauer des durch die Impfung erlangten Schutzes vor Ansteckung mit echten Pocken währt etwa 5 Jahre.

Erkrankungen der Harnwege.

Erkrankungen der Harnwege werden bei Säuglingen deshalb so selten festgestellt, weil es Schwierigkeiten macht, bei jungen Kindern Urin zu gewinnen. Sie sind aber durchaus nicht selten.

Eine physiologische Albuminurie findet sich bei neugeborenen Kindern.

Ausscheidung von Eiweiß mit Zylindern und meist auch von roten Blutkörperchen tritt im Verlauf der Sepsis neonatorum, der alimentären Intoxikation, der Lues congenita auf, gelegentlich auch bei schweren Mehlnährschäden und impetiginösen Ekzemen.

Blutiger Urin ist eins der ersten Zeichen der Barlowschen Krankheit.

Schwere hämorrhagische Nephritis beobachtet man bei Anwendung gewisser Medikamente, z. B. β-Naphthol.

Ödeme gehören im allgemeinen nicht zu diesen verschiedenen Formen von Nierenaffektionen. Sie können angeboren als kongenitale Wassersucht vorkommen, oder sie sind alimentärer Natur und werden durch den Salzgehalt der Nahrung veranlaßt, kommen also bei Ernährung mit Molke, Magermilch, Brühe, gesalzenem Haferschleim, Heim-Johnscher Lösung und dergl. vor. Sie treten zuerst an den Hand- und Fußrücken auf. Auch spasmophile Kinder mit Tetaniestellung der Hände und Füße weisen Ödeme auf.

Die Nierenbeckenentzündung.

Die wichtigste Erkrankung im Gebiete des Urogenitalapparates ist im Säuglingsalter die sogenannte Pyelitis (Pyelozystitis, Pyelonephritis, früher auch Kolyzystitis-Escherich genannt).

Sie kommt häufig vor, sowohl bei Brustkindern wie bei künstlich genährten Säuglingen. Vorzugsweise werden Mädchen betroffen, auf Knaben entfallen nur etwa 10% der Erkrankungen.

Auch bei älteren Kindern und bei Erwachsenen kommt sie zur Beobachtung und bevorzugt auch hier das weibliche Geschlecht.

Herkommen: Sie entsteht durch Infektion mit Kolibazillen (Escherich), in selteneren Fällen durch andere Bakterienarten: Proteus, alkalisierende Bakterien (Krasnogorski) u. a. Über die Art der Infektion herrschen verschiedene Ansichten: Die einseitige Bevorzugung des weiblichen Geschlechtes läßt darauf schließen, daß der Bau der Harnwege, namentlich die Kürze der weiblichen Harnröhre, eine aufsteigende Infektion entlang den Harnwegen begünstige. Andererseits ist Grund vorhanden, auch eine Übertragung der Kolibazillen vom Darm her auf dem Blut- und dem Lymphwege als möglich anzunehmen, um so mehr, als Lymphverbindungen von der Blinddarmgegend zur rechten Niere nachgewiesen sind.

Wo der Sitz der Infektion gelegen ist, läßt sich klinisch nicht immer mit Sicherheit feststellen. Es kann die Niere selbst, das Nierenbecken, der Harnleiter und auch die Blase befallen sein. In der Mehrzahl der Fälle sitzt die Erkrankung im Nierenbecken.

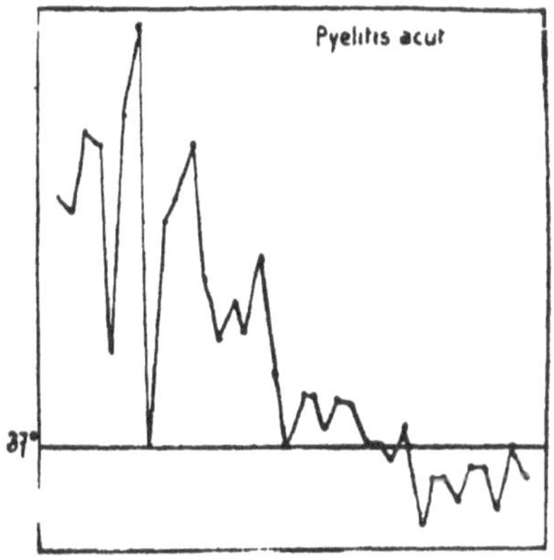

Abbildung 21.

Erscheinungen und Verlauf: Die akute Pyelitis geht mit hohem Fieber und starkem Kranksein des Kindes einher. Man glaubt eine beginnende kruppöse Pneumonie vor sich zu haben, findet aber nichts über den Lungen. Überhaupt ist kein irgendwie schwerer, einwandfreier Befund zu erheben, weder bei der ersten Untersuchung, noch an folgenden Tagen. Man denkt an Osteomyelitis, Otitis media, Meningitis, aber läßt auch diesen Verdacht wieder fallen. Dem Kind geht es währenddeß immer schlechter, der Appetit liegt gänzlich darnieder, das Gesicht nimmt eine fahlgelbe Blässe an — endlich wird auch mal der Harn untersucht, und nun lüftet sich das Geheimnis:

Der frischgewonnene Harn ist trübe, entweder allgemein oder durch zahllose Flöckchen getrübt. Er reagiert sauer. Filtriert gibt er auf Zusatz von Essigsäure-Ferrozyankalium eine leichte Trübung, zentrifugiert und mikroskopisch betrachtet, enthält er zahllose Eiterkörperchen, ganze Nester von Bakterien, auch rote Blutkörperchen, große aus der Blase und der Urethra stammende Plattenepithelien, geschwänzte Nierenbeckenzellen, auch öfters Zylinder.

Wird nunmehr die entsprechende Behandlung eingeleitet, so fällt im Laufe einer Woche das Fieber zur Norm ab, der Appetit kehrt wieder, das Befinden bessert sich, nur der Eitergehalt des Urins hält vorläufig noch an, oftmals wochenlang.

Wenn aber die Diagnose nicht gestellt wird, so erfolgt in einem Teil der Fälle der Tod an „Urosepsis“ oder an hinzutretenden, komplizierenden Ernährungsstörungen.

In einem anderen Teil mildert sich die Wucht der Erkrankung auch ohne Behandlung und geht in ein chronisches Siechtum über. Derartige Kinder sind, wenn der Arzt zu ihnen geholt wird, stark abgemagert, sehr unruhig und machen zunächst den Eindruck, daß es sich um Ernährungsstörungen handelt. Meist hat im Lauf der Krankheit auch ein oder das andere Mal Erbrechen und Durchfall bestanden. Eine dementsprechende Behandlung aber bleibt erfolglos, außerdem weisen die unruhige Temperatur und gelegentliche, eintägige, hohe Fieberzacken darauf hin, daß wahrscheinlich noch ein anderer Prozeß nebenher verläuft, und wenn man dann in systematischer Untersuchung des ganzen Kindes auch den Urin mituntersucht, so findet man Eiter. —

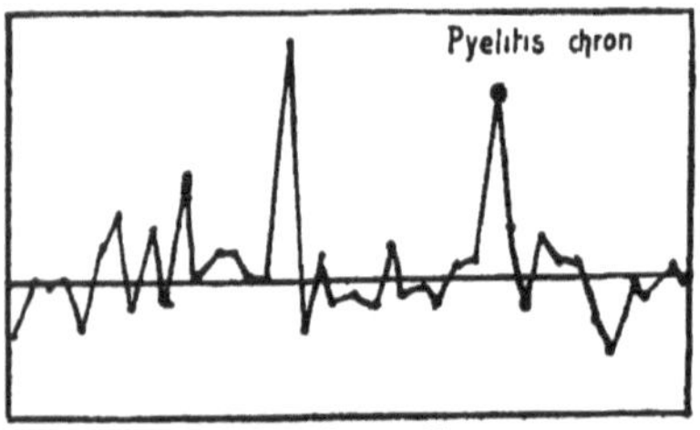

Abbildung 22.

Wie derartige Falle entstehen, ob erst Ernahrungsstörungen vorhanden sind, in deren Verlauf eine Pyelitis hinzukommt, oder ob es sich um eine primäre Pyelitis handelt, die sekundar zur parenteralen Ernährungsstörung führt, laßt sich hinterher nie feststellen. Jedenfalls tut man gut, bei jeder irgendwie nicht ganz klaren Fiebersteigerung den Urin zu untersuchen.

Diagnose: Ein auffälliger Widerspruch zwischen schwerem Allgemeinbefinden und resultatlosem Untersuchungsergebnis muß beim Säugling immer an Pyelitis denken lassen — namentlich, wenn das befallene Kind ein Mädchen ist.

Um bei männlichen Sauglingen Urin zu gewinnen, klebt man ein dickwandiges Reagenzglas mit Heftpflaster an den Penis. Bei Mädchen klebt man ein kleines Erlenmeyerkölbchen vor die Vulva, lagert das Gesäß etwas hoch und befestigt die Beine in gespreizter Haltung durch Tücher am Bettgeländer. Auch kann man das Kind auf eine Bettschüssel lagern, so daß das Gesäß auf der einen Seite des Randes ruht, wahrend die Beine auf der anderen Seite liegen. Reicht man dem Kind dann die Flasche, so läßt es meist schon wahrend des Trinkens oder kurz danach Urin.

In der Sprechstunde benutzt man Katheter fur Sauglinge aus Neusilber, vermittels deren sich leicht Urin gewinnen läßt. (Firma Windler-Berlin.)

Erhält man einen trüben Harn, der sauer reagiert, so ist die Wahrscheinlichkeit, daß es sich um Pyelitis handelt, sehr groß. Die sichere Diagnose liefert jedoch erst das mikroskopische Präparat.

Um die Bakterien zur Darstellung zu bringen, färbt man mit Methylenblau oder besser noch mit Methylgrün-Pyronin (20 Minuten), womit man sehr schöne Bilder erhält.

Prognose: Die Prognose einer Pyelitis ist bei entsprechender Behandlung gut. Die meisten Fälle gehen in Heilung aus. Doch muß man zwischen klinischer und objektiver Heilung unterscheiden. Die klinische Heilung tritt bald ein, sie erfolgt, wenn das Fieber und die übrigen Krankheitserscheinungen geschwunden sind. Von objektiver Heilung aber kann man erst sprechen, wenn auch der Eitergehalt des Urins beseitigt ist, und das dauert oft wochen- und monatelang.

In ungünstigen Fällen greift die Entzündung vom Nierenbecken aus auf die Niere selbst über, der Eiweißgehalt wird dann reichlicher, und die Prognose verschlechtert sich etwas. Aber auch derartige Fälle heilen aus.

Was die Prognose für das spätere Leben anbetrifft, so ist sie nicht ohne jede Einschränkung als günstig zu bezeichnen. Es kommen hin und wieder Fälle vor, bei denen auf dem Boden der alten Säuglingspyelitis Rückfälle in späteren Jahren entstehen und sich öfters wiederholen. Es wird sogar erörtert, ob nicht die Pyelitis des Kindesalters durch Vermittelung der Rezidive in Beziehungen zur Pyelitis gravidarum steht.

Komplikationen: Die gefährlichste Begleiterscheinung ist die parenterale Ernährungsstörung, die sich vorzugsweise an eine Pyelitis anschließt.

Pathologisch-anatomisch finden sich Hyperämie, auch kleine Blutungen und Geschwüre im Nierenbecken oder im obersten Teil des Ureters. Häufig weist die Niere miliare Abszesse auf; im allgemeinen sind die Sektionsbefunde ziemlich unbedeutend

Behandlung: Man gibt bei Pyelitis 5mal täglich ½ Tablette Urotropin (Hexamethylentetramin, 1 Röhrchen mit 20 Tabletten zu 0,5 g) in reichlich Tee oder Mineralwasser (Mühlbrunnen, Lullusbrunnen, Wildunger Helenenquelle). Nehmen die Kinder von allein keine Flüssigkeit auf, so gießt man 3mal täglich 200 ccm mit dem Magenschlauch ein. Außerdem läßt man 2stündlich feuchtwarme Wickel um den Leib legen. Nach 4—5 Tagen sinkt das Fieber gewöhnlich ab, dann beschränkt man die Dosis Urotropin auf

3mal $^1/_2$ Tablette. Dabei bleibt man die nächsten 4 bis 6 Wochen über, sofern man es nicht vorzieht — wie es bei Pyelitis viel empfohlen wird — das Medikament zu wechseln und statt Urotropin eins der folgenden zu geben:

Salol 0,2	Borovertin 0,5, 4mal 1 Tablette.
Sach. 0,5	Cystopurin 1,0; 4mal $^1/_2$ Tablette.
M. f. p 4mal täglich 1 Pulver.	Helmitol 4mal 0,5, Hippol 3mal 0,5

Auch durch Alkalisierung des sauren Urins vermittelst Natr. bicarbonic. oder Kal. citric. (5mal 0,5 g) erreicht man in vielen Fällen Besserung.

An Stelle von Mineralwasser werden vielfach Teeaufgusse gebraucht von: Semen lini, 1 Teelöffel auf $^1/_2$ l Wasser, 10 Minuten gekocht und dann durch ein Sieb gegossen; davon stündlich 1—2 Teelöffel — oder Fol. uvae ursae, 1 Teelöffel mit 1 Tasse kochenden Wassers übergossen, 1mal überwallt, dann 10 Minuten ziehen gelassen.

Blasenspülungen sind überflüssig, da nur in den seltensten Fällen die Blase erkrankt ist.

Wie erwähnt, kann sich der Eitergehalt des Harns trotz gründlichster Behandlung monatelang erhalten. In diesen Fällen erzielt man auch durch eine weitere ausgiebige Behandlung mit Medikamenten oder durch eine Vakzinetherapie keine schnellere Heilung. Deshalb kann man darauf verzichten und höchstens des Abends 1 Tablette Urotropin geben oder tagsüber 1—2 Gläser Wildunger Wasser trinken lassen. Im übrigen aber sehe man die Kinder als Gesunde an. Je besser die allgemeine körperliche Entwicklung sich gestaltet, um so eher kommt es zum völligen Ausheilen der Pyelitis.

Vulvo-vaginitis gonorrh.

Wie die Pyelitis, ist auch die Gonorrhöe fast ausschließlich auf das weibliche Geschlecht beschränkt.

Herkommen: Die Ansteckung erfolgt von der gonorrhoisch erkrankten Mutter aus beim Geburtsakt oder späterhin bei der Besorgung und Pflege des Kindes, hin und wieder auf dem Umweg über eine Conjunctivitis blennorrhoica. Gefürchtet sind Endemien von Gonorrhöe auf Säuglings- (und Mädchen)-Stationen in Krankenhäusern.

Erscheinungen: Eitriger Ausfluß aus der Vulva, der zu Wundsein, Rötung und Schwellung der Labien führt und, mikroskopisch betrachtet, Leukozyten und Gonokokken enthält.

Folgeerscheinungen: Arthritis gonorrhoica, deren Gelenkeiter gleichfalls Gonokokken aufweist.

Diagnose: Mikroskopischer Befund von Gonokokken (Färbung mit Methylgrün-Pyronin 1—2 Min.).

Bei neugeborenen Kindern tritt ein keimfreier Ausfluß auf, in anderen Fällen finden sich kleine Staphylokokken, bei Geschwüren oft Diphteriebazillen.

Prognose: Für das Allgemeinbefinden gut, für eine endgültige Heilung sehr zweifelhaft; es gelingt fast nie, die Gonokokken mit Sicherheit zum Verschwinden zu bringen.

Behandlung: Man läßt 3mal täglich je $^1/_4$ Stunde lang einen Wattebausch, der mit Kal. hypermangan. getränkt und wieder ausgedrückt ist, zwischen die Schamlippen legen. Weniger wirkungsvoll sind Tanninbäder (20 g Tannin auf ein Bad).

Daneben gebraucht man Protargol oder Jodoform in Form von Suppositorien:

Bacill. protarg.	Jodoform 0,1
c. oleo cacao 3proz	Ol. cacao 0,3
long. 3 cm	m. f. bacill
crass. 0,5 cm	

morgens und abends 1 Stäbchen einführen,

oder Bolus alba, die mit einem Pulverbläser 3—4mal am Tage in die Vagina eingeblasen wird, wobei ein Ohrtrichter als Spekulum dient. Jeden 2. oder 3. Tag wird die Vagina vermittels einer weichen Sonde mit Kamillentee ausgespült, und dann von neuem Bolus eingestäubt.

In jedem Falle erweist sich der Ausfluß als sehr hartnäckig. Deshalb hat man auch eine Vakzinetherapie versucht, die zuweilen gute Resultate liefert, zuweilen aber versagt. Man verwendet das „Arthrigon" und spritzt davon 2—3mal in der Woche 0,25 g in die Gesäßmuskulatur ein. Anfangs steigert sich nach den Einspritzungen die Menge des Ausflusses, wie auch die Zahl der Gonokokken, späterhin nimmt beides ab.

Eine Gonorrhöe bis zum gänzlichen Verschwinden der Gonokokken zu behandeln, würde Monate in Anspruch nehmen, ohne daß man einen Erfolg gewährleisten könnte. In den meisten Fällen muß man sich begnügen, eine gewisse „klinische" Heilung herbeizuführen und zufrieden zu sein, wenn die Menge des Sekrets sich so vermindert hat, daß der Fluor nur dann noch auffallt, wenn die Vulva absichtlich einen Tag lang nicht gesäubert wurde. Das pflegt nach 5—6 Wochen der Fall zu sein.

Arthritis gonorrhoica ist die einzige und unangenehmste Folgeerscheinung der Gonorrhöe, die hochfieberhaft und langdauernd verläuft, die Gebrauchsfähigkeit des befallenen Gelenks für späterhin aber nie beeinträchtigt.

Die besten Erfolge sahen wir bei Anwendung der Bierschen Staubinde, die wir stundenlang liegen ließen.

Phimose ist bei Säuglingen physiologisch und bedarf keiner Behandlung. Die Ansicht, daß durch Phimosen Brüche veranlaßt werden, ist irrig.

Präputiale Adhäsionen, also Verklebungen des inneren Präputialblattes mit der Eichel, lösen sich von selber mit der Zeit.

Hydrozelen finden sich bei sehr vielen männlichen Säuglingen. Sie verschwinden größtenteils von selbst bis zum Ende des 1. Lebensjahres.

Balanitis und Vulvitis kommen wiederkehrend bei Kindern mit exsudativer Diathese vor. Sie gehen auf kalte Umschläge mit essigsaurer Thonerde zurück.

Kryptorchismus findet sich besonders bei Frühgeburten häufig und bessert sich von selbst. Geschieht das nicht, so ist im Säuglingsalter noch kein Grund zum Eingreifen vorhanden.

Herzerkrankungen im Säuglingsalter.

Die Herzfigur bildet beim Säugling ein liegendes Oval. Der höchste Punkt der (relativen) Dämpfung liegt am Sternalende der II. Rippe. Von hier verläuft sie nach rechts, den Sternalrand überschreitend, bis zur Parasternallinie. Der Spitzenstoß liegt im 4. Interkostalraum, 1 Querfinger außerhalb der Brustwarzenlinie. Die absolute Dämpfung beginnt an der III. Rippe, endet nach rechts am linken Sternalrand und nach außen etwas innerhalb der linken Brustwarzenlinie. Mit zunehmendem Alter, bzw. mit dem Übergang aus der horizontalen Lage in die vorwiegend vertikale tritt ein Herabsinken der Brust- und Baucheingeweide ein, an dem sich auch das Herz beteiligt. Es rückt dann mit der Spitze nach unten und innen.

Die Zahl der Herzschläge beträgt im ersten Lebensjahr 130 in der Minute. Den Puls fühlt man an der Radialis. Seine Beschaffenheit zu schätzen, muß man bei Säuglingen meist verzichten und sich begnügen, festzustellen, ob er gut oder schlecht zu fühlen ist. Viele richten sich deshalb ausschließlich nach dem Auskultationsbefund am Herzen. Wird der eine Herzton undeutlich oder verschwindet er ganz, so besteht Herzschwäche. Pulsverlangsamung findet man bei schwer ernährungsgestörten Säuglingen (im Stadium der Dekomposition) und bei Geburtsverletzungen des Gehirns.

Herzfehler sind bei Säuglingen so selten, daß sie in der Praxis des einzelnen Arztes nur als Raritäten vorkommen. Viele davon werden erst bei der Sektion entdeckt, so die angeborenen Herzhypertrophien, die Myokarderkrankungen bei Syphilis, die völlige Verwachsung der Herzbeutelblätter u. a. Nur diejenigen, die — wie die Pulmonalstenose — dem ganzen Aussehen des Kindes einen anderen Anstrich geben, oder die mit Herzgeräuschen einhergehen, werden diagnostiziert.

„Akzidentelle" Herzgeräusche finden sich bei hochgradiger Blutarmut.

Alle sonstigen Geräusche beruhen auf anatomischen Veränderungen, die teils durch fötale Endokarditis, teils durch Fehler in der Anlage — Mißbildungen — bedingt sind. Die Möglichkeit, die verschiedenen Formen von Herzmißbildungen klinisch zu analysieren, ist beschränkt. Und daher ist es bis zu einem gewissen Grade berechtigt, wenn viele Ärzte sich mit der Diagnose „vitium congenitum" begnügen. Die häufigste angeborene Herzerkrankung sind Septumdefekte in der Herzkammerscheidewand, nächstdem die, durch die sie meist begleitende Zyanose leicht kenntliche Pulmonalstenose.

Erworbene Herzerkrankungen kommen kaum vor, nur in seltenen Fällen als ulzeröse Endokarditis bei letaler Sepsis neonatorum.

Eine ungleich wichtigere Rolle als die anatomischen Herzerkrankungen spielen die funktionellen Schädigungen im Säuglingsalter. Da sie bereits mehrfach erwähnt sind, begnügen wir uns damit, sie an dieser Stelle nur zu nennen.

Erkrankungen der Luftwege.

Der anatomische Bau und die Funktion des Respirationsapparates zeigt beim Säugling gewisse Unterschiede gegenüber dem älteren Kind und noch mehr gegenüber dem Erwachsenen.

Nasenhöhle und Nasenrachenraum sind enger, daher wird viel leichter die Nasenatmung verlegt. Die Ohrtrompete mündet breiter und begünstigt das Übergreifen infektiöser Prozesse vom Rachen auf das Mittelohr. Der Kehlkopf steht höher als späterhin. Der Brustkorb befindet sich schon normalerweise in einer gewissen Inspirationsstellung: die Rippen verlaufen von der Wirbelsäule her horizontal nach vorn. Die Atmung ist eine ausgesprochene Zwerchfellatmung. Die Atemfrequenz beträgt 30—60 Atemzüge in der Minute. Wenn Dyspnöe eintritt, ist sie oft nicht so sehr von der Beteiligung der Lungen als von dem Zustand des Herzens abhängig.

Zur Untersuchung des Rachens schiebt man den Metallspatel oder Löffelstiel soweit hinter, daß der Würgreflex ausgelöst wird, und für einen Augenblick die ganze hintere Hälfte der Mundhöhle übersehbar wird.

Zur Perkussion setzt man das Kind auf einen Tisch, laßt die Arme von der Mutter nach vorn halten und den Kopf etwas beugen, so daß ein runder

Rücken entsteht. Man klopft dann wie beim Erwachsenen, nur entsprechend schwächer, ohne Zuhilfenahme von Plessimeter und Hammer, auch vermittelst Tastperkussion mit einem einzigen Finger. Um die vordere Brustwand zu perkutieren, wird das Kind auf den Rücken gelegt.

In derselben Stellung auskultiert man auch. Sind die Kinder sehr unruhig, so läßt man sie von der Mutter auf den Arm nehmen, wo sie sich leicht untersuchen lassen. Zur Auskultation benutzt man ein Schlauchhörrohr von etwa 40 cm Länge.

Die untere Lungengrenze liegt beim Säugling vorn in der Brustwarzenlinie am oberen Rand der 6. Rippe, hinten in Höhe des 10. Brustwirbels, Perkussions- und Auskultationsergebnisse sind im übrigen wie beim Erwachsenen zu deuten.

Die Erkrankungen der Luftwege spielen nächst den Ernährungsstörungen die größte Rolle beim Säugling. Sie verschonen keinen Lebensmonat, und wenn sie scheinbar neugeborene Kinder etwas seltener befallen, so liegt das nicht an einer etwaigen Immunität des Neugeborenen, sondern daran, daß Kinder in diesem Alter weniger leicht Infektionen ausgesetzt werden als späterhin.

Herkommen: Den meisten Respirationserkrankungen liegen Infektionen mit verschiedenartigen Mikroorganismen zugrunde: mit Influenzabazillen, Pneumokokken, Mikrococcus catarrhalis, Staphylokokken, seltener Streptokokken und Diphtheriebazillen. Es kommen also keine spezifischen Erreger in Frage. Deshalb faßt man diese ganze Gruppe von Infektionen auch unter dem unverbindlichen Namen der „Grippeinfektion" zusammen. Sie treten in der schlechteren Jahreszeit gehäuft und in kleinen Endemien auf, und gehen als Hausinfektion oft durch die ganze Familie, kein Glied derselben verschonend.

Die Übertragung der Infektion geschieht in der Familie in erster Linie durch Erwachsene, die an Schnupfen oder Rachenkatarrhen leiden, ohne dadurch selbst sehr belästigt zu sein. Auf Säuglingsstationen wird die Grippe ebenfalls hauptsächlich durch Erwachsene — Ärzte und Pflegerinnen — verbreitet, die trotz ihres Schnupfens Dienst tun, und dabei die Säuglinge anstecken. Die Übertragung von Bett zu Bett spielt eine geringere Rolle.

Eine besondere Veranlagung zur Erkrankung wird durch die exsudative Diathese und durch die Rachitis geschaffen.

Klinische Erscheinungen. Die klinischen Erscheinungen sind verschieden und hängen ab von der Schwere der Infektion, der Lokalisation des Entzündungsprozesses, von der Körperkonstitution des Kindes, nicht zum wenigsten auch von der Behandlung.

Bei manchen Kindern bleiben die Erscheinungen gering und werden gleichsam ambulant durchgemacht, bei anderen dagegen nimmt die Erkrankung ein tötliches Ende. Bei den einen beschränkt sich die Erkrankung auf einen umschriebenen kleinen Abschnitt der Atemwege, bei anderen verläuft sie fortschreitend, beginnt mit einem scheinbar unbedeutenden Schnupfen, greift aber schnell auf Pharynx und Trachea über, wird zur Bronchitis, dann zur Kapillärbronchitis und führt zum Tode.

Welche Entwicklung eine Grippe nehmen wird, läßt sich selten vorausbestimmen, und deshalb ist sie in jeder Form, auch als harmloser Schnupfen, der ärztlichen Beachtung wert, namentlich aber bei frügeborenen Kindern und bei Rachitikern.

Nasopharyngitis.

Nach kurzer Inkubationszeit erkrankt das Kind mit Unruhe, leichtem Temperaturanstieg, erschwerter Nasenatmung, Niesen. Am nächsten Tage zeigt sich wasserklarer Ausfluß aus der Nase, und die Drüsen hinter dem Sternokleidomastoideus sind als vergrößert zu fühlen. Nach weiteren 1—2 Tagen fällt das Fieber wieder ab, der Nasenausfluß wird reichlicher und zugleich trüber, Oberlippe und Naseneingang röten sich und werden wund. Die Nasenatmung ist gänzlich verlegt, die Atmung infolgedessen hörbar und beschleunigt. Wieder ein paar Tage später ist die Absonderung im Rückgang begriffen, das Allgemeinbefinden gebessert, und die Koryza oder Rhinitis in Heilung befindlich.

Von dem eigentlichen Sitz der Erkrankung ist nichts zu sehen. Es ist der Nasopharynx, in dem, wie gelegentliche Sektionen zeigen, eine außerordentliche Produktion von Sekret in diesen Fällen stattfindet. Ist der vordere Teil mehr befallen, so kommt es klinisch zum Schnupfen, ist der hintere Teil mehr betroffen, so fließt das Sekret auf der hinteren Rachenwand hernieder.

Im letzten Fall, bei der Pharyngitis oder Angina pharyngea ist der Verlauf ähnlich wie vorhin geschildert. Es besteht Fieber, Unbehagen, Appetitlosigkeit und behinderte Nasenatmung. Die Nase selbst ist aber frei von Sekret und auch im Rachen ist zunächst wenig zu sehen, nur Gaumenbogen und Uvula sind eine Spur gerötet, etwas stärker rot ist die hintere Rachenwand. Dagegen sind — wiederum ein für die Diagnose sehr wichtiger Befund — die Nackendrüsen des Kindes geschwollen. Mit dem Nachlassen des Fiebers, also nach 2—3 Tagen, erscheint, von obenher herabfließend, graues oder gelbliches, eitriges Sekret auf der hinteren Rachenwand. Zugleich tritt Husten auf. — In jedem Falle, ob sie als Schnupfen oder als Pharyngitis auftritt, sind die Erscheinungen der Grippe im Laufe von 8—10 Tagen geschwunden.

Begleiterscheinungen: Häufig ist die Ernährung in Mitleidenschaft gezogen, es besteht: Nahrungsverweigerung, Erbrechen, Saugbeschwerden durch die verstopfte Nase, Gewichtsstillstand, auch stärkere Gewichtsabnahmen, sofern die Kinder mit kohlehydratreichen Nahrungsmischungen ernährt wurden. Gefürchtet sind schwere parenterale Ernährungsstörungen mit diarrhoischen, schleimigen, oft blutig-eitrigen Stühlen und starken Gewichtsverlusten, die an Schwere die katarrhalischen Erscheinungen im Nasenrachenraum weit übertreffen können (gastrointestinale Form der Grippe).

Länger anhaltendes Fieber von remittierendem Typus wird häufig durch zurückbleibende stärkere, sichtlich schmerzhafte Vergrößerung der Nackendrüsen bedingt, die auch einseitig auftreten kann (Drüsenfieber).

Unangenehmere Komplikationen sind Otitis media und Meningitis purulent. Bei frühgeborenen Kindern kommt es zu asphyktischen Anfällen.

Die Diagnose ist bei einiger Bekanntschaft mit dem Krankheitsbild nicht schwer. Man ist nur leicht geneigt, anzunehmen, daß die schwere Störung des Allgemeinbefindens und das oftmals hohe Fieber nicht von dem Rachenkatarrh allein herrührt, sondern daß noch irgendeine andere Erkrankung sich dahinter versteckt. Das braucht aber durchaus nicht der Fall zu sein.

Einen guten Hinweis auf den vermutlichen Sitz der Erkrankung geben die tastbaren Nackendrüsen ab (vergl. auch S. 149).

Bei besonders hartnäckigem Schnupfen ist zu untersuchen, ob nicht Diphtheriebazillen die Erreger sind.

Die Prognose ist gut. Nur bei Frühgeburten ist sie zweifelhaft zu stellen.

Behandlung: Prophylaktisch sind Säuglinge vor dem Zusammenkommen mit erkälteten Personen zu schützen. Wenn stillende Mütter oder Ammen an Schnupfen erkranken, müssen sie beim Anlegen des Kindes ein Tuch vor Nase und Mund binden. Wenn Pflegerinnen oder Kindermädchen zu wiederkehrenden Rachenkatarrhen neigen, entläßt man sie am besten aus dem Dienst. Eine Prophylaxe durch bewußte Abhärtung des Kindes mit Kaltwasseranwendung zu treiben, ist ebenso unnütz wie schädlich. Dagegen steht nichts im Wege, Säuglinge bei jedem Wetter, auch im Winter ins Freie zu bringen.

Therapeutisch günstig wirkt bei ausgesprochener Nasopharyngitis die wiederholte Schwitzpackung:

Zuerst wird das Kind heiß — 38° C — gebadet, vor dem Herausnehmen erhält es einen kurzen, kalten Guß über die Brust, damit es tief Luft holt und abhustet. Dann wird es — unabgetrocknet — in ein warmes Badetuch gewickelt, darüber kommt ein wollenes Tuch, und so eingepackt wird es ins Bett gelegt, erhält Wärmflaschen vor die Füße und an die Seiten und wird gut mit Federkissen zugedeckt. Dann reicht man ihm noch heißen Fliedertee durch die Flasche, und läßt es 1 Stunde lang in dieser Schwitzpackung liegen (Die meisten Kinder schlafen darin ein.) Nach 1 Stunde wird es herausgenommen, gründlich abgetrocknet und mit vorgewärmter Wäsche bekleidet. Solche Schwitzpackungen läßt man 2 Tage lang morgens und abends machen.

Dadurch wird der Verlauf einer Pharyngitis wesentlich abgekürzt und zugleich einem Weiterschreiten vorgebeugt. Nach 2 Tagen ist der Katarrh gewöhnlich gelöst. Tritt dann etwas Husten auf, so gibt man Liq. ammon. anis. 2stündlich 5 Tropfen in Milch, oder eines der später zu erwähnenden Hustenmittel (S. 238), läßt auch noch öfters am Tage etwas warmen Tee verabfolgen. Gegen einen zurückbleibenden Reizhusten, der nachts oder morgens früh sich einzustellen pflegt, gebraucht man Kodeinsirup, abends 1 Teelöffel.

Nur bei jungen Säuglingen und Frühgeburten gibt man besser kein Kodein. Hier beschränkt man sich bei mäßigem Husten auf warme Brustwickel, und bei stärkerem, der die Ruhe der Kinder sehr stört, gibt man morgens und abends Chloral (2proz.) 1—2 Teelöffel oder: Urethan 5,0 Syrup. simpl. ad. 100,0 2mal einen Teelöffel.

In allen Fällen empfiehlt es sich, auch Nase und Pharynx örtlich zu behandeln: Man läßt bei Rückenlage des Kindes in jedes Nasenloch Wasserstoffsuperoxyd tropfenweise hineinfließen und säubert die Nasenhöhle dadurch von Sekret. Wenn sie durchgängig geworden ist, gießt man mit dem Teelöffel oder der Pipette reichlich Zinklösung hinterher (Sol. zinc. sulfur. $^1/_3$%), durch die der im Pharynx sitzende Schleim weggespült, und die Schleimhaut etwas zum Abschwellen gebracht wird. Zum Schluß fettet man den Naseneingang und das -innere, soweit man mit Wattepfropfen hineingelangen kann, mit Byrolin oder Borsalbe ein.

Das Durchspulen der Nase ist ziemlich ungefahrlich. Erfahrungsgemäß gelangt dadurch niemals Sekret in die Tube. Gleichwohl empfiehlt es sich aber, den Kopf des Kindes in der Mittellinie zu halten. Vorsicht mit der Verwendung von Wasserstoffsuperoxyd ist bei pastösen, fetten Kindern (mit Status lymphaticus), ferner bei nervösen und spasmophilen geboten. Dasselbe gilt für Mentholpulver und -salben.

Mittelohrentzündung.

Als eine der häufigsten Komplikationen der Pharyngitis des Säuglings möge die Otitis media hier Platz finden.

Mittelohrentzündungen kommen als Otit. med. concomitans oder cachecticorum bei atrophischen Säuglingen vor und können ohne Fieber oder Schmerzempfindungen verlaufen. Man entdeckt nur eines Morgens, daß ein oder beide Ohren laufen.

Wenn sie bei normalen Säuglingen auftreten, so geschieht es oft so, daß das Kind eines Abends unruhiger als sonst ist, in der Nacht schlecht schläft, am Morgen aber wieder ganz munter ist, jedoch eine Otitis media mit reichlichem Ausfluß aufweist.

Wenn sich im Verlauf einer Grippe eine Otitis vorbereitet, so kennzeichnet sich das meist — aber nicht immer — durch einen erneuten Fieberanstieg, durch Schmerz im Ohr und dementsprechende Unruhe, ferner durch Druckschmerz beim Berühren des Tragus während des Waschens und Untersuchens.

Die Ohrenspiegeluntersuchung ergibt nur dem geübten Untersucher verläßliche Ergebnisse.

Bei Verdacht auf Otitis legt man auf das Ohr einen (kunstgerechten) feuchten Verband mit essigsaurer Tonerde. Wenn kein Fieber besteht, genügt es, einige Tropfen warmen 10proz. Karbolglyzerins in den Gehörgang hineinzugießen und denselben mit einem Wattepfropfen zu verstopfen.

Bei hohem Fieber, starker Empfindlichkeit und deutlich vorgewölbtem Trommelfell macht man die Parazentese oder sucht durch heiße Kamillentee- oder Breiumschläge den Durchbruch des Eiters herbeizuführen.

Ist derselbe erfolgt, so leitet man durch häufig gewechselte Gazestreifen im Gehörgang den Eiter nach außen. Nach acht Tagen läßt man die Streifen weg und läßt durch die Mutter morgens und abends das Ohr mit Kamillentee ausspülen und setzt dies fort, bis die Absonderung aufgehört hat. Färbt sich der Tampon durch Pyocyaneus grün, so gebraucht man vorübergehend Karbolglyzerin.

Sobald sich Rötung hinter dem Ohr und Druckschmerzhaftigkeit am Warzenfortsatz zeigt, ist der Ohrenarzt hinzuzuziehen.

Die Dauer des Ausflusses aus dem Gehörgang währt etwa 4—6 Wochen, oft aber auch noch länger.

Nasendiphtherie.

Wenn ein Schnupfen beim Säugling aller Behandlung trotzt, so empfiehlt es sich, auf Diphtheriebazillen zu untersuchen. Es stellt sich dann nicht selten heraus, daß eine Nasendiphtherie besteht. Lautet auch der erste bakteriologische Befund oft negativ, so gibt doch die zweite, dritte oder vierte Untersuchung ein positives Ergebnis.

Klinisch tritt die Nasendiphtherie als gewöhnlicher, aber sehr langdauernder Schnupfen auf. Zuweilen ist nur eine Nasenhälfte befallen. Der Ausfluß ist schleimig oder schleimig-eitrig, öfters auch blutig gefärbt. Die diphtherischen Membranen sind in manchen Fällen am Naseneingang zu sehen. Eine andere Lokalisation im Körper braucht die Diphtherie nicht anzunehmen. Sie verläuft in manchen Fällen fieberlos, in andern mit unregelmäßigen, höheren Temperaturen.

Nasendiphtherie tritt wie die Grippeinfektionen oft in kleinen Endemien auf und wird dann durch erwachsene „Bazillenträger", in Krankenhäusern durch Ärzte und Pflegerinnen weiter übertragen. Sie ist insofern eine unangenehme Erkrankung, als es nur schwer gelingt, die befallenen Kinder wieder bazillenfrei zu machen.

Zur Behandlung gibt man 600 oder 1000 Einheiten Heilserum intramuskulär. Schwierig, aber unerläßlich ist die örtliche Behandlung. In den Fällen, in denen nur ein diphtheriebazillenhaltiger Ausfluß besteht, gebraucht man Spülungen mit Wasserstoffsuperoxyd, bei starker Schwellung der Schleimhaut Gazestreifen mit Adrenalinlösung (1 Tablette Hemisin in 5 ccm Wasser gelöst), oder solche mit 1proz. Arg. nitric.-Lösung, die in die Nasenlöcher eingeführt und nach hinten hin ausgedrückt werden. Am schwierigsten ist die Entfernung der diphtherischen Membranen, die den Nasendurchgang völlig verlegen und das Saugen stark behindern können, und die auch nach der Serumeinspritzung meist wenig Neigung zeigen, sich abzustoßen. Auch nach ihrer Abstoßung bleibt bei manchen Kindern noch monatelang ein chronischer Schwellungszustand im Nasenrachenraum mit behinderter Nasenatmung zurück. Sehr empfehlenswert ist die örtliche Anwendung von Diphtherieserum:

400faches Serum wird im Verhaltnis von 1 : 29 mit physiologischer Kochsalzlösung oder 0,5proz. Karbollösung verdünnt und in die Nasenlöcher eingetropft. Wenn sich die Membranen dann abzustoßen beginnen, also nach einigen Stunden, spült man mit Borwasser die Fetzen heraus und tropft von neuem Serumlösung ein. Nach 1—2 Tagen sind die Membranen beseitigt und man streicht dann Salbe (weiße Präzipitatsalbe) in die Nasenlöcher ein, um das Innere durchgängig zu erhalten.

Mandelentzündungen kommen beim Säugling sehr selten vor. Laryngitis acuta ist häufiger und äußert sich in Heiserkeit, bellendem, rauhem Husten und röchelnder Atmung.

Dieselben Erscheinungen finden sich bei Pseudokrupp, bei Larynxdiphtherie und in etwas abweichender Form auch bei Trachealstenosen infolge Thymushyperplasie.

Als Laryngismus stridulus bezeichnet man ein harmloses Röcheln, das bei einzelnen Säuglingen sich einzustellen pflegt, wenn die Kinder freudig oder unangenehm erregt sind, im Schlafe aber stets schwindet, einer Behandlung weder bedarf noch zugänglich ist.

Tracheitis kombiniert sich immer mit Bronchitis.

Bronchitis.

Die Bronchitis beginnt akut mit 3—4tägigem Fieber, rauhem, reizendem Husten, etwas beschleunigter Atmung, oftmals hörbarem Giemen und Pfeifen auf der Brust. Das Allgemeinbefinden ist nie so schwer gestört, wie bei der Pharyngitis schwereren Grades.

Bei der Untersuchung des Kindes erweist sich der Pharynx meist ebenfalls gerötet. Bei Hustenstößen erscheint grauweißer, zäher, späterhin lockerer und schaumiger Auswurf im Rachen.

Über den Lungen ist der Kopfschall normal. Beim Auskultieren hört man zähes Giemen, entweder überall oder nur an einzelnen Teilen der Lunge. Am Zwerchfellansatz bestehen Einziehungen, aber eigentlicher Luftmangel ist nicht vorhanden.

Nach 3—4 Tagen fällt das Fieber ab, der Husten wird stärker und lockerer, über den Lungen erscheinen zahlreiche, gröbere und feinere Rasselgeräusche. Im Verlauf von weiteren 8 Tagen klingt die Erkrankung ab, der Appetit kehrt wieder, die Bronchien reinigen sich; nur in unbehandelten Fällen und bei neuropathischen Kindern erhält sich ein stärkerer Husten, der oft einen deutlich krampfartigen Charakter — wie beim Keuchhusten — annimmt und vorzugsweise morgens und nachts sich einstellt.

Die Diagnose hat im wesentlichen Keuchhusten auszuschließen, der nie so akut einsetzt wie eine Bronchitis.

Die Prognose ist im allgemeinen gut. Nur nach zwei Richtungen zeigt die Bronchitis des Säuglings ein bedenkliches Verhalten, nämlich in ihrer Neigung, auf die feineren Bronchien oder auf das Lungengewebe überzugreifen.

Behandlung: Die Behandlung der Bronchitis besteht während der ersten Tage vornehmlich in Wasserbehandlung: morgens und abends erhält das Kind ein heißes Bad mit kalter Übergießung und folgender Schwitzpackung (s. S. 233). Tagsüber werden ihm Brustwickel gelegt: ein leinenes Tuch, das mehrfach zusammengelegt ist, wird in 15° kaltes Wasser getaucht, ausgewrungen und dem Kind rings um die Brust gelegt, so daß die ganze Gegend von der Höhe der Achselhöhle bis zum Nabel bedeckt ist. Darüber kommt eine breite Flanellbinde oder ein wollenes Tuch, das den nassen Umschlag nach oben und unten hin um mehr als Fingerbreite überragt, und mit Sicherheitsnadeln zusammengesteckt wird. Jedesmal, nachdem der Umschlag erneuert ist, bekommt das Kind etwas warmen Tee zu trinken.

Beginnt der Katarrh sich zu lösen, so verordnet man:

Decoct. rad. Seneg 3,0 . 80,0
Liq. amm. anis. 1,5
Sirup. Althaeae ad 100,0
zweistundlich 1 Teeloffel

oder bei stockender Lösung:

Apomorfin. hydroch. 0,03
Acid hydrochlor. 0,25
Aq. dest. 90,0
Sir. simpl. ad 100,0
zweistundlich 1 Teeloffel.

Im Laufe von acht Tagen heilt eine Bronchitis meist ab. Bleibt ein Husten zurück, so läßt man für die Nacht einen warmen Brustwickel anlegen und gibt abends vor dem Schlafengehen einen Teelöffel Kodein- oder Pantoponsirup.

Während der katarrhalischen Erscheinungen behält man die Kinder im allgemeinen im Zimmer, aber eine unbedingte Bettruhe ist nicht erforderlich, auch gar nicht einmal wünschenswert. Man soll im Gegenteil durch regelmäßiges, öfteres Herumtragen vermeiden, daß die Kinder ständig auf dem Rücken liegen, damit sich nicht Hypostasen bilden. Bei schönem Wetter kann man sie auch während des akuten Stadiums zeitweise ins Freie bringen.

Ist die Luft im Zimmer sehr trocken, so hängt man nasse Tücher über die Heizung oder an den Ofen, oder läßt stundenweise einen der bekannten Inhalationsapparate gehen.

Kapillärbronchitis.

Greift der Katarrh der Bronchialschleimhaut auf die allerfeinsten Verästelungen des Bronchialbaumes über, wozu gerade das Säuglingsalter neigt, so kommt es zur Kapillär-

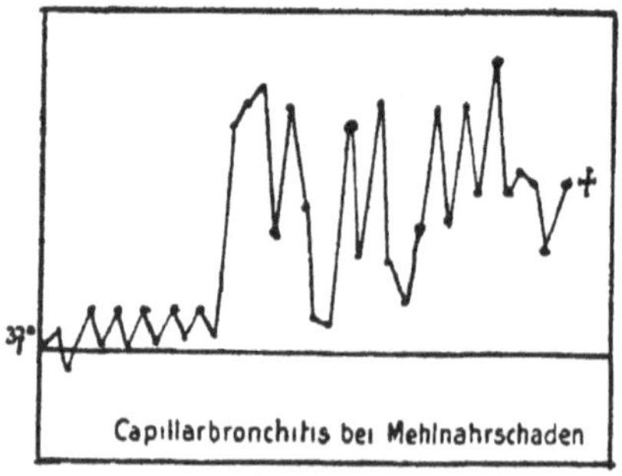

Abbildung 23.

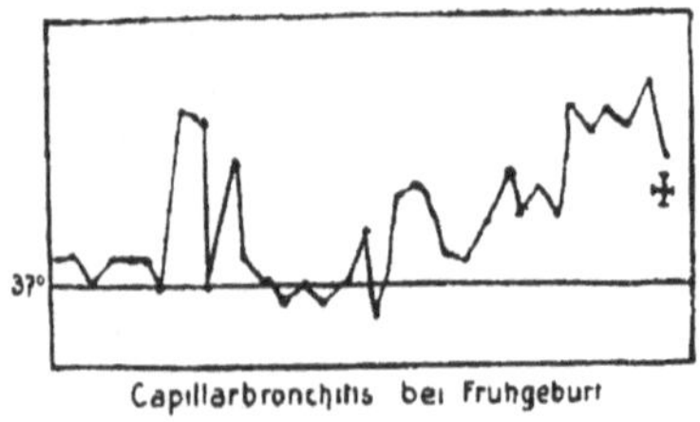

Abbildung 24

bronchitis — einem Krankheitsbild, dem sich an Schwere und Hoffnungslosigkeit eigentlich nur noch die alimentäre Intoxikation an die Seite stellt.

Die Kapillärbronchitis entsteht selten aus sich allein heraus. Entweder ist sie das Ende einer fortschreitenden Infektion der oberen Luftwege, die mit einem Schnupfen begann und sich nun bis zur Kapillärbronchitis fortentwickelte, oder sie entsteht auf dem Boden einer mehr subakut verlaufenden oder vernachlässigten Tracheobronchitis. Das Übergreifen der Entzündung auf die Bronchiolen geht mit einer sehr augenfälligen Veränderung des Allgemeinzustandes des Kindes einher: es geht mit dem Kind plötzlich eine Veränderung vor sich. Man sieht auf den ersten Blick, daß irgend etwas hinzugekommen ist: es ist blasser als bisher, schwerkrank, es besteht Luftmangel, Nasenflügelatmen, der Husten ist krampfhaft und klingt, als ob die Brust „ganz voll" wäre, zugleich stellt sich auch höheres Fieber ein. Am höchsten wächst die Not bei Rachitikern, deren weicher Brustkorb jedem Atemzuge nachgibt.

Diese, ferner Säuglinge mit frischen oder eben überstandenen Masern und Keuchhusten, Frühgeburten und ganz junge Kinder sind besonders gefährdet durch Kapillärbronchitis.

Der objektive Untersuchungsbefund ist oft gering: der Brustkorb steht in höchster Einatmungsstellung, er gibt aber überall vollen lauten Lungenschall. Bei der Auskultation findet man über der ganzen Lunge feinblasiges Rasseln, zuweilen aber hört man gar nichts, das Atemgeräusch scheint im Gegenteil aufgehoben, und nur an den hinteren, unteren Lungenrändern besteht etwas feines Knistern. Bei der Besichtigung des Rachens erscheint schaumiger Auswurf, der sich bei häufigen Hustenanfällen und bei längerem Bestehen der Erkrankung auch im Rachen ansammelt und vor Mund und Naseneingang tritt.

Bei der Sektion findet sich das Lungenparenchym im allgemeinen lufthaltig, aber die allerfeinsten Bronchien sind durch eiteriges Sekret gänzlich verstopft. Drückt man ein Stückchen Lunge zusammen, so treten auf der Schnittfläche überall kleine Eitertröpfchen hervor. Mehr sekundäre Veränderungen sind kleine Infiltrationen des Lungengewebes und Atelektasen.

Prognose: Die Prognose ist schlecht. Meist führt die Erkrankung im Laufe einer Woche, oft schon früher, zum Tod. Nur in verhältnismäßig seltenen Fällen hat die Behandlung Erfolg.

Diagnose: Kapillärbronchitis ist kaum mit einem anderen Krankheitsbild zu verwechseln. Bei älteren Säuglingen könnte man an schweren Keuchhusten oder an aufsteigende Diphtherie denken.

Behandlung: Die Behandlung wird man in allen Fällen mit einer Senfeinwicklung beginnen, durch die sich beginnende Bronchiolitiden zweifellos noch aufhalten lassen (s. S. 137).

Nach der Senfpackung ist die Haut krebsrot gefärbt. Diese Blutfülle, die sich oft noch tagelang halt, wirkt wie ein Aderlaß, sie entzieht das Blut von dort, wo es pathologischerweise angeschoppt ist, nämlich von den Lungen.

Fängt das Kind nicht in der Senfpackung zu schreien an, so kann man es gleich wieder auswickeln. Die Prognose ist dann sehr schlecht, die Haut bleibt auch unter der Wirkung des Senfes reaktionslos und blaß, und man muß zu Kampfer und Koffein greifen. Im allgemeinen begeht man keinen Fehler, wenn man jedem etwas stärker zyanotischen Säugling schon vor der Senfpackung eine Spritze Kampfer verabfolgt.

Bei guter Reaktion des Kindes kann man die Senfeinwickelungen täglich oder alle 2 Tage wiederholen, sofern die Haut nicht darunter leidet. Es wird, wenn es gebadet ist, gar nicht weiter abgetrocknet, sondern in das warme Badelaken eingehüllt und ins Bett gelegt, damit es noch etwas schwitzt. Erst nach einer Stunde kleidet man es an. Auch der aromatischen Bäder (S. 137), sowie kurzer heißer Bäder mit kalten Übergießungen kann man sich mit Vorteil bedienen. All diese Prozeduren haben den Zweck, das Kind zu exzitieren, es zu tiefen Atemzügen zu zwingen, um die erkrankten Lungenpartien zu durchlüften, und das Blut von den Lungen auf die Haut „abzuleiten". Man kann auch bereits bei jungen Säuglingen einen Aderlaß machen und 30 ccm Blut entnehmen. Aber die Venen verstopfen sich meist schnell bei jungen Kindern.

Eine vorübergehende Erleichterung bei schwerem Luftmangel bringen Sauerstoffinhalationen vermittelst der leihbaren Sauerstoffbomben, durch deren Trichter man stündlich 10 Minuten lang Sauerstoff in schwachem Strom gegen Mund und Nase des Säuglings leitet. Auch

Extract. Belladonnae 0,05—0,1 . 100,0
nach Bedarf alle 3—4 Stunden 1 Teelöffel

tut hier zuweilen gute Dienste. Durch häufiges Herumtragenlassen — auch im Freien — sucht man der Entstehung von Hypostasen vorzubeugen.

Treten asphyktische Anfälle durch allzureichliches Sekret auf, so kann man durch einige Male wiederholtes kräftiges Zusammendrücken des Brustkorbes mit beiden Händen das Sekret aus der Lunge wie aus einem Schwamm herauspressen, so daß es vor Mund und Nase erscheint. Auch Schultzesche Schwingungen schaffen Erleichterung.

Ist das Sekret dagegen sehr zäh und spärlich, so gibt man

Apomorfin (vgl. S. 238) oder
Liq. ammon. anis.
Spirit. aeth. āā
zweistündlich 5 Tropfen

oder man legt das Kind auf einige Zeit unter den Dampfstrom eines Sprays.

Von vornherein gibt man Exzitantien: Koffein (S. 137) oder Digitalis Golasz (von letzterem alle 2 Tage $^1/_2$ Ampulle).

Bei akuter Herzschwäche Kampher und Koffein subkutan (S. 137).

Sehr günstig wirken in manchen Fällen, namentlich bei älteren, sehr unruhigen Kindern die Narkotika: 1 oder 2 mg Morphium subkutan, ein Chloralklistier (0,5 per rectum), auch Urethan (0,5—1,0 pro dosi)

Urethan 3,0
Sir. simpl. 30,0 (50 Pf.).
Nach Bedarf 1 Teelöffel.

Ein dauernder Gebrauch von Beruhigungsmitteln ist aber nicht empfehlenswert.

Unzuverlässig ist der Gebrauch von Brechmitteln. Will man sie versuchen, so tue man es, solange die Kinder noch in leidlichem Kräftezustand sind und gebe in Abständen von 10 Minuten 3mal $^1/_2$ Teelöffel Vinum stibiatum. Tritt wirklich Erbrechen ein, so werden mit dem Brechakt auch große Schleimmassen aus den Luftwegen mit zutage gefördert; aber häufig kommt es nicht zum Erbrechen, und das Antimon veranlaßt nur unangenehme Durchfälle.

Mit all diesen Maßnahmen muß man im Beginn der Erkrankung zu wirken suchen, sie bietet dann die besten Aussichten. Späterhin sind therapeutische Eingriffe wenig wirkungsvoll. Ein großer Teil der Kinder kommt zum Tod, ein kleiner Teil heilt aus, und bei einer dritten Gruppe gehen die allgemeinen Erscheinungen zurück und bilden sich örtliche Herde, die lange Zeit, oft wochenlang bestehen und den Verdacht auf Bronchiektasenbildung hervorrufen.

Diese letztgenannten Fälle werden am günstigsten beeinflußt durch frische Luft, durch tägliche warme Bäder mit kalter Übergießung und Kreosotlebertran 1 %, 3mal täglich ½ Teelöffel.

Lungenentzündungen bei Säuglingen.

I. Die dem Säuglingsalter eigentümliche Form der Lungenentzündung ist die Bronchopneumonie (katarrhal. lobulär.), die im 1., auch noch im 2. und 3. Lebensjahr am häufigsten vorkommt, späterhin seltener wird.

II. An zweiter Stelle kommt die paravertebrale (hypostatische) Pneumonie, eine häufige Begleiterscheinung der schweren Ernährungsstörungen der Säuglinge.

III. Am seltensten, erst im letzten Viertel des ersten Lebensjahres auftretend ist die kruppöse Lungenentzündung.

Die Bronchopneumonie.

Die Bronchopneumonie ist gekennzeichnet durch das Auftreten zerstreuter, kleiner, zuweilen zusammenfließender Verdichtungen des Lungengewebes, die mit einem unregelmäßigen, bald höheren, bald niedrigeren, zeitlich nicht scharf begrenzten Fieber verlaufen. Sie geht nicht selten aus den früher geschilderten, katarrhalischen Erscheinungen der oberen Luftwege: der Nase und des Pharynx wie auch der Bronchien und Bronchiolen hervor. Der Boden wird ihr bereitet durch Masern und Keuchhusten, sowie durch die ungünstige Durchlüftung in der Lunge rachitischer Kinder.

Erscheinungen und Verlauf: Entsprechend dieser Entstehungsart sind die ersten Symptome der Bronchopneumonie ziemlich vieldeutig. Sie weisen nur auf eine Erkrankung der Luftwege im allgemeinen hin und beginnen häufig mit so geringen Begleiterscheinungen, daß man überrascht ist, bei der Lungenuntersuchung einen bronchopneumonischen Herd zu finden. Im anderen Falle wieder sind die Allgemeinerscheinungen sehr schwer, das Fieber hoch, und man sucht nach einer Pneumonie, aber findet keine. Nur bronchitische Erscheinungen lassen sich feststellen; nach 3—4 Tagen rechtfertigt sich dann endlich die ursprüngliche Annahme, und es lassen sich auch bronchopneumonische Herde feststellen.

Der Sitz der Bronchopneumonien sind vorzugsweise die hinteren „abhängigen“ Teile der Lunge, die bei der dauernden Rückenlage des Kindes am schlechtesten gelüftet werden.

Das Fieber hat einen remittierenden Typus, erreicht oft die beängstigende Höhe von mehr als 40°, hat sonst aber nichts Besonderes an sich. Die Atemfrequenz erreicht ebenfalls hohe Werte. Das Allgemeinbefinden ist zuweilen sehr stark in Mitleidenschaft gezogen, in anderen Fällen sind die Kinder gar nicht wesentlich belästigt, selbst nicht bei ausgedehnten Erkrankungen. Das Maßgebende für den Allgemeinzustand ist der Zustand des Herzens: solange das Herz gut ist, tritt weder ein stärkerer Luftmangel, noch wirkliches schweres Krankheitsgefühl auf. Es besteht ferner Husten, Appetitlosigkeit, Verdrießlichkeit, in schweren Fällen auch leichte Benommenheit, Krämpfe, Flockenlesen, Nackensteifigkeit.

Der Klopfschall braucht keine Änderung zu erfahren, was ja bei dem meist geringen Umfang der Lungenherde nicht weiter verwunderlich ist. Aber selbst da, wo die Perkussion normale Verhältnisse ergibt, hat man doch häufig beim unmittelbaren Beklopfen mit einem Finger das Gefühl, daß eine vermehrte Resistenz besteht. Durch zusammenfließende größere Herde kann eine Schallverkürzung bzw. deutliche Dämpfung hervorgerufen werden.

Bei der Auskultation läßt sich häufig nichts weiter feststellen, als an einer umschriebenen Stelle etwas Bronchophonie beim Husten oder Schreien der Kinder. Bei längerem Bestehen nimmt diese dann einen leicht bronchialen Hauch an. In den meisten Fällen aber besteht deutliches Bronchialatmen, entweder rein oder von feinblasigem Rasseln begleitet — ein Befund, der sich je nach der Zahl der Verdichtungen nur an einer oder an mehreren Stellen der Lunge erheben läßt, vorzugsweise — wie schon erwähnt — in den hinteren Teilen der Unterlappen, doch auch an der Lingula und den vorderen, unteren Teilen der rechten Lunge, seltener über dem Oberlappen.

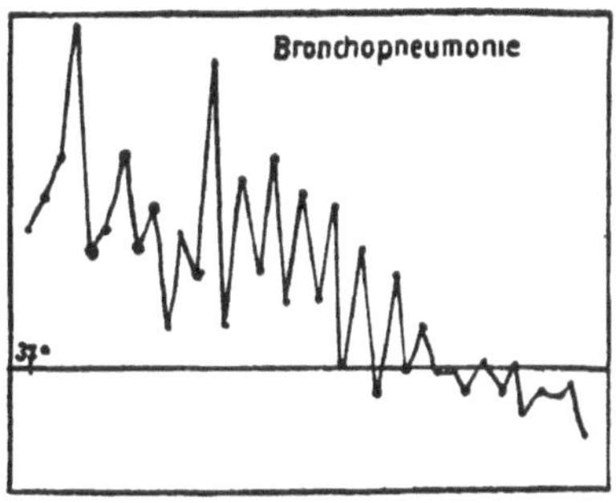

Abbildung 25.

Ebenso wie sie gekommen, klingt auch die Bronchopneumonie allmählich wieder ab. In den meisten Fällen gibt sie eine gute Prognose — in anderen führt sie zum

Tod — in vielen nimmt sie einen langdauernden Verlauf an und führt zur chronischen Pneumonie über, die sich oft über Wochen hin erstreckt, unterbrochen durch gelegentliche kurze, fieberhafte Verschlimmerungen.

Die Diagnose der Bronchopneumonie stützt sich auf den Lungenbefund. Bei chronischer Pneumonie ist an Tuberkulose (Pirquetsche Reaktion) oder an erworbene oder angeborene Bronchiektasien zu denken. Auch durch multiple Abzeßbildung, wozu die Pneumonien des Kindesalters neigen (Wabenlunge), wird ein ähnlicher Auskultationsbefund hervorgerufen.

Die Prognose richtet sich nach dem Allgemeinzustand des Kindes. Wo es sich um kräftige Kinder handelt, ist sie günstig zu stellen, selbst wenn es sich um eine ausgedehnte Erkrankung handelt. Bei ernährungsgestörten, ferner bei Kindern mit Rachitis, Masern und Keuchhusten ist sie zweifelhaft zu lassen, auch dann, wenn nur geringe Veränderungen nachweisbar sind.

Behandlung: Die Hauptrolle spielt wie bei allen Lungenerkrankungen die Wasserbehandlung: Morgens und abends gibt man ein Bad mit kaltem Überguß. Bei Neigung zu Herzschwäche — bläulichen Lippen, kühlen Extremitäten und Nasenspitze — wählt man kurze, (38—40° C) heiße Bäder, bei starker Unruhe und hohem Fieber kühlt man das Wasser, sobald das Kind sich darin befindet, merklich ab, dehnt sie auch lange aus, um das Fieber herabzusetzen und den Kindern Schlaf zu verschaffen. Um das Fieber bei längerem Verlauf zu beeinflussen, gebraucht man Chinin. hydrochl. 0,2 als Zäpfchen, 1mal täglich, am besten nachmittags eingeführt, oder Pyramidon, 1mal 0,1 oder Aspirin. solubile 3mal 0,1.

In der Zwischenzeit legt man 2stündlich gewechselte kalte — bei schwachen Kindern etwas wärmere Wickel um die Brust. Als Medikament gibt man Senega oder Apomorfin. Man läßt außerdem die Kinder viel herumtragen, oder legt sie zeitweilig auf die Seite oder auf den Bauch, je nach ihrem Kräftezustand. Die Nahrung wird, wenn die Kinder sie nicht von selbst größtenteils verweigern, auf die Hälfte beschränkt und durch Tee, Himbeerwasser und dergl. ersetzt.

Tritt dann nach einigen Tagen Besserung ein, fällt das Fieber ab und beginnt die Lösung auf der Brust, so kann man auch zur Beförderung der Aufsaugung Narkotika an Stelle der Expektorantien geben: Pantopon- oder Kodeinsirup 3mal $^1/_2$ Teelöffel. (Im akuten Stadium der Pneumonie ist Kodein nicht angezeigt, erst wenn die gefährliche Zeit vorüber ist, soll man Gebrauch davon machen.) Nach völligem Abklingen der Lungenerscheinungen gibt man zweckmäßig noch für einige Wochen Kreosotlebertran (S. 242).

Weicht der Verlauf von diesem eben beschriebenen Gang der Krankheit ab, so wird man auch noch zu den übrigen der sonst gebräuchlichen Hustenmittel greifen müssen:

Infus. rad. Ipecac. 0,2 : 80,0	oder	Ammon. chlorat. 0,5 : 90,0
Sirup. Alth. ad 100,0		Sirup liquir. ad 100,0
zweistündlich 1 Teelöffel,		zweistündlich 1 Teelöffel.

Bei Kreislaufstörungen usw. verfährt man, wie beim Kapitel Bronchitis beschrieben. Die Serumbehandlung weist keine Erfolge auf, ebensowenig das Optochin.

Die paravertebralen Pneumonien.

Diese Art der Lungenentzündungen zeichnet sich zunächst durch ihren Sitz vor den anderen Arten von Lungenentzündungen aus. Sie finden sich in den hinteren Lungenteilen, entlang der Wirbelsäule — paravertebral — und erstrecken sich streifenförmig über alle Lungenlappen von der Spitze bis zum unteren Lungenrand (deshalb auch Streifenpneumonien genannt).

Nach den Untersuchungen von Bartenstein und Tada an der Czernyschen Klinik entstehen sie aus Kreislaufstörungen, d. h. aus kleinen Blutungen im Lungengewebe, die zunächst nur hie und da in einzelnen Alveolengruppen auftreten, sich dann durch Zusammenfließen vergrößern und dadurch zu den mit bloßem Auge erkennbaren Hypostasen werden. Bakterien oder entzündliche Erscheinungen spielen keine Rolle bei der Entstehung. Erst sekundär kann es zur bakteriellen Infektion kommen.

Schwere Erkrankungen und dauernde Rückenlage des Kindes begünstigen das Auftreten der paravertebralen Pneumonien. Sie sind daher eine fast nie vermißte Begleiterscheinung der schweren akuten Ernährungsstörungen.

Klinisch machen sie wenig Erscheinungen. Nur bei längerem Bestand hinterlassen sie bei der Perkussion ein vermehrtes Resistenzgefühl, auch etwas Schallverkürzung. Auskultatorisch findet sich öfters ein feines Knistern bei der Inspiration.

Sie lassen sich nur durch den Blick diagnostizieren: Die Kinder zeigen eine bestimmte Haltung des Brustkorbes, den gehobenen Thorax, d. h. eine abnorme Wölbung des Brustkorbes in seinen oberen vorderen Teilen, etwa in Höhe des Überganges von Manubrium in das Corpus sterni.

Die paravertebralen Pneumonien treten nie selbständig auf, sondern nur im Gefolge einer anderen Erkrankung. Demgemäß ist ihre Prognose auch von der der Grundkrankheit abhängig.

Ihre Behandlung besteht in der Behebung der Kreislaufschwäche, wie sie bei der Behandlung der akuten Ernährungsstörungen angegeben ist.

Die kruppöse Pneumonie.

Sie ist bei Säuglingen selten und kommt erst gegen Ende des ersten Lebensjahres vor. Sie beginnt mit akut einsetzendem, kontinuierlich verlaufendem, hohem Fieber, das am 5. oder 7. Tage oder auch noch später kritisch bis unter die Norm absinkt.

Befallen ist ein größerer, umschriebener Bezirk der Lunge, der aber keineswegs wie bei der typischen lobären Pneumonie einen ganzen Lungenlappen zu umfassen braucht. Vorzugsweise ist der rechte Oberlappen befallen. Von sonstigen Erscheinungen werden Krämpfe, Nackenstarre und andere zerebrale Erscheinungen beobachtet. Häufiger als man denkt, kommt es zur sog. „zentralen" Pneumonie, bei der sich keinerlei auskultatorischer oder sonstiger Befund erheben läßt, wo aber das Röntgenbild eine dichte, sogar meist bis an das Rippenfell reichende Verdichtung anzeigt, und wo erst nach 3—4 Tagen als erstes nachweisbares Symptom Bronchialatmen in der Achselhöhle auftritt.

Die Behandlung der kruppösen Pneumonie ist wie die der katarrhalischen.

Ihre Prognose ist gut.

Erkrankungen des Rippenfelles.

Die Pleuren werden bei Säuglingen selbständig oder im Verlauf oder nach Ablauf von Lungenerkrankungen befallen. Es finden sich fibrinöse, seröse, serofibrinöse und eitrige Pleuritiden.

Die klinisch wichtigste Rolle spielen von diesen die eitrigen Rippenfellentzündungen, die Empyeme. Sie kommen bei Säuglingen häufiger zur Beobachtung als bei älteren Kindern.

Das Empyem tritt vorzugsweise sekundär — metapneumonisch — auf. Die Erscheinungen sind dieselben wie im späteren Alter: massive Dämpfung, vermehrtes Resistenzgefühl, zuweilen leichtes Hautödem über dem Sitz des Ergusses, abgeschwächtes oder aufgehobenes Atmen, fehlender Stimmfremitus, bei größern Ergüssen Rauchfußsches Dreieck auf der gesunden Seite, Verdrängung des Herzens, Erweiterung der befallenen Brustkorbhälfte, Verstrichensein der Zwischenrippenräume, an Stelle des abgeschwächten Atmens auch bronchialklingendes Kompressionsatmen. Bei längerem Bestehen tritt eine hochgradige Blässe der Kinder auf. Öfters finden sich multiple kleinere, abgekapselte Empyeme, meistens jedoch einzelne größere, eitergefüllte Höhlen. Letztere zeigen ihren höchsten Stand nicht neben der Wirbelsäule, sondern in der hinteren Achsellinie. In dieser punktiert man auch, im 7. oder 8. Zwischenrippenraum, mit dicker kurzer Kanüle und großer, 10 ccm fassender Rekordspritze, oder mit einem dünnen Troikart.

Wird Eiter nachgewiesen, so muß er unbedingt entfernt werden, nur kleinere Empyeme pflegen sich von selbst aufzusaugen. Die Entleerung des Eiters geschieht durch wiederholte, ausgiebige Punktionen oder durch Rippenresektion.

Die dem Säuglingsalter eigentümlichen Störungen des Zentralnervensystems.

Das augenfälligste und für den Laien alarmierendste Symptom der Erkrankungen des Zentralnervensystems im Säuglingsalter sind Krämpfe.

Man teilt sie aus praktischen Rücksichten — wie beim Erwachsenen — ein in:

1. organische (symptomatische), d. h. mit sicheren anatomischen Veränderungen einhergehende:

Dazu zählen alle diejenigen, die sich bei den verschiedenen Formen von Meningitis (seröser, eitriger, tuberkulöser) und Enzephalitis, ferner bei Hydrozephalus, bei Sklerosen und Defektbildungen des Gehirns (Porenzephalie), bei Lues und Geburtsverletzungen finden.

2. In funktionelle (idiopathische), d. h. solche, für die man keine bzw. noch keine anatomischen Grundlagen hat:

a) die spasmophilen,
b) die epileptischen.

Außerdem werden als funktionell noch die terminalen Krämpfe sterbender Kinder und die Krämpfe bei ernährungsgestörten Säuglingen mit alimentärer Intoxikation angesehen.

Von allen — organischen sowohl wie funktionellen — sind am häufigsten die spasmophilen, auf die im Kapitel „spasmophile Diathese“, S. 178, ausführlich eingegangen ist.

Eine zweite Eigentumlichkeit des Sauglingsalters ist die Neigung zu spastischen Zuständen der Muskulatur. Wir begegnen ihr in ihrer leichtesten Form bei der Hypertonie der Kinder mit Mehlnährschaden oder der neuropathischen Kinder mit habituellem Erbrechen. Ferner gibt es Sauglinge, die vollkommen normal erscheinen, nur diese eigentümliche Rigiditat der Muskeln aufweisen. Wenn nicht früher, so bemerkt man sie, wenn die Kinder zu laufen anfangen. Sie treten nicht mit der ganzen Sohle auf, sondern wollen immer auf den Fußspitzen laufen. Späterhin stellt sich häufig Strabismus ein, auch Reflexsteigerungen sind nachweisbar, und in der Schulzeit ergibt sich, daß bei einzelnen auch gewisse geistige Mängel bestehen. Diese Fälle leiten zu denjenigen über, bei welchen ausgesprochene Muskelspasmen vorhanden sind: Hydrozephalus, Mikrozephalie, Littlesche Krankheit u. a.

I. Epilepsie.

Sie kommt bereits im Säuglingsalter vor, aber unverhältnismäßig viel seltener als in späteren Jahren.

Die Diagnose auf Epilepsie wird man stellen müssen, wenn sich einerseits kein Anhalt für eine organische Gehirnerkrankung erheben läßt, und anderseits die spasmophilen Erscheinungen dauernd fehlen.

Aber die Epilepsie ist keineswegs bloß in diesem negativen Sinne gekennzeichnet, sondern sie weist auch bemerkenswerte positive Merkmale auf, durch die sie sich namentlich von der Spasmophilie, von der sie in der Praxis am häufigsten abzutrennen sein wird, unterscheidet:

Die epileptischen Anfälle treten unterschiedslos auf, sowohl bei Brustkindern wie bei künstlich genährten Säuglingen.

Sie binden sich weder an einen bestimmten Zeitraum des Säuglingsalters noch an eine bestimmte Jahreszeit. Sie befallen infolgedessen die Säuglinge bereits in den ersten 2 Lebensmonaten, in denen die spasmophilen Krämpfe bekanntlich noch nicht vorkommen, und sie treten auch im Sommer auf, wieder im Gegensatz zu den spasmophilen.

Sie erfolgen, ohne daß sich eine auslösende Ursache oder eine nebenherlaufende, anderweitige Krankheit findet, wie es bei der Eklampsie der Fall zu sein pflegt. Man kann im Gegenteil öfters beobachten, daß die Krämpfe vorübergehend ausbleiben, wenn schwere anderweitige Krankheiten — Masern, Ernährungsstörungen — auftreten.

Der Verlauf der epileptischen Krämpfe ist im Säuglingsalter ein doppelter: bei dem einen Teil der Kinder treten in regelmäßigen Zwischenräumen Anfälle auf. Alle Tage, oder alle Monate oder alle Vierteljahre erfolgt ein Anfall, entweder immer von gleicher Art oder mit der Zeit sich mildernd zu „kleinen Anfällen". Frühzeitig beginnt das Zurückbleiben der geistigen Entwicklung. — In dieser Weise setzt sich die Epilepsie ununterbrochen fort, und führt die befallenen Kinder noch im Verlauf der Kindheit in die Epileptikeranstalten.

Wenn die Kinder an „kleinen Anfällen" leiden, so treten dieselben manchmal gehäuft auf, bis zu 20- oder 30mal am Tage, und bestehen dann in einem kurzen Sich-Strecken des Körpers, oder in einem schnellen Seitwärtsdrehen des Kopfes für einen kurzen Augenblick, oder ähnlichen Erscheinungen.

Bei einem zweiten Teil aber erfolgt nach einigen wenigen Anfällen im Säuglingsalter eine jahrelange Pause, während der die Kinder den Eindruck ganz gesunder Menschen machen. Erst in der Schulzeit oder in den Entwicklungsjahren oder noch später bricht die Epilepsie von neuem aus, um nunmehr nicht wieder zu verschwinden. Die Prognose einer Epilepsie ist also mit großer Vorsicht zu stellen.

Die Behandlung ist die übliche mit Brom: 4mal 0,25 Bromnatr. am Tag.

II. Hydrozephalus.

Der Wasserkopf kommt angeboren und erworben vor. Er ist gekennzeichnet durch die bekannte fortschreitende Vergrößerung des Hirnschädels infolge eines Ergusses in die Gehirnhöhlen (Hydrocephalus intern.) oder in den Raum zwischen Schädeldach und Konvexität des Gehirns (Hydroceph. externus, bei Pachymeningitis haemorrh.).. Im Verhältnis zu der oft monströsen Vergrößerung des Hirnschädels erscheint der Gesichtsschädel auffallend klein. Die Augen nehmen eine eigentümliche Stellung ein: die Regenbogenhaut verschwindet zum Teil nach unten und dafür erscheint unterm obern Augenlid das Weiße der oberen Bulbushälfte.

Das geistige Verhalten der Kinder bleibt dabei meist ungestört, auch der übrige Körper, außer dem Schädel, braucht nicht mitbeteiligt zu sein. Auffallend ist nur immer eine starke Magerkeit der Kinder mit Wasserkopf. Bei akuter Zunahme der Ventrikelflüssigkeit kann es dagegen zu schweren krampfhaften Zuständen, zur Starre des ganzen Körpers mit Opisthotonus, überkreuzten Beinen und Händen, Reflexsteigerungen usw. kommen. Bei länger bestehendem Wasserkopf kommt er zur ausgedehnten Erweichung der Schädelknochen.

Die Prognose ist nicht immer schlecht. Sowohl von selbst, wie auch vielleicht unter dem Einfluß der Behandlung kommt es zum Stillstand und zu einer Ausheilung, die aber natürlich immer die Vergrößerung des Schädels bestehen läßt.

In allen Fällen von Wasserkopf pflegt man eine Schmierkur einzuleiten, gleichgültig, ob die Wassermannsche Reaktion positiv oder negativ ausfällt. Ferner sucht man durch regelmäßig wiederholte Spinalpunktionen den Schädelinhalt zu verkleinern, eine Behandlung, die in der Tat nicht selten von Erfolg gekrönt ist.

III. Idiotie.

Die Idiotie ist eigentlich keine selbständige Krankheit, sondern die Folgeerscheinung von meningitischen und enzephalitischen Prozessen, von Geburtsverletzungen des Gehirns, von Entwicklungsstörungen desselben zur Fötalzeit u. a.

Sie findet sich ferner bei einzelnen Erkrankungen, die wir nach der heutigen Auffassung als durch Störungen in der Funktion der Drüsen mit innerer Sekretion bedingt ansehen also bei Mongolismus, Myxödem usw.

Wenn man ein Kind mit Idiotie vor sich hat, so kann man oft nicht mehr feststellen, was für eine Erkrankung ursprünglich vorgelegen hat, und man muß sich häufig genug mit der Diagnose „vitium cerebri" begnügen. Die nachgebliebene Idiotie aber ist meist sehr früh feststellbar: bei einem normalen Kinde sehen wir, daß es im Alter von 1/4 Jahr anfängt, vorgehaltene Gegenstände, die Uhr oder ein brennendes Streichholz, zu fixieren, und den Gegenstand, wenn er bewegt wird, mit den Augen zu verfolgen. Idioten aber fixieren nicht, greifen auch nicht, wenn man ihnen etwas hinhält. Sie haben auch keine Geschmacksempfindung. Man prüft dieselbe so, daß man dem Kinde erst einen Teelöffel Saccharinlösung, dann einen Teelöffel (1proz.) Chininlösung eingibt. Das normale Kind schluckt wohl das Saccharin, verweigert aber energisch das Chinin. Der Idiot schluckt beides, sogar wiederholt Chinin. Auch Schmerzempfindung, durch Nadelstiche oder Kneifen in die Zehen geprüft, fehlt ihnen. Gegen Ende des ersten Jahres fangen normale Kinder an, als erste Anfänge des Sprechens Laute von sich zu geben, die kein Weinen bedeuten. Sie lassen sich auch bereits zur bewußten Entleerung von Stuhl und Urin „abhalten". Idioten lernen erst im 3. oder 4. Jahre sprechen und werden noch viel später sauber. Die Entwickelung des Gehens und Stehens ist stark verzögert. Nur die wenigsten lernen im ersten Jahre sitzen und den Kopf halten. Sie zeigen einen abnormen, weit über das Maß des physiologischen hinausgehenden Speichelfluß. Viele haben eine Makroglossie, halten den Mund stets offen, und schnarchen infolge der Hypertrophie des lymphatischen Rachenringes, die wohl nie bei Idioten vermißt wird. Das mangelnde Wachstumsbestreben des Gehirns findet seinen Ausdruck in einem frühzeitigen Schluß der Fontanelle. Während normalerweise sich die Fontanelle erst nach dem 1. Jahre schließt, ist sie bei vielen Idioten schon im 6. Monat zu. Dadurch kommt es zur Mikrozephalie (Aztekenschädel). — Ein Teil der Kinder führt ein stilles, ruhiges Dasein. Sie trinken gut, und da sie stets ruhig sind, werden sie nicht überfüttert, erkranken infolgedessen auch nicht, und so sind sie körperlich meist in vorzüglichem Zustand. Das sind die torpiden Idioten. Das Gegenteil davon bilden die agilen Idioten: Kinder mit ständiger motorischer Unruhe, mit grundlosem, stundenlangem Geschrei, eine Qual für die Umgebung. Bei ihnen finden sich häufig Muskelspasmen, Krampfanfälle, Strabismus. Auch die Ernährung macht Schwierigkeiten, es ist oft unmöglich, ihnen irgend etwas anderes als Milch beizubringen.

Die Diagnose der Idiotie ist bei dieser Fülle von Erscheinungen sehr leicht zu stellen.

Die Prognose ist ungünstig, die Behandlung eine rein symptomatische.

IV. Littlesche Krankheit.

Unter Littlescher Krankheit versteht man die hochgradige Gliederstarre der Kinder, die sich oft, nicht immer, mit einer Beeinträchtigung der geistigen Leistungsfähigkeit verbindet. Die Steifheit beginnt sich bald nach der Geburt zu zeigen, sie befällt vorzugsweise die Beine, namentlich die Adduktorenmuskulatur der Oberschenkel. Sie läßt sich am besten zeigen, wenn man das Kind in der Schwebe hält — dann überkreuzen sich die Beine. Fast regelmäßig besteht Strabismus, Reflexsteigerungen, häufig Krämpfe und Idiotie.

Für die Herkunft der Erkrankung machte man früher die Littlesche Trias — die schwere — die asphyktische und die zu frühe Geburt verantwortlich. In der Tat erkranken nicht selten Frühgeburten an „Little", aber für alle Fälle paßt diese Ätiologie nicht.

Prognose: Im späteren Alter pflegt die Gliederstarre meist besser zu werden.

Behandlung: Im Säuglingsalter beschränkt man sich auf häufige, heiße Bäder, durch welche die Spasmen etwas gebessert werden, sowie auf vorsichtiges Massieren. In späteren Jahren gehören die Kinder dem Orthopäden.

V. Myxödem und Mongolismus.

In manchen Fällen ist die Idiotie durch ein angeborenes Myxödem bedingt. Derartige Kinder sind an ihrem gedunsenen, stupiden Gesicht, der dicken Zunge, der Sattelnase, der trockenen, abschilfernden Haut, dem myxödematösen Fett, dem dünnen, struppigen Haar, dem Nabelbruch, Verstopfung und den früher genannten Erscheinungen der Idiotie zu erkennen.

Sie reagieren prompt auf Schilddrüsentabletten, von denen man selbst jungen Kindern ohne jede schädliche Nebenwirkung täglich 1 Tablette (Thyraden Knoll zu 0,1 g) verabreichen kann.

Das Äußere verändert sich unter der Schilddrüsenbehandlung sichtlich, aber betreffs der geistigen Leistungsfähigkeit werden die Kinder niemals zu vollwertigen Individuen.

Häufiger als Myxödem ist Mongolismus. Auch hierbei findet sich die charakteristische Veränderung des äußeren Habitus: die Lidspalte ist eng, geschlitzt und steht schief, nach außen und oben divergierend. Am inneren Augenwinkel zieht das obere Lid sichelförmig über das untere hinweg — Epikanthus. Sattelnase, Schielen, Mißbildungen des Ohres, kurze, stumpfe Finger, häufig angeborene Mißbildungen am Herzen.

Am auffallendsten für die Eltern, die den abweichenden äußeren Habitus oft gar nicht bemerken, ist die außerordentliche Hypotonie der Muskulatur und die Schlaffheit der Gelenkbänder, vermöge deren die Kinder die Gelenke nach allen Richtungen hin verrenken können. Mongolen sind meist fröhlicher Stimmung, im späteren Kindesalter für die Umgebung sehr possierliche Kinder. Sie weisen immer einen gewissen Grad geistiger Schwäche auf.

Die Lebensaussichten sind für die Kinder ziemlich schlecht. Sie sterben fast alle im Laufe der Kindheit, nur wenige kommen bis in die Entwickelungsjahre.

Die Behandlung — meist mit Schilddrüsentabletten — ist erfolglos.

Anhang.

Kurzer Abriß der Säuglingsfürsorge.

Die Entwicklung der Säuglingsfürsorge hat den Weg genommen, daß sie von der ursprünglichen völligen Rechtlosigkeit des Kindes, die im Altertum und in den ersten Jahrhunderten nach Chr. Geburt in der Unsitte der Kindesaussetzung und des Kindermordes ihren Ausdruck fand, zunächst fortschritt zu der Anerkennung des Rechtes des Kindes auf sein Leben. Das geschah durch das Christentum und führte zur Einrichtung der mittelalterlichen Findelhäuser. Im Jahre 787 wurde vom Erzbischof Dartheus in Mailand das erste Findelhaus errichtet. Einen weiteren Fortschritt stellt die Gründung von Anstalten dar, die mit dem Kind auch die Mutter aufnahmen, und zwar zu dem Zweck, daß diese ihr Kind stille (Kaiser Josef II. von Österreich). So entwickelte sich langsam ein Recht des Kindes auf seine Mutter. Die Neuzeit endlich gab dem Kinde durch die Einführung des Vormundschaftswesens usw. auch bestimmte Rechte gegenüber seinem Vater.

Anfänglich ist nur das uneheliche (oder verwaiste) Kind Gegenstand der Fürsorge. Später kommt ein gewisser Mutterschutz hinzu, und schließlich wird auch das eheliche Kind in die Fürsorge einbezogen.

Gegenwärtig liegt die Fürsorge teils in den Händen des Staates, teils in denen der Gemeinde und der öffentlichen Wohltätigkeit. Sie beginnt schon in der Schwangerschaft. Einzelne Städte gewähren bedürftigen Frauen in den letzten Wochen vor der Niederkunft „Schwangerschaftsunterstützungen“ in Gestalt von Ernährungsbeihilfen. Auch sieht die Gesetzgebung einen achtwöchigen „Wochenschutz“

vor, von dem zwei Wochen auf die Zeit vor der Entbindung entfallen. In diesen zwei Wochen darf die Schwangere nicht beschäftigt werden und erhält die Hälfte ihres Lohnes als Krankengeld. Außerdem sind Frauen überhaupt von allen Gewerben, die erfahrungsgemäß eine vorzeitige Unterbrechung der Schwangerschaft begünstigen (Bearbeiten von Blei und Beiverbindungen), ausgeschlossen.

Für die Zeit der Entbindung und des Wochenbetts stehen Mutter und Kind neben den Frauenkliniken und Hebammenanstalten noch von öffentlicher Wohltätigkeit unterhaltene Entbindungs- und Wöchnerinnenheime zur Verfügung. Die aus diesen Anstalten entlassenen, nicht selten obdachlosen oder weiterer Pflege bedürftigen Mütter finden in Mütterheimen mit ihren Kindern Unterkommen. Verheirateten Frauen steht an manchen Orten die „Hauspflege" zur Seite, die während des Wochenbetts durch besondere Schwestern die Instandhaltung des Haushalts übernimmt, während in anderen Städten in den sogenannten „Wanderkörben" bedürftigen Müttern die für die Entbindung und das Wochenbett nötige Wäsche, auch für das Kind, geliefert wird. Es gibt auch freiwillige Mutterschaftsversicherungen, die ihren Mitgliedern bei Entbindungen Wöchnerinnengeld zahlen.

Die Hauptfürsorge beginnt erst nach vollendetem Wochenbett der Mutter und erstreckt sich vor allem auf die unehelichen Kinder. In den außerdeutschen Ländern erfolgt die Unterbringung dieser Kinder in Anlehnung an das mittelalterliche Findelhauswesen in den Findelanstalten (Österreich, Ungarn, Frankreich, Rußland, Schweden usw.). Ihre Ernährung geschieht durch die eigene Mutter oder durch eine Amme. Später werden sie in Außenpflege gegeben oder auf dem Lande in Kolonien gesammelt (Ungarn).

In Deutschland kommen sie, wenn die Trennung von der meist in ihren bürgerlichen Beruf zurücktretenden Mutter sich als notwendig erweist, in Pflege, entweder zu den Eltern der Mutter oder zu fremden Leuten (Zieh-, Pflege-, Kost-, Haltekinder). Die Mutter zahlt den Pflegeeltern dafür eine Geldentschädigung, doch ist die Aufnahme eines Pflegekindes nicht mehr jedermann gestattet, sondern es bedarf dazu einer polizeilichen Erlaubnis. Auf diese Weise wird der „Engelmacherei" vorgebeugt. Die Kinder selbst müssen, ehe sie in Pflege kommen, ärztlich untersucht sein, damit sie keine Krankheiten in die Familie der Pflegeeltern einschleppen. Die Pflegestellen werden regelmäßig durch „Waisenpflegerinnen“ kontrolliert, die Entwicklung der Kinder wird durch ärztliche Untersuchungen in den „Fürsorgestellen“ beobachtet und ihre Ernährung von hier aus geleitet. Das Recht des Kindes, namentlich gegenüber seinem Vater, wird von beamteten oder freiwilligen Berufs- oder Generalvormündern wahrgenommen. Diese Fürsorge währt bis zur Schulzeit und geht dann auf den Schularzt über.

Die Unterbringung kranker Säuglinge geschieht in den Kinderkliniken, Kinderkrankenhäusern oder Säuglingsheimen, die von obdachlosen oder elternverlassenen, gesunden Kindern in Kinderasylen und Kinderhorten.

Die Fürsorge für eheliche Kinder gipfelt in dem Bestreben, ihnen die Ernährung mit Muttermilch zu verschaffen. Diesem Zweck dienen die „Stillprämien“. Das sind unentgeltliche Leistungen in Nahrungsmitteln, auch in Geld, an die Mutter unter der Voraussetzung, daß sie ihr Kind stillt. Die Kosten trägt die Gemeinde oder die öffentliche Wohltätigkeit, an einzelnen Orten zahlen auch die Krankenkassen ein „Stillgeld“. Der Genuß der Stillprämien ist an den regelmäßigen Besuch der „Mütterberatungs- und Säuglingsfürsorgestellen“ geknüpft, die die Hauptträger der Fürsorge sind. Sie stehen unter ärztlicher Leitung und werben durch besondere Fürsorgeschwestern für den Besuch ihrer Beratungsstunden im allgemeinen wie für das Stillen im besonderen. Sie beraten die Mutter in der Ernährung ihres Kindes und wirken durch mündliche Belehrung wie durch Merkblätter und aufklärende Schriften für eine vernunftgemäße Pflege und Erziehung des Kindes. Auch künstlich genährte Kinder werden in den Fürsorgestellen beraten. Zu diesem Zweck sind sie meist mit „Milchküchen“ verbunden, in denen für billiges Geld eine einwandfreie Milch geliefert wird. Den Kreis ihrer Schützlinge sollen die Fürsorgestellen aber auf die Kinder der unbemittelten Bevölkerung beschränken.

Um auch Müttern, die im Erwerbsleben stehen, den Segen des Selbststillens ihrer Kinder zu ermöglichen, gibt es Stillkrippen, die ebenfalls unter ärztlicher Aufsicht stehen, und tagsüber die Säuglinge mit künstlicher Ernährung verpflegen, während sie morgens und abends, wenn es geht auch in der Mittagspause, von den Müttern gestillt werden. Vielfach sind diese Stillkrippen oder Stillstuben an große Fabrikbetriebe angeschlossen. Jenseits des Säuglingsalters werden die Kinder, die tagsüber der Beaufsichtigung durch die eigene Mutter entbehren, in Kleinkinderschulen und Kindergärten untergebracht.

Sachverzeichnis.

A. Marcus & E. Webers Verlag (Dr. jur. Albert Ahn) in Bonn

Im Laufe des Jahres 1920 wird von dem vorliegenden

Leitfaden

der

Kinderheilkunde

der **zweite Teil**:

Kinderkrankheiten

von

Prof. Dr. Walter Birk

etwa im gleichen Umfang wie die vorliegenden „Säuglingskrankheiten" erscheinen. Bestellungen auf dieses Buch nehmen schon jetzt alle Buchhandlungen und der Verlag entgegen.

A. Marcus & E. Webers Verlag (Dr. jur. Albert Ahn) in Bonn

Die Therapie an den Bonner Universitätskliniken

Bearbeitet von

Innere Klinik (Geh. Rat Schultze): Prof Schultze, Prof. Finkelnburg, Prof. Stursberg, Prof. Ungar. **Medizinische Poliklinik** (Geh. Rat Krause): Prof Paul Krause. **Psychiatrische u. Nervenklinik** (Geh. Rat Westphal): Prof. Westphal, Prof. Hübner. **Chirurgische Klinik** (Geh. Rat Garrè): Priv.-Doz. Dr. Els, Priv.-Doz. Dr. Fründ, Dr. M Krabbel. **Augenklinik** (Geh. Rat Kuhnt): Prof. Kuhnt. **Ohren- und Nasenklinik** (Geh. Rat Walb): Prof. Walb. **Frauenklinik** (Geh. Rat v. Franqué): Prof. Reifferscheid. **Hautklinik** (Prof. Hoffmann): Prof. Hoffmann.

Herausgegeben von

Professor Dr. **Rudolf Finkelnburg** in Bonn

Zweite, stark vermehrte Auflage

Preis geheftet M. 15.50, gebunden M. 17.50
Mit Teuerungszuschlag geheftet M. 24.20, gebunden M. 27.30

Auszüge aus Besprechungen:

Das Buch, welches die verschiedenen Bonner Universitatslehrer gemeinsam verfaßt haben, enthalt eine kurzgefaßte Darstellung der Therapie, wie sie an den Bonner Kliniken durchgefuhrt wird. Das individuelle Moment tritt nicht selten stark hervor und mag in manchen Einzelheiten Anlaß zur Diskussion geben, stellt aber gerade den Reiz und Wert des Buches dar. Die Erfahrung hat gezeigt, daß wohl eben infolge dieses Umstandes das Buch nicht bloß bei den alten und jungen Bonner Schulern, sondern auch außerhalb Bonns geschätzt wird. Die neue Auflage bringt infolge des Ausscheidens fruherer und Eintretens neuer Mitarbeiter erhebliche Veranderungen und auch Erweiterungen. Der Charakter des Buches als einer sehr brauchbaren und gut gearbeiteten therapeutischen Übersicht hat sich aber nicht geandert. *Munchner medizinische Wochenschrift.*

Das Buch hat sich entsprechend seiner 1. Auflage hier gestellten Voraussage bewahrt, wie die rasch notwendig gewordene Neuauflage beweist. Es ist an Umfang um etwa 100 Seiten gewachsen, hat manche, freilich nicht übermäßig viele Kriegserfahrungen mit verarbeitet und seine eigenartige Prägung gewahrt. *Therapeutische Monatshefte.*

Jeder, der sich uber den derzeitigen Stand der Therapie orientieren will, wer wissen mochte, was therapeutisch gut oder schlecht ist, wird in dem Werke der Bonner Kliniker Aufklarung finden. Die Bonner Therapie wird über die lokale Bedeutung hinaus fur jetzige und ehemalige Studenten Bonns auch anderen ein guter Ratgeber sein. *Berliner Klinische Wochenschrift.*

Die zweite Auflage des praktischen und offenbar rasch beliebt gewordenen Werkes berucksichtigt die neuesten Kriegserfahrungen auf dem Gebiete der Chirurgie und der Seuchenerkrankungen und bringt auch mancherlei Erweiterungen und Verbesserungen *Zentralblatt für innere Medizin.*

Dem Arzt, der es mit der Erfahrung des Praktikers zu Rate zieht, kann es manchen wertvollen Wink geben, dem Studierenden aber wird es ein Wegweiser sein durch die große Zahl namentlich in neuerer Zeit mit mehr oder weniger Berechtigung angepriesener Heilmethoden. *Correspondenz-Blatt für Schweizer Arzte.*

Die dritte, umgearbeitete Auflage erscheint im Frühjahr 1920.

A. Marcus & E. Webers Verlag (Dr. jur. Albert Ahn) in Bonn

Eine wertvolle Ergänzung zur „Therapie an den Bonner Universitätskliniken" bildet:

Technik der wichtigsten Eingriffe in der Behandlung innerer Krankheiten

Ein Leitfaden für Studierende und Ärzte von Professor Dr. H. Stursberg in Bonn

Mit 45 Abbildungen im Text.

Preis geheftet M. 5.40, gebunden M. 6.40
Mit Teuerungszuschlag geheftet M. 8.40, gebunden M. 10.—

Münchener medizinische Wochenschrift 1917, Nr. 15, S. 489: Der kleine aber vorzügliche Abriß der therapeutischen Technik in der inneren Medizin unterscheidet sich von anderen ähnlichen Werken, deren wir ja bekanntlich sehr gute besitzen, vor allem durch seine große Handlichkeit, die ihn wahrscheinlich rasch beliebt machen wird. Es werden nur die wichtigeren und am häufigsten angewandten Methoden geschildert, diese aber mit sehr großer Sorgfalt und Sachkenntnis, die auf große Erfahrung am Krankenbett und genaue Bekanntschaft mit den von den Anfängern gemachten Fehlern sich gründet. Behandelt werden Punktionen und Einspritzungen, Speiseröhrensondierung und Magenausheberung, Darmeingießung, Katheterismus und Blasenbehandlung. Sehr sympathisch und besonders für die Studierenden erziehlich sind die häufigen Hinweise auf das notwendige schonende Verhalten des Arztes bei den Eingriffen. Die Abbildungen sind reichlich und gut gewählt.

Therapeutische Monatshefte 1917, Heft 3 . . . Es ist ein praktisches Büchlein, in dem jeder die wirklich notwendigen Handgriffe sofort und klar beschrieben findet. Weite Verbreitung ist ihm zu wünschen.

Der praktische Arzt 1917, Heft 10, S. 212 . . . Ich kann das Buch, das ich auch wegen seiner klaren Schreibweise gern gelesen habe, allen Medizinern aufs wärmste empfehlen.

Deutsche medizinische Wochenschrift 1917, Nr. 15, S. 474 . . . Das Buch wird sich deshalb namentlich als Ergänzung mündlicher Vorträge und praktischer Kurse über therapeutische Technik eignen . . .

Medizinische Klinik 1917, Nr. 4, S. 109. . . . Gerade für den Praktiker, der in ihm alles findet, ist das aus reicher klinischer und pädagogischer Erfahrung flott geschriebene, angenehm lesbare Buch gedacht. Für ihn füllt es eine Lücke im besten Sinne aus . . .

Bayr. Ärztl. Korrespondenzblatt 1917, Nr. 2, S. 14 . . Der Leitfaden wird sich rasch wohlverdiente Beliebtheit in den ärztlichen Kreisen erringen

Württ. med. Correspondenz-Blatt 1917, Nr. 8, S. 79 . . . Das Buch bedeutet für einen Anfänger eine treffliche Hilfe, besonders da es mit guten Abbildungen ausgestattet ist.

Ärztliche Rundschau 1917, Nr. 7, S. 56: . . . Und so scheint mir der vorliegende präzis gefaßte Leitfaden einem wirklichen Bedürfnis zu entsprechen

A. Marcus & E. Webers Verlag (Dr. jur. Albert Ahn) in Bonn

Soeben erschien

Die Erhaltung der geistigen Gesundheit

Von

Geh.-Med.-Rat **Dr. Th. Rumpf**

Professor der sozialen Medizin an der Universitat Bonn

Preis M. 3.60, mit Teuerungszuschlag M. 4.35

Inhalt·

A **Die Entwicklung der geistgen Fähigkeiten.**
1. Unsere Kenntnisse von den Gehirnprovinzen 2. Die Entwicklung des Gedächtnisses. 3. Das Bewußtsein. 4. Bewegung und Wille.

B. **Die Mittel zum Schutz der geistigen Gesundheit.**
1. Fernhaltung organischer Störungen. 2. Die Erziehung der Jugend, a) hohere Schulen. 3. Die Erziehung zum Staatsbürger. 4. Die Einwirkungen des Lebens. 5. Die Stahlung des Willens, a) Erziehung zur Pflichterfüllung, b) Erziehung zur Lebensfreude, c) Schickung in den Tod.

C **Zusammenfassende Lebensregeln.**

. . . . Wenn man sich auch nicht mit allen Ausfuhrungen einverstanden erklären kann, so enthalt das Buch doch so viel Wahres und Schönes, daß es jedem zu empfehlen ist, der seine Kinder zur Lebensfreude erziehen will **Wiener Journal.**

. . . . Mag man nun über diese seelenkundliche Grundlage denken wie man will, jedenfalls kann es nicht bestritten werden, daß die Schrift eine Fülle trefflicher und wertvoller pädagogischer Fingerzeige und Anregungen bietet, daß hier ein hervorragender Gelehrter das Wort nimmt, der nicht bloß gründliche Fachkenntnisse besitzt, sondern auch die wichtigsten Fragen der Jugend- und Volkserziehung gründlich durchdacht hat. Das Buch sei hiermit warm empfohlen. **Deutsche Lehrerzeitung.**

ARZT und R.V.O.

Der Arzt und die deutsche Reichsversicherungsordnung

Von

Dr. Th. Rumpf

Geh. Med.-Rat und Prof. an der Universität Bonn

Preis geh. M. 3.—, mit Teuerungszuschlag M. 4.70
geb. M. 3.80, mit Teuerungszuschlag M. 5.95

Die Schrift führt in die neuen und nicht immer ganz leichten Aufgaben ein, die die R.V.O. den Arzten bringt. Die Kenntnis der Kranken-, Unfall-, Invaliden- und Hinterbliebenen-Versicherung gehört zu dem täglich erforderlichen Rüstzeug des Arztes; er findet es ubersichtlich und klar in dem vorliegenden Buche hergerichtet.
Zeitschrift für Bahn- und Bahnkassenärzte.

Der verdienstvolle Verfasser hat es verstanden, auf wenig mehr als 100 Seiten das Notwendigste zusammenzufassen, was der Arzt von der R. V. O. wissen muß. Unter der Knappheit der Sprache hat die Verstandlichkeit nicht gelitten, im Gegenteil liest sich das Buch, das eine Fulle von Belehrung bringt, leicht, fließend und höchst anregend. Das Buch kann jedem Arzte, der sich uber die Rechte und Pflichten, die die R. V. O. den Ärzten auferlegt, eine Kenntnis verschaffen will, auf das warmste empfohlen werden.
Berliner klinische Wochenschrift 1913, Nr. 1.

Das Buch ist zur Einfuhrung der Arzte in dieses Gebiet bestimmt und erfüllt seine Aufgabe in vollkommenem Maße. **Der Amtsarzt.**

. . . R. hat es verstanden, alles, was die Arzte interessiert, in kurzer, klarer und zusammenhängender Weise zusammenzustellen und zu erlautern. Durch seine Vorzüge ist die Verbreitung dieses Werkchens gewahrleistet **Wiener med. Wochenschrift.**

A. Marcus & E. Webers Verlag (Dr. jur. Albert Ahn) **in Bonn**

Der Muskelrheumatismus
(Myalgie)
auf Grund eigener Beobachtungen und Untersuchungen gemeinverständlich dargestellt

Von Professor **Dr. Adolf Schmidt**

Geh. Med.-Rat, Direktor der medizin. Universitätsklinik in Bonn

Mit 14 Abbildungen im Text und auf 9 Tafeln

Preis geh. M. 6 60, mit Teuerungszuschlag M. 10.35
geb. M. 10.65, mit Teuerungszuschlag M. 12.80

Aus dem Inhalt: **I. Allgemeine Schilderung der Krankheit:** Der myalgische Schmerz Ausbreitung und Sitz des myalgischen Schmerzes. Störungen der Muskeltatigkeit. Allgemeinerscheinungen, Verlauf und Ausgang. — **II. Schwierigkeiten der Erkennung und Abgrenzung. Beziehungen zu anderen Krankheiten.** A Erkennung (Diagnose), B. Beziehungen zu anderen Krankheiten. 1. Andere Muskelerkrankungen. 2. Gelenkerkrankungen. 3. Neuralgien. 4 Fettgeschwulste des Unterhautzellgewebes (multiple Lipome). 5. Beziehungen zu Erkrankungen innerer Organe und Allgemeinstorungen. — **III. Wesen und Ursachen der Myalgie.** 1 Anatomisches 2. Die Myalgie ist eine Neuralgie der Muskelnerven. 3. Wo greift die Schädlichkeit (Noxe) die sensiblen Nerven an? 4. Die Ursachen der Myalgie und Neuralgie. — **IV. Behandlung (Therapie).** 1. Atiologische Behandlungsmethoden. 2. Symptomatische Behandlungsmethoden. 3. Prophylaktische Behandlungsmethoden.

Münchner medizinische Wochenschrift: Schmidt hat für seine kleine Monographie mit Recht das Prinzip der Gemeinverstandlichkeit gewahlt. um dieser Bearbeitung eines ebenso allgemein wichtigen, als ärztlich meist mißachteten Leidens nicht das Schicksal vieler Monographien, „unter Ausschluß der Öffentlichkeit" in Bibliotheken unbeachtet zu verstauben, auszusetzen . . . Das Buch verdient sehr die Aufmerksamkeit unserer Praktiker und ist auch fur die Beurteilung unserer militarischen Patienten ein guter Ratgeber.

Lehrbuch der Massage
Von San.-Rat Dr. med. **A. Müller** in M.-Gladbach

Mit 341 zum Teil farbigen Abbildungen
nach Originalzeichnungen des Verfassers

Preis geh. M. 18.—, mit Teuerungszuschlag M. 26.10
geb. M. 19.60, mit Teuerungszuschlag M. 30.60

Das vorliegende Lehrbuch unterscheidet sich von allen bisherigen dadurch, daß es den Hauptnachdruck auf die Massagebehandlung der rheumatischen und nervosen Zustande legt. Der Verfasser weist nach, daß diese Zustände durch örtliche schmerzhafte Muskelspannungen verursacht sind, und lehrt in eingehender Darstellung, wie diese Befunde (die Corneliusschen „Nervenpunkte") zu finden und mit Massage zu behandeln sind. Wenn man, wie es neuerdings üblich geworden ist, diese Form der Massage als „Nervenmassage" bezeichnen will, so ist das vorliegende Lehrbuch das **erste und bisher einzige Lehrbuch der Nervenmassage.**

Die Lösung der Aufgabe, die sich der Verfasser stellt, erfordert — und das ist die zweite Eigenart des Buches — eine **viel eingehendere Darstellung der Massagetechnik, als sie sonst irgendwo vorhanden ist.** Der Verfasser hat grundsatzlich jede Handfuhrung bei der Massage bildlich dargestellt unter Erlauterung ihrer Ausfuhrung und ihrer Wirkung. Der Leser ist deshalb imstande, sich diese weitaus schwierigste Art der Massage allein durch das Studium des Buches auch ohne persönliche Anleitung anzueignen

Infolge dieser beiden Vorzüge stellt das Mullersche Lehrbuch einen **wesentlichen Fortschritt auf dem Gebiete der Massage** dar und ist deshalb ein **unentbehrliches** Hilfsmittel für jeden Arzt, der sich mit der Behandlung rheumatischer und nervoser Zustände beschaftigt, besonders fur **Nervenärzte, Sanatoriumsleiter und Badeärzte.** Nicht weniger wichtig aber ist es für **Chirurgen** und **Orthopäden** wegen der Neuheit seiner Gesichtspunkte für die Nachbehandlung von Verletzungen und für die Behandlung der Verkrümmungen und Haltungsveranderungen.

Ausführliche Ankündigungen über dieses Lehrbuch versendet der Verlag kostenlos

A. Marcus & E. Webers Verlag (Dr. jur. Albert Ahn) in Bonn

Lehrbuch der forensischen Psychiatrie

Von Professor Dr. A. H. Hübner

Oberarzt der Psychiatrischen und Nervenklinik in Bonn

Preis geheftet M. 26.–, mit Teuerungszuschlag M. 40.55
gebunden M. 28.–, mit Teuerungszuschlag M. 43.70

Zeitschrift für Psychiatrie . . . Das Hübnersche Buch bringt trotz seiner Stärke nur Notwendiges und Wissenswertes und dies in klarer und verständlicher Form. Die illustrierenden Beispiele aus der Praxis sind knapp, kurz und treffend, die Gesetzesparagraphen und ihre Erläuterungen recht vollständig.

Berliner klinische Wochenschrift . . . In der Tat dürfte es kaum eine einzige Rechtsfrage an den Psychiater geben, die das Hübnersche Buch nicht beantwortet . . . Ein erschöpfendes Namen- und Sachregister schließen das Hübnersche Buch, dem Referent den wohlverdienten Erfolg herzlich wünscht. Das Buch ist ein treffliches Nachschlagebuch auch für den erfahrenen Sachverständigen, und kann zugleich für das schwierige Gebiet der forensischen Psychiatrie auf das beste vorbereiten.

Deutsche medizinische Wochenschrift 1914, Nr. 9. Den vielen beamteten Ärzten, wie manchem Praktiker, der häufig mit forensisch-psychiatrischen Fragen befaßt wird, ist das Buch sicher als zurzeit bestes Lehr- und Nachschlagewerk zu empfehlen.

Archiv für Psychiatrie . . . Das reiche Material, welches dem Verfasser zur Verfügung gestanden hat, ist geschickt verwendet worden. Die Darstellung erfreut durch Klarheit und Prägnanz. Das Lehrbuch in seiner Vollständigkeit bildet einen guten Ratgeber für alle in das Bereich der forensischen Psychiatrie fallenden Fragen.

Kurzer Leitfaden der Psychiatrie

Für Studierende und Ärzte

Von Dr. Ph. Jolly

Assistent an der Psychiatrischen und Nervenklinik (Geh.-Rat Prof. Anton) Halle a. d. S.

Preis geheftet M. 4.–, mit Teuerungszuschlag M. 6.25
gebunden M. 4.80, mit Teuerungszuschlag M. 7.50

Wiener klinische Wochenschrift 1914. Ein Schüler der Kieler Klinik (Siemerling) und der Hallenser Klinik (Anton) schreibt hier einen Leitfaden, der Vielseitigkeit des Inhalts mit einer überraschenden Kürze vereinigt. Allgemeine Psychiatrie, Historisches, forensische Psychiatrie nach reichsdeutschem Gesetzestext und spezielle Psychiatrie auf dem Boden eines mittleren Standpunktes unter Berücksichtigung der allgemein anerkannten Tatsachen füllen das Büchlein, in welchem namentlich der Studierende rasch und leicht sich orientieren wird.

Neurologisches Centralblatt 1914. Im Vordergrund dieses Leitfadens, der in gedrängter Fülle den gesamten Stoff der Psychiatrie darbietet, steht die Hervorhebung der praktischen, den Studierenden und Arzt leitenden Gesichtspunkte, aus welchem Grunde besonders die Diagnostik ausführlich behandelt wurde. Die einzelnen Psychosen sind in ihren spezifischen Symptomen kurz geschildert und zum Teil auch differential-diagnotisch bearbeitet . . .

Psych.-Neurologische Wochenschrift 1913/14, Nr. 42. . . . Jollys Leitfaden verdient Studierenden und Ärzten bestens empfohlen zu werden.

A. Marcus & E. Webers Verlag (Dr. jur. Albert Ahn) in Bonn

Soeben erschien:

Uber nervöse Erkrankungen nach Eisenbahnunfällen

mit besonderer Berücksichtigung von Verlauf und Entschädigungsverfahren

Eine klinische und begutachtungstechnische Studie

von

Dr. med. Paul Horn

Privatdozent der Universität Bonn
Oberarzt am Krankenhause der Barmherzigen Brüder

Mit einem Vorwort von Dr. Th. Rumpf

Geh. Med.-Rat und Professor an der Universität Bonn

Zweite völlig umgearbeitete und erweiterte Auflage

Preis geheftet M. 9.—, mit Teuerungszuschlag M. 14.05
gebunden M. 10.80, mit Teuerungszuschlag M. 16.85

Inhaltsverzeichnis:

Vorwort von Geh.-Rat Prof. Dr. Rumpf. — Vorwort zur zweiten Auflage. — 1. Geschichtliches über Unfallneurosen. — 2. Häufigkeit und praktische Bedeutung der Eisenbahnunfallneurosen. — 3. Krankheitsformen. — 4. Bedeutung der Krankheitsbereitschaft. — 5. Untersuchung u. Behandlung. — 6. Rechtsgrundlagen des Entschädigungsanspruchs. — 7. Verlauf bei Kapitalabfindung und bei Rentengewährung. — 8. Vergleichende Bewertung der einzelnen Entschädigungsverfahren. — Begutachtung. — Leitsätze. — Literaturverzeichnis. — Sachregister.

Auszüge aus Besprechungen:

.... In der vorliegenden zweiten Auflage werden die hinzugekommenen klinischen Erfahrungen über die Kriegsneurosen verwertet, ferner die neuen wichtigen Entscheidungen im Entschädigungsverfahren bei Unfallneurosen und ihre Auslegung durch die Gerichte erörtert. Endlich wird weiteres Material für die Schlußfolgerungen herbeigeschafft und die neueste Literatur gebührend berücksichtigt. Die Horn'sche Monographie ermöglicht bezw. erleichtert sehr die Beurteilung der nervösen Erkrankungen nach Eisenbahn- und Straßenbahnunfällen und die der sonstigen Unfallneurosen in medizinischer und juristischer Hinsicht. **Zeitschrift f. Bahn- u. Bahnkassenärzte 1919, Nr. 2.**

.... Und somit kommt dieser Monographie, die das Wesen der Unfallneurosen erschöpft und die Wege zu ihrer Bekämpfung weist, besondere Bedeutung zu, und ihr Studium ist jedem, der Gutachtertätigkeit ausübt, angelegentlich zu empfehlen, gerade in der heutigen Zeit, da Gesundung des Volkes nur aus der Arbeit erhofft werden kann, da jeder einzelne, auch der Unfallneurotiker, zur sozialen Mithilfe herangezogen werden muß. **Deutsche medizinische Wochenschrift 1919, Nr. 21.**

.... Das Buch ist in anregendem Tone gehalten und vermag dem behandelnden Arzte bei der Beurteilung der Unfallneurosen gute Dienste zu leisten. **Schweizerische Rundschau f. Medizin 1919, Nr. 3.**

.... Das Buch des Verfassers beschäftigt sich in erster Linie mit den Neurosen nach Eisenbahnunfällen, die ja durch die Haftpflichtgesetzgebung einer anderen Beurteilung unterliegen, als die in der Reichsversicherungsordnung zusammengefaßten Betriebsunfälle. Aber die Ausführungen des Verfassers sind so allgemein gehalten und vor allem so klar und prägnant, daß sie jedem mit Unfall beschäftigten Arzt dringend empfohlen werden können. **Ärztliche Sachverständigen-Zeitung 1919, Nr. 6.**